中国科学技术大学研究生教育创新计划项目经费支持

一流规划教材

研究生系列教材
生物医学科学

基础医学遗传学

ESSENTIAL MEDICAL GENETICS

[英]爱德华·S.托比亚斯
[英]迈克尔·康纳　　　　　著
[英]马尔科姆·弗格森-史密斯

鲍坚强　孙　淼　等　译

U0190234

中国科学技术大学出版社

安徽省版权局著作权合同登记号:第 12212020 号

图书在版编目(CIP)数据

基础医学遗传学/(英)爱德华・S. 托比亚斯(Edward S. Tobias),(英)迈克尔・康纳(Michael Connor),(英)马尔科姆・弗格森-史密斯(Malcolm Ferguson-Smith)著;鲍坚强等译. —合肥:中国科学技术大学出版社,2023.2
  ISBN 978-7-312-05404-4

Ⅰ.基… Ⅱ.①爱… ②迈… ③马… ④鲍… Ⅲ.医学遗传学 Ⅳ.R394

中国版本图书馆 CIP 数据核字(2022)第 100633 号

基础医学遗传学
JICHU YIXUE YICHUANXUE

出版	中国科学技术大学出版社
	安徽省合肥市金寨路 96 号,230026
	http://press.ustc.edu.cn
	http://zgkxjsdxcbs.tmall.com
印刷	安徽国文彩印有限公司
发行	中国科学技术大学出版社
开本	787 mm×1092 mm 1/16
印张	25.75
字数	676 千
版次	2023 年 2 月第 1 版
印次	2023 年 2 月第 1 次印刷
定价	108.00 元

内 容 简 介

　　本书为剑桥大学经典教材,基本涵盖了医学遗传学的所有经典知识,为国际最畅销的基础教科书之一。主要包含医学遗传学的科学基础及临床应用、人类基因组、核酸结构与功能、DNA 分析、染色体、配子发生等内容。书中还包含人类基因组计划的最新信息,一些新的分子遗传和染色体分析技术,选择在线遗传数据库的建议及最容易、最有效地应用它们的方法等内容。此外,书中还附有自测题、临床实际案例等。本书可供高等院校医学遗传学等专业的学生、教师使用,也可供相关学科的研究人员阅读。

翻译团队

鲍坚强　中国科学技术大学
孙　淼　苏州大学、苏州大学附属第一医院
史庆华　中国科学技术大学
单　革　中国科学技术大学
许文明　四川大学华西医院
光寿红　中国科学技术大学
何祖平　湖南师范大学医学院
林　戈　中信湘雅生殖与遗传专科医院
范立青　中信湘雅生殖与遗传专科医院
杜艳芝　上海交通大学附属仁济医院
张爱军　上海交通大学附属瑞金医院
郑　英　扬州大学医学院
孙敬武　中国科学技术大学附属第一医院
吴丽敏　中国科学技术大学附属第一医院
刘晓颖　安徽医科大学
陈　亮　中国科学技术大学
江小华　中国科学技术大学
戴　灿　中信湘雅生殖与遗传专科医院
曹玉珠　中国科学技术大学
李伟生　苏州大学附属第一医院
鲁礼魁　苏州大学附属第一医院
李文卿　中国科学技术大学
姜　雪　中国科学技术大学
徐曹玲　中国科学技术大学
徐兴顺　苏州大学
万　波　苏州大学
高玲莉　中国科学技术大学附属第一医院

前　言

　　如今,不仅出现了现代细胞遗传学和分子遗传学,医学遗传学也从一门纯学术学科发展成为与医学各分支相关的临床专业。在本科和研究生教育阶段,我们强调染色体和人类基因组在遗传病发病机理中的核心作用。就术语"遗传病"而言,不仅包括经典的孟德尔遗传病和染色体疾病,还包括具有遗传易感性的成年后常见疾病及诸如癌症的体细胞遗传病。

　　为了更好地阐述现代医学遗传学的科学基础和临床应用的基本原理,我们在书中增加了各种遗传病的案例,这些案例都是经过精心挑选的,可以对遗传学的重要原理进行阐释。如今,医学遗传学领域已取得了一些重要且令人瞩目的新进展,我们也将其有关的内容写入了本书中。这些进展包括:人类基因组测序的完成(产生了大量可公开获得的数据)、新型RNA分子的鉴定、新分子遗传学和技术的发展、细胞遗传学实验室技术的发展、胚胎植入前遗传学诊断的进一步发展以及改进的产前和新生儿筛查方法。

　　其中,许多有价值的在线临床及分子遗传学数据库得到快速扩展。这些数据库极大地助益了大多数临床医生和科学家的医学遗传学工作。然而,在许多情况下,要想最好地使用这些重要的数据库还是十分困难的,对于不经常访问特定信息或数据库的用户来说,从这些信息或数据库中检索特定的信息或数据可能需要花费大量的时间和精力。因此,本书的第十九章提供了如何最有效地使用这些数据库的指南,并提供了清晰的插图,以说明如何快速查找不同类型的信息。希望这些指南(据我们所知,目前在其他书上还没有)能帮助读者更直接地了解这一过程。

　　我们还提供了一个与本书配套的网站(www.wiley.com/go/tobias),此网站定期更新,以便读者能够方便地获取与数千种遗传病相关的最新临床和分子遗传信息、患者信息以及全世界已鉴定的基因和基因检测实验室的相关信息。这些链接在网站上的分类方式与本书第十九章的分类方式非常相似,以便读者尽可能快速地找到相关信息。

　　如今,遗传咨询、产前诊断、携带者检测和其他形式的遗传筛查在预防遗传病中的作用已十分凸显,这也在全世界范围内所提供的越来越多的遗传服务中得到了体现。希望本书对那些从事相关工作的人员有用。

　　尽管我们已尽一切努力确保本书内容准确无误,但仍希望读者帮助我们纠正书中的错误或遗漏之处。我们很开心(邮箱:essentialmedgen@gmail.com)可以收到任何改进意见或建议。

爱德华·S.托比亚斯

迈克尔·康纳

马尔科姆·弗格森-史密斯

目　录

第一篇　基　本　原　理

第二篇　临床应用

第三篇　电子数据库用户指南

第一篇 基 本 原 理

第一章　正确认识医学遗传学

关键知识点

- ■ 医学遗传学的科学基础
- ■ 医学遗传学的临床应用

导言

医学遗传学是研究人体生物学变异的学科,与健康和疾病密切相关。尽管长期以来人们意识到个体之间是不同的,孩子的相貌看起来像父母,某些疾病倾向于在家族中传播,这些现象中的科学基础仅仅在过去的 140 年间才被发现。这些知识在临床上的应用则是近年来的事,其中大多数出现在近 50 年(表 1.1)。特别是 2003 年完成的人类全基因组测序,极大程度地加速了对不同遗传疾病进行基因定位的进程,大量宝贵和持续更新的信息在网络上也可以便捷地获取(如本书第三篇及本书随附的网站 www.wiley.com/go/tobias 中所详细描述的)。

表 1.1　医学遗传学发展的一些重要里程碑

年份	里程碑	关键人物
1839	细胞理论	施莱登(Schleiden)和施万(Schwann)
1859	进化论	达尔文(Darwin)
1865	微粒遗传	孟德尔(Mendel)
1882	发现染色体	弗莱明(Flemming)
1902	生化变异	加罗德(Garrod)
1903	染色体携带基因	萨顿(Sutton)和布韦里(Boveri)
1910	美国第一家基因诊所	达文波特(Davenport)
1911	首次定位人类基因	威尔逊(Wilson)
1944	证明 DNA 为遗传物质	艾利(Avery)
1953	发现 DNA 双螺旋	沃森(Watson)、克里克(Crick)、富兰克林(Franklin)和威尔金斯(Wilkins)
1956	镰状血红蛋白(HbS)的氨基酸序列	英格拉姆(Ingram)

续表

年份	里程碑	关键人物
1956	人类 46 条染色体	蒂奥(Tjio)和莱万(Levan)
1959	首次发现人类染色体异常	勒琼(Lejeune)
1960	产前性别鉴定	里斯(Riis)和福克斯(Fuchs)
1960	血液染色体分析	穆尔黑德(Moorhead)
1961	生化筛选	格思里(Guthrie)
1961	X 染色体失活	里昂(Lyon)
1961	遗传密码	尼伦贝格(Nirenberg)
1964	产前超声检查	唐纳德(Donald)
1966	首次产前染色体分析	布雷格(Breg)和斯蒂尔(Steel)
1966	人类孟德尔遗传(MIM)	麦库西克(McKusick)
1967	首次常染色体基因定位	韦斯(Weiss)和格林(Green)
1970	预防 Rh 同种免疫	克拉克(Clarke)
1970	染色体显带	卡斯佩松(Caspersson)和泽赫(Zech)
1975	DNA 测序	桑格(Sanger)、马克萨姆(Maxam)和吉尔伯特(Gilbert)
1976	首次 DNA 诊断	艾肯(Kan)
1977	第一个克隆的人类基因	希恩(Shine)
1977	基因工程制备生长抑素	伊拉库拉(Itakura)
1979	体外受精	爱德华(Edwards)和斯特普托(Steptoe)
1979	基因工程生产胰岛素	哥德尔(Goeddel)
1982	首个上市的基因工程产品(Humulin)	众多贡献者
1985	DNA 指纹	杰弗里斯(Jeffreys)
1986	聚合酶链反应	穆利斯(Mullis)
1987	人类染色体连锁图谱的建立	众多贡献者
1987	在线人类孟德尔遗传(OMIM)诞生	麦库西克(McKusick)
1990	首次补充基因治疗	罗森堡(Rosenberg)、安德森(Anderson)和布莱泽(Blaese)
1990	伦敦形态学数据库	巴莱瑟(Baraitser)和温特(Winter)
1990	胚胎植入前遗传学诊断(PGD)的首次临床应用	汉迪赛德(Handyside)、温斯顿(Winston)等人
1991	伦敦神经遗传学数据库	巴莱瑟(Baraitser)和温特(Winter)
1993	第一张人类基因组物理图谱	众多贡献者

年份	里程碑	关键人物
2000	人类基因组序列初稿	众多贡献者
2003	完成人类基因组测序(99.999%)	基因组测序中心(HGSC)和赛莱拉(Celera)
2006	胚胎植入前基因单倍型(PGH)公布	伦威克(Renwick)、阿布兹(Abbs)等人
2007	人类基因组单核苷酸多态性图谱 (310万个单核苷酸多态性)报道	国际单体型图谱联盟 (International HapMap Consortium)
2007	完成个人基因组的DNA测序	沃森(Watson)和文特尔(Venter)
2008	启动项目,对全球20个不同群体的 1000多个个体进行基因组测序	国际千人基因组计划
2010	人类遗传变异目录的出版(约完成95%)	国际千人基因组计划

第一节　医学遗传学的科学基础

一、孟德尔的贡献

在孟德尔之前,亲本的特征被认为混合在后代中。这一观点在身高或肤色等这些连续性状上是被认可的,但无法解释白血病或白化症等这种家族遗传的非连续性状。孟德尔在豌豆后代中研究了一些明确的、具有明显差异的性状。这些豌豆或圆或皱,或黄或绿。在这些性状纯种株都存在的情况下,杂交后的子代均为圆形或黄色。如果 F_1 子代再进行繁殖并对各性状进行观察,比例则接近3圆1皱或3黄1绿(在 F_2 代中)。孟德尔得出结论,这些性状的遗传应该是与存在配对的遗传元素的颗粒(现称为基因)有关。在上述这个例子中,一个特征(或性状)对另一个为显性(如所有的 F_1 均表现出该特征)。在 F_2 代中同时观察到这两种性状意味着每对等位基因的分离是其中一个成员进入一个配子中,而另一个成员进入另一个配子中(孟德尔第一定律)。

图1.1和图1.2阐述了这些实验,用大写字母表示显性性状,用小写字母表示被掩盖(或隐性)的性状。如果一对基因的两个成员相同,则称为纯合子(显性或隐性性状),反之杂合子则是含有各类型的一个基因。

在孟德尔后面的一系列实验中,他将具有两种性状的纯合子杂交,如纯合圆/黄与纯合皱/绿。 F_1 代只表现出两种显性性状——圆/黄。但 F_2 代则表现出4种组合:原本的两种性状,也就是圆/黄和皱/绿,比例约为9:1;还有两种新的组合——皱/黄和圆/绿,比例约为3:3(图1.3)。

在这些实验中,并没有趋势表明来自一个亲本的等位基因会在后代中依然在一起。换句话说,多对等位基因会独立分配到子一代配子中(孟德尔第二定律)。

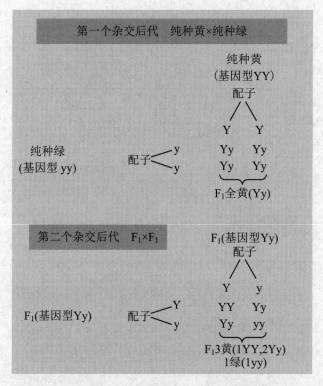

图 1.1 孟德尔对单一性状（黄豌豆或绿豌豆）的育种实验示例

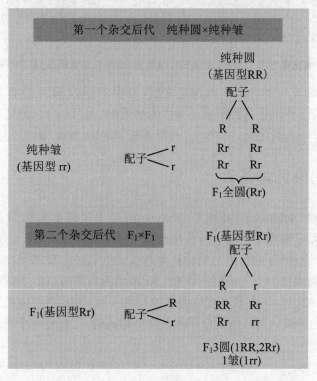

图 1.2 孟德尔对单一性状（圆豌豆或皱豌豆）的育种实验示例

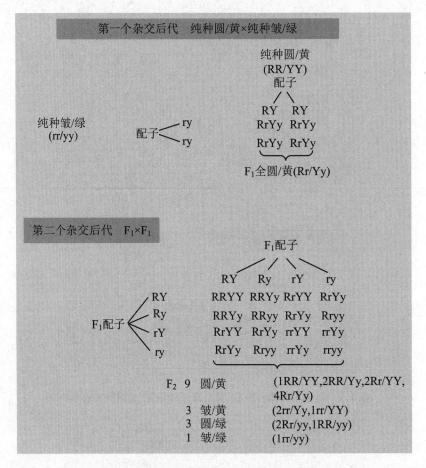

图1.3　孟德尔对两个性状(黄豌豆或绿豌豆、圆豌豆或皱豌豆)的育种实验示例

尽管在培养并研究了约 28000 株豌豆之后,孟德尔于 1865 年公布并出版了其研究成果,但他的这一研究工作的意义当时并不为大家所理解。直到 20 世纪初,3 位植物育种学家德·弗里斯(De Vries)、科伦斯(Correns)和切马克(Tschermak)证实了他的结论。

二、遗传的染色体基础

1839 年,施莱登(Schleiden)和施万(Schwann)提出了将细胞作为基础生物单位的概念。1860 年,通过精子和卵子进行遗传传播已为人所知。1868 年,海克尔(Haeckel)基于精子细胞体积大部分为核所占据,提出细胞核参与遗传的假说。1882 年,弗莱明(Flemming)鉴定染色体存在于细胞核中。1903 年,萨顿(Sutton)和布韦里(Boveri)分别提出在配子产生的过程中染色体的行为与孟德尔遗传因素的行为一致,因此染色体被发现携带基因。在那个时期,尽管染色体被认为是由蛋白质和核酸所构成的,但究竟哪个组分为遗传物质却不清楚。

三、遗传的化学基础

肺炎链球菌在遗传上有两种不同的菌株：一种是粗糙或没有荚膜（非致病）的，另一种是光滑或有荚膜（致病）的。1928 年，格里菲斯（Griffith）将热灭活的光滑菌加到活的粗糙菌中，发现一些粗糙肺炎链球菌转化为光滑致病性链球菌。艾利（Avery）、麦克劳德（MacLeod）和麦卡蒂（McCarty）在 1944 年重复了这个实验，并证明核酸是转化因子，所以核酸被证实携带遗传信息。这一发现激发出了科学家对于核酸组成的浓厚兴趣，并在沃森（Watson）、克里克（Crick）、富兰克林（Franklin）和威尔金斯（Wilkins）于 1953 年发现脱氧核糖核酸（DNA）双螺旋结构后达到顶峰。

四、染色体疾病

直到 1890 年，人们才知道有一条人类染色体（X 染色体）并不总会配对。1905 年，威尔逊（Wilson）和史蒂文斯（Stevens）提出了人类性染色体的概念并扩展了这一研究。此时，人们认为在每个男性体细胞中，有 47 条染色体，其中包含 1 条 X 染色体；在女性体细胞中，有 48 条染色体，其中包含 2 条 X 染色体。1923 年，Y 染色体被鉴定出来，男性和女性都被认为拥有 48 条染色体。1956 年，蒂奥（Tjio）和莱万（Levan）推翻了这一观点，并提出正常人类的染色体数目应为 46 条。1959 年，第一种人类染色体疾病——21 三体综合征被勒琼（Lejeune）和同事们发现。直到 1970 年，超过 20 种不同的人类染色体疾病为人所知。1970年，染色体核型技术的发展显著提高了分辨微小染色体异常的能力，因此到了 1990 年，超过600 种不同的染色体异常现象被发现，同时也发现了很多正常的变体。之后，这一数目随着技术的进步再次增加，这些技术包括多种荧光原位杂交（FISH）技术和比较基因组杂交（CGH）技术。事实上，近年来发展出了不断提高分辨率的新技术，如 CGH 阵列（见第七章），使区分数目不断增加的正常与异常染色体变体变得更加困难。这一现象也提出了发展亚显微变体国际数据库的需求，如桑格（Sanger）研究所的 DECIPHER 数据库（图 1.4）及多伦多基因组变异数据库（http://projects.tcag.ca/variation）。

五、线粒体疾病

线粒体有其自身的染色体，并通过母亲而不是父亲传递给所有后代。这些染色体在很多方面与核内的其他组分有所不同。例如，这些染色体仅编码 37 个基因，每个细胞内存在大量且数目不等的 DNA 和极少量的非编码 RNA，但没有内含子（见第五章）。在线粒体染色体上这些基因的突变会导致疾病，这一观点于 1988 年在一个母系遗传失明（Leber 遗传性视神经病变）的例子中得到证实。自那时起，很多不同的线粒体突变，包括点突变、缺失、重复、单个或组合突变，都会引起多种不同的疾病。另外，基因型和表型的关系并不是完全对应的，一部分是因为异质性，也就是线粒体突变仅存在于一部分细胞染色体基因组中（见第十章）。

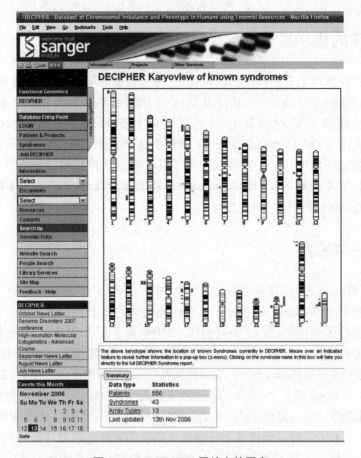

图 1.4　DECIPHER 网站上的图表

注:此图展示了与已知临床综合征相关的染色体位点。转载经维康基金桑格研究所(Wellcome Trust Sanger Institute)许可。Flicek et al.(2010) Nucleic Acids Res 38 (Database issue):D557-D562。

六、单基因遗传病

　　1902 年,加罗德(Garrod)发表了关于黑尿症的研究,这是一种在关节炎中罕见的亲本尿液变黑的疾病。他发现 11 组患病亲本中有 3 组是近亲,并与贝特森(Bateson)合作研究提出这是孟德尔隐性性状,病人的这一低活性基因为纯合基因,这被称为单基因性状的第一种疾病。加罗德也提出了一个假设,黑尿症和其他先天性代谢紊乱的患者代表了人类生物化学变异的一个极端,可以期待发现其他与之相比具有稍低临床意义的变异。

　　随后又发现了很多不同的单基因性状,到目前为止已经发现的人类单基因性状超过 7000 种(表 1.2)。1949 年,鲍林(Pauling)怀疑异常的血红蛋白是产生镰状细胞贫血的原因。这一设想在 1956 年被英格拉姆(Ingram)证实。英格拉姆发现了血红蛋白多肽序列中的一个变化。这也是在所有生物中首次证实结构基因上的突变会产生氨基酸序列的变化。1959 年,仅有 2 种血红蛋白异常被发现,现在这一数目超过了 450 种。1948 年,吉布森(Gibson)首次发现了常染色体隐性条件下的酶缺陷(高铁血红蛋白血症中 NADH 依赖的高铁血红蛋白还原酶)。如今,超过 400 种先天性代谢异常的特定生化异常指标已经被鉴定出来,但许多在人类单基因遗传病中的多肽产物仍然未知。对于这些较为罕见的单基因遗传病的研究为正常生理机制的研究提供了宝贵的视角。例如,我们对于正常代谢通路的了解多数来源于对先天性代谢异常的研究。

表 1.2　人类基因和单基因特征(详见 McKusick,2007 和 OMIM 数据库)

	1966	1975	1986	1994	2010
常染色体显性遗传	837	1218	2201	4458	19007(6469)
常染色体隐性遗传	531	947	1420	1730	常染色体*
X 连锁	119	171	286	412	1131(515)
Y 连锁	—	—	—	19	59(11)
线粒体	—	—	—	59	65(30)
总 计	1487	2336	3907	6678	20262(7025)

　　*表示由于种种原因,1994 年 5 月以后的人类孟德尔遗传(MIM)目录中未保留常染色体显性性状和常染色体隐性性状之间的区别。原因如下:这种区别仅是相对的(例如,在杂合子中可以通过足够灵敏的检测系统检测到其他常染色体隐性疾病中的缺陷状态);在某些情况下,由同一基因引起的常染色体显性和隐性性状的发生,取决于存在哪些特定的突变。数据于 2010 年 11 月 22 日已更正。括号中是具有表型信息的 OMIM 条目的总数。

　　目前,在将基因精确定位到单个染色体、单个基因以及鉴定其整个核酸序列方面,我们已经取得了巨大的进展。威尔逊首次完成了人类基因定位,他于 1911 年鉴定出色盲的 X 染色体连锁性状,并将此基因定位在 X 染色体上。之后,其他的 X 染色体连锁性状也迅速相继被发现,1967 年发现了第一个定位在常染色体上的基因,即在 17 号染色体上的胸苷激酶。1987 年,人类染色体连锁图谱被建立起来,1993 年又绘制了第一幅人类基因组物理图谱。这些都是人类基因组计划实现最终目标的重要步骤。人类基因组计划于 1990 年启动,旨在2005 年前对所有人类基因进行定位和测序。科技发展迅速,尤其是高通量自动化基于荧光的 DNA 测序方法的开发(见第四章),加上政府资助实体(国际人类基因测序联盟)与私人公司[赛莱拉(Celera)公司]之间的竞争,使得 2003 年便提前完成了人类基因组序列的测序(见第二章)。此序列信息与庞大的相关数据已经通过互联网数据库对公众开放。公开的信息包含人类基因组序列与人类疾病的关系、基因定位数据、跨物种比较、表达谱以及预测的蛋白特征(图 1.5)。这些及其他有价值的数据库在本书第三篇提及,并为读者提供了在线用户指南(www.wiley.com/go/tobias)。

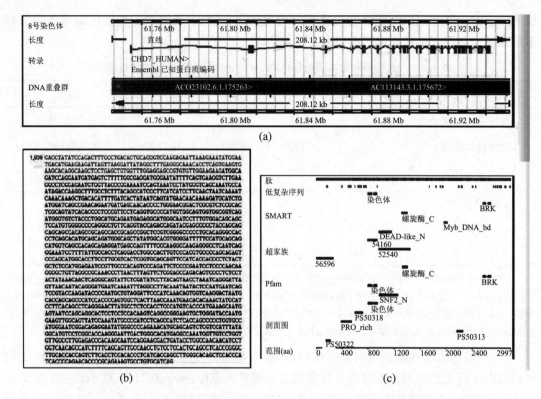

图 1.5　*CHD*7 的转录结构、第一个编码外显子的 DNA 序列及 CHD7 的蛋白质特征

注:图(a)为人类 8 号染色体上 38 个外显子 CHARGE 关联基因 *CHD*7 的转录结构。图(b)为第一个编码外显子的 DNA 序列(包含起始密码子)。框出的 DNA 序列是该外显子的非翻译区,紧邻 ATG 起始密码子。图(c)左侧显示的是不同计算机程序(如 SMART)预测的 CHD7 的蛋白质特征。转载经维康基金桑格研究所许可。Flicek et al.(2010) Ensembl's 10th year. Nucleic Acids Res 38 (Database issue):D557-D562。见第十九章。

七、多因子(部分遗传)疾病

高尔顿(Galton)研究了智商和体型等连续人类性状。这些性状并不符合孟德尔遗传定律,并且存在很大的争议,一边是孟德尔的支持者,而另一边则是高尔顿的支持者。最终,统计学家费舍尔(Fisher)的发现缓和了这一争论。他解释这种遗传可能受到多对基因的影响,每个基因都有较小但叠加的效应。后来引入的阈值效应解释了先天性畸形这样的非连续性状多因子遗传:只有当组合的基因和环境因素都越过了这个阈值才会出现表型,很多人类性状就是由这一机制决定的。通常环境因素与遗传背景相互作用。

尽管遗传对于多因子疾病的影响已广为接受,但对于基因参与的数量和特性、相互作用的机理以及环境因素还是未知的。目前大量研究聚焦于此,在鉴定基因对于疾病的贡献上有了很多研究成果,其中就包括胰岛素依赖的糖尿病、类风湿性关节炎、阿尔茨海默症导致的痴呆、早发性血管病、精神分裂症、帕金森综合征、特应性皮炎和哮喘。

八、体细胞遗传(累积遗传)疾病

所有的癌症都是由基因突变的累积而引起的。通常这些突变仅在怀孕后发生,并且限定在特定的体细胞中，但少数具有临床意义的最初关键突变能被遗传下来。布韦里（Boveri）首先指出染色体的变化会引发癌症，最早支持他这一想法的是 1973 年在一种白血病中发现的特定染色体易位（费城染色体）。随后，大量特异和非特异染色体变化在多种癌症中被发现。反之，这些变化是特定基因的线索，这些特定基因是癌症进展的关键决定因素。这些基因很多都已经被克隆，以便更好地了解癌症发展的分子基础，并为临床医师提供检测诱发癌症基因的方法。此外，目前认为体细胞中 DNA 序列的改变对于衰老和某些嵌合疾病起着重要作用。比如，McCune-Albright 综合征就是来源于受精后体细胞激活的 *GNAS*1 基因突变。在一些诸如强直性肌营养不良的遗传疾病中，DNA 序列的改变也会导致患者的病情随着年龄的增加而恶化，其中遗传性突变（见第十六章）和线粒体疾病（见第十章）存在体细胞序列延展。

第二节　医学遗传学的临床应用

由于现在大多数传染病都可以控制，且在当前的医护条件下可以挽救许多原先在出生后不久就会患病死去的婴儿，因此由基因决定的遗传病已成为社会卫生健康越来越重要的部分。这也导致遗传病的相关咨询及遗传病携带者孕期风险筛查的需求越来越大。

一、遗传病评估及其手段

达文波特（Davenport）早在 1910 年就开始在美国提供遗传咨询服务。1946 年，英国第一家遗传咨询诊所于伦敦大奥蒙德（Great Ormond）大街建成。此后对于遗传咨询机构的公共需求呈井喷式涌现，以至于在美国和英国分别有超过 450 家和 40 家相关机构。近年来，关于人类遗传病的可用数据越来越多（如其遗传机制、相关基因及标志物），且突变分析的可利用性越来越强，遗传咨询的业务面也得到了极大扩展。因此，临床遗传学家对具有相关基因的遗传病患者及其处于风险中的亲属进行临床评估和基因检测发挥着越来越重要的作用。此外，遗传学家如今也更多地参与患者随访，通常会协调其他几个专业的医生让患者参与多方面的临床研究，包括寻找新的遗传病筛查方法和治疗策略。

除了在一个家系中进行精确的评估，遗传学家也需要讨论生育选择。目前，在孕妇可以根据产前诊断选择性终止妊娠方面，已经取得了重要进展，这也是遗传咨询需求越来越大的一个主要因素。在实际情况中，产前诊断和最新的胚胎植入前诊断为遗传病高发家庭的夫妇提供了保障，使患有遗传病的夫妇生育健康的孩子成为可能。

1966 年，人们初次尝试羊水穿刺术。1969 年，人们使用羊水穿刺术产前检测出了胎儿 21 号染色体三体异常。利用羊水穿刺检查进行染色体异常分析目前已成为产科保健的日常项目，其已可以检测出超过 200 种不同的染色体异常。羊水穿刺或绒毛取样还可以用来检测生化指标改变以识别先天性代谢异常，这一方法于 1968 年首次在产前成功诊断出胎儿患有自毁容貌症（Lesch-Nyhan 综合征），到目前为止已有超过 150 种代谢异常类遗传病可以通过这一方式进行产前诊断。产前诊断同样可以通过胎儿的 DNA 样本分析进行，这一方法在 1976 年首次被用来诊断 α-地中海贫血，到目前为止该方法已可以诊断超过 200 种单基因异常疾病,包括囊性纤维化、脆性 X 综合征和杜氏肌营养不良症等,其已成为产前诊断的最主要手段。

胚胎植入前遗传学诊断(Preimplantation Genetic Diagnosis,PGD)是一种较晚被开发出来的诊断技术,1990 年首次应用于临床(用于检测性别),其可以在胚胎体外受精(IVF)后,对在极早时期尚未在子宫着床的胚胎进行检测。在这个过程中,一个单细胞或卵裂球可无创地从胚胎中吸出。该诊断通常在受精后 3 天左右的 5~10 个细胞期进行,利用聚合酶链式反应(PCR)或者荧光原位杂交(FISH)技术即可对胚胎中可能存在的突变和染色体异常进行检测,或对可能患有伴性遗传病的胚胎进行性别检测(见第十二章)。

PGD 技术的最新拓展被称为胚胎植入前单体型连锁分析(Preimplantation Genetic Haplotyping,PGH)技术,该技术于 2006 年发布(详见延伸阅读 Renwick et al.,2006)。在这一技术中,与 PGD 相同,细胞从体外受精后的胚胎中被提取出来。然而 PGH 技术检测的是与疾病密切相关的一类 DNA 分子标记,所以并不需要明确鉴定出突变的致病基因。这些检测可以利用对多个分子标记的同步 PCR 或多重 PCR 实现,其中利用荧光标记可检测并区分不同的 PCR 产物。在近期发表于 *Nature* 杂志上的一篇有趣的文章中,对 PGD 的未来可能性及局限性进行了相关讨论(详见延伸阅读 Handyside,2010)。

然而,不论是检测染色体异常、生化指标还是 DNA 突变的产前诊断手段,都不能检测多种主要的先天畸形。胎儿可视化的相关方法对这方面来说十分必要,高分辨超声扫描于 1972 年首次用于诊断胎儿的无脑畸形,到目前为止利用此方法已发现超过 400 种胚胎畸形。此外,在英国,相对于标准的二维超声胎儿成像,较新开发的三维超声成像技术的临床优点尚不清楚,且三维超声成像技术目前在妊娠检测中一般不被使用。

二、遗传病的治疗和预防

1990 年,人们进行了针对人的单基因遗传病(腺苷脱氨酶缺乏症)补充基因治疗的首次尝试。自此以后,多种针对不同疾病的基因疗法根据突变位点被设计出来,并有几百个基因治疗实验目前正在进行。遗憾的是,如何开发一种安全、高效、无免疫原性、精准可控的系统,将治疗性 DNA 有效地递送至足够数量的靶细胞,目前还存在诸多挑战。

尽管遗传疾病的治疗方法仍然难以捉摸,但如今在许多遗传学手段的支持下,精确的诊断可为临床治疗手段方面带来明显的益处。在一定条件下,遗传病的表型影响被完全阻止或逆转是可能的。例如,通过规律性的静脉穿刺缓解血色素沉着,通过控制饮食缓解苯丙酮尿症和中链酰基辅酶 A 脱氢酶缺乏症,通过酶替代疗法缓解戈谢病和法布里病。在其他情况下,可以对临床早期并发症进行适当的监视,以便对其进行早期治疗。例如,早期筛查可以确保遗传性癌症综合征(包括家族性腺瘤性息肉病、MYH 相关性息肉病、遗传性非息肉病性结直肠癌和家族性乳腺癌等)病人的早期癌前病变被及时清除。另外,在许多其他家族性疾病中,遗传诊断有助于发现其他并发症并进行早期治疗,如强直性肌营养不良症中的糖尿病和心脏传导阻滞,1 型神经纤维瘤病(NF1)中的脊柱侧弯、视神经胶质瘤和高血压,马凡综合征中的主动脉扩张。而且,如上所述,在遗传诊断确诊后,临床遗传学家会将患者纳入寻找新的临床筛查和治疗方法的大型多元化实验中。目前,这类实验包括:对卵巢癌高危女性进行生化和超声卵巢筛查;对具有错配修复基因突变的女性(子宫内膜癌高危)使用 Mirena 宫内避孕环。

大多数夫妇在生下患病孩子之前,并没有意识到相关风险的存在。这导致夫妇们越来越重视产前筛查,如通过胎儿超声检查及测量孕妇血清中的 α-甲胎蛋白和其他分析物水平来判断胎儿神经管缺陷和染色体异常的风险水平。产前筛查的效率目前已大幅提高,例如,在妊娠 10～13 周后可以检测到 85%～90% 的唐氏综合征病例,假阳性率仅为 3.5%。单独的产妇年龄不再作为产前诊断的依据,且现在极少需要通过羊水穿刺来进行检测(见第十七章)。1961 年,引入了针对苯丙酮尿症和先天性甲状腺功能减低症等疾病的早期新生儿筛查,对这些疾病进行早期诊断和治疗可以使孩子正常成长。最近,新生儿的囊性纤维化筛查已经开始进行,并且将来对于其他遗传病人群的筛查也可能会继续扩大,包括产前筛查、新生儿筛查和孕前筛查,这将减少一些遗传病的发病率。

章末小结

■ 1865 年,当孟德尔提出了他的分离定律和自由组合定律时,医学遗传学的科学基础开始被阐明。40 年后,这些定律被证实。

■ 1882 年,发现染色体;1944 年,证明 DNA 为遗传物质;1953 年,DNA 双螺旋结构被发现。

■ 1902 年,首个单基因性状黑尿症被确认为孟德尔隐性性状。自此,许多其他与孟德尔性状相关的基因相继被发现。

■ 基因定位与自动测序技术以极高的速度发展,使得在 2003 年便提早完成了人类基因组测序工作。

■ 产前诊断和筛查对遗传咨询至关重要,因为这会让胎儿存在异常风险的夫妇对未来获得健康的孩子充满信心。

■ PGD 是一种基于体外受精(IVF)的技术,在胚胎着床前它可以在某些情况下进行遗传异常检测。

■ 大量的人类分子遗传信息目前在互联网上已可免费获取。获取这些资料的途径详见第十九章或访问网站(www.wiley.com/go/tobias)。

延伸阅读

Bejjani B A,Shaffer L G,2006. Targeted Array CGH[J]. J. Mol. Diagn. ,8:537-539.

Handyside A,2010. Let Parents Decide[J]. Nature,464:978-979.

McKusick V A,2007. Mendelian Inheritance in Man and Its Online Version,OMIM[J]. Am. J. Hum. Genet. ,80:588-604.

Ogilvie C M,Braude P R,Scriven P N,2005. Preimplantation Genetic Diagnosis:An Overview[J]. J. Histochem. Cytochem. ,53:255-260.

Renwick P J,Trussler J,Ostad-Saffari E,et al. ,2006. Proof of Principle and First Cases Using Preimplantation Genetic Haplotyping:A Paradigm Shift for Embryo Diagnosis [J]. Reprod. Biomed. Online,13:110-119.

🖥 网络资源

欧洲人类生殖与胚胎学学会(ESHRE)：
http：//www.eshre.com
人类受精和胚胎学管理局(HFEA)：
http：//www.hfea.gov.uk
在线人类孟德尔遗传(OMIM)：
http：//www.ncbi.nlm.nih.gov/omim/
胚胎植入前遗传学诊断国际协会(PGDIS),该协会在全球范围内监测 PGD 活动：
http：//www.pgdis.org/

自测题

1. 下列哪一项不是线粒体遗传的典型特征？(　　)
A. 母系传递
B. 异质性
C. 线粒体基因拥有比核基因更多的内含子
D. 线粒体基因组里存在少于 40 个基因
E. 缺乏直接的基因型-表型的关系

2. 在胚胎植入前遗传学诊断(PGD)中,下列哪一项不会发生？(　　)
A. 体外受精
B. 对胚胎的每一个细胞进行检测特定突变
C. 在性连锁疾病中对胚胎进行胎儿性别鉴定
D. 使用聚合酶链式反应(PCR)检测特定突变或单倍体
E. 使用荧光原位杂交(FISH)检测失衡的染色体异常

3. 下列哪种疾病通常不被视为多因素疾病？(　　)
A. 类风湿性关节炎
B. 胰岛素依赖型糖尿病
C. McCune-Albright 综合征
D. 哮喘
E. 帕金森综合征

4. 下列哪一项在以下遗传病中无效？(　　)
A. 血色病中针对离子过载的静脉切开术
B. 对 1 型神经纤维瘤病(NF1)进行常规血压检测
C. 对新生儿进行甲状腺功能减退和苯丙酮尿症(PKU)筛查
D. 对苯丙酮尿症进行膳食治疗

E. 对家族性腺瘤性息肉病（FAP）进行酶替代治疗

5. 下列哪一项中的人物和遗传学里程碑事件的配对不正确？（　　　）

A. 孟德尔；不同基因对独立分配到配子中

B. 弗莱明；细胞核中染色体的鉴定

C. 沃森、克里克、富兰克林、威尔金斯；DNA 双螺旋结构的发现

D. 杰弗里斯；首次染色体异常的鉴定

E. 穆利斯；PCR

（单革、陈亮　中国科学技术大学）

第二章 人类基因组

关键知识点

- 基因组的组织结构
- 基因鉴定
- 人类基因组计划

导言

人类基因组计划于 2003 年完成,其产生的数据极大地扩展和深化了我们对人类基因组结构与功能的理解。尽管在此之前,人们已经通过基因图谱手段检测出许多基因在染色体上的大致定位以及不同基因之间的相对位置,但是,人类基因组计划所探明的全基因组核苷酸序列提供了更为详细和可靠的信息。本章概述了获取基因组信息的方法和从这些数据中得到的结论及仍存在的不确定性。

第一节 基因组的组织结构

人类细胞核基因组包含大约 32.8 亿个碱基对(bp)。相比之下,在 1981 年成功测序的线粒体基因组(见第十章)要小得多,仅包含 16569 个碱基对和 37 个基因。在细胞核中,人类基因编码区的大小一般为 1000～3500 个碱基,并且,目前仅鉴定识别了 30073 个基因(其中有 21598 个基因编码蛋白和 8475 个 RNA 基因,请参见 Ensembl 网站了解最新信息)。实际上,基因组中只有 1.1% 的 DNA 能够编码蛋白。然而,至少还有 4% 包含基因调控序列的 DNA 和 RNA 基因也很重要。很大一部分基因组 DNA 属于非编码 DNA,约占整个基因组的 20%,由内含子、基因内其他非编码区域,以及非编码基因相关序列(如假基因)组成。非编码 DNA 的绝大部分序列(约占基因组的 75%)是基因外的,很多这种序列(约占基因组的 55%)是由重复序列组成的。大部分重复序列来源于可转座元件或转座子,这些序列在整个基因组中随机插入自身的拷贝,能占到全基因组 DNA 的 45%。这些重复序列通过重组(在两个同源 DNA 分子之间交叉)允许基因组的某些部分发生重排,随着时间的流逝,逐渐改变现有基因的特性,甚至产生新的基因。有趣的是,人类基因组中重复序列的比例(大于 50%)远远超过其他物种,相应的比例在苍蝇中仅为 3%,在蠕虫中仅为 7%。

目前已知基因成簇聚集并随机分布在基因组中,在这些基因密集区域之间有较长的非编码 DNA 区域。一般来说,相对于基因稀疏区域,基因富集区域通常含有较高的鸟嘌呤和胞嘧啶(G 和 C),并且在染色体吉姆萨染色中趋向阴性或苍白色(见第五章)。

编码结构蛋白的基因聚集成簇,这部分反映了物种的原始小重复和随后的功能分化,从而通过自然选择促进了进化,因为新的基因可以提供选择优势。在这个过程中,一些基因变成了非功能性基因拷贝,称为假基因(如 β-珠蛋白基因簇中的基因);一些基因仍然保留了相似的功能(如红色-绿色视觉基因);而另外一些基因则由于微小的序列改变或外显子迁移而获得新的功能。与之相反的是,在代谢途径中,一些发挥顺序作用的基因通常倾向于分散分布,例如,一些编码复合物蛋白亚基的基因组,以及编码线粒体蛋白和其可溶性同工酶的基因座。

第二节　基因鉴定

在过去,如果一个基因的蛋白产物是已知的,那么可以通过功能性克隆的方法来获得这个基因。首先,这个蛋白被分离出来,并确定其部分氨基酸残基序列。然后,就可基于遗传密码子(表 3.2)合成相应的寡核苷酸探针,用于筛选 DNA 文库中与之互补的基因。

如果这个基因的蛋白产物未知,则可通过位置克隆的方法来获取该基因。第一步是绘制染色体基因图谱,然后在这段位置区域内的候选基因中进行筛选。通过分析具有特定疾病特征的病人的基因突变,最终鉴定出该基因。现今,人类基因组计划产生的精确基因图谱和基因序列信息极大地促进了这一过程。

最近,人类基因组计划通过自动化的 DNA 测序,结合计算机预测基因的转录和翻译的起始及终止序列,发现和鉴定了很多新的基因。通常可以通过自动同源搜索,将新发现的基因序列与数据库中已知的基因、蛋白或蛋白结构域的序列进行比对,从而预测新发现的基因的功能。然而,许多新鉴定出的基因的功能以及它们与疾病的关系仍有待确定。

第三节　人类基因组计划

一、它是如何实施的?

人类基因组计划诞生于 1990 年,其目标是在 15 年内鉴定和测序人类基因组中所有的基因,并将数据供公众使用。它最初是由美国能源部[由阿里·帕特里诺斯(Ari Patrinos)领导]和美国国立卫生研究院[由弗朗西斯·科林斯(Francis Collins)领导]进行协作的。随后,英国的维康基金桑格研究所(Wellcome Trust Sanger Institution)也成了重要的合作伙伴,在约翰·苏尔斯顿(John Sulston)爵士(2002 年诺贝尔奖获得者)的指导下,最终完成了大约三分之一的基因组测定(1、6、9、10、11、13、20、22 号染色体和 X 染色体)。实际上,人类基因组测序联盟由美国、欧洲一些国家、中国和日本等的共计 16 个机构组成,共同执行这项宏大的测序计划。此外,还有 3 个机构提供了必要的复杂计算分析:美国国立卫生研究院的国家生物技术信息中心(NCBI)、英国剑桥的欧洲生物信息学研究所(EBI)和加利福尼亚大学圣克鲁兹分校(UCSC)。所采用的策略为分级枪击法,即提交进行片段化(枪击法)和测序的染色体区域是大段的 DNA 片段,其在基因组中的位置已经确定,并包含在所谓的细菌人工染色体(BACs)中。

1999 年 9 月,克雷格·文特(Craig Venter)的私人公司赛莱拉也开始对基因组进行测序,但采用了另一种称为全基因组枪击法的策略。这种策略首先需要将整个基因组(而不是BAC 克隆插入片段)碎裂成数百万个小片段,以无特定顺序对这些片段进行测序,然后通过计算机大规模分析重叠序列进行染色体拼装。尽管整个枪击法不需要事先构建覆盖基因组的大片段图谱,但在组装阶段仍面临着其他挑战。公共和私人公司进行的全基因组测序都使用了相似的、基于荧光的自动测序技术,这种技术起源于两次诺贝尔奖获得者弗雷德·桑格(Fred Sanger)和他的同事们在多年前开发的双脱氧测序策略(见第四章)。现在,更快捷的测序技术已出现,可以让我们同时比较多个人类个体的基因组,以确定不同个体和不同人种之间遗传变异的程度和意义(详见延伸阅读 Tucker et al.,2009)。

二、基因总数

每个染色体上的基因数目差异巨大,最大的染色体即 1 号染色体包含的基因数最多(2706 个基因),而 Y 染色体包含的基因数最少(104 个基因)。基因的精确总数因将序列识别为基因的方法及总数中包含的基因亚型不同而有所不同。例如,如上所述,除了至少有21598 个蛋白质编码基因外,还有至少 8475 个基因并不编码多肽,而是编码 RNA 分子。这些 RNA 基因目前包括至少 727 个核糖体 RNA(rRNA)和 131 个转运 RNA(tRNA)基因。目前,还有数量惊人的其他 RNA 基因存在,但由于在基因组中很难准确识别这些基因,因此基因总数可能还没有完全确定。

三、RNA 基因种类

有很多有趣的 RNA 分子,虽然它们的生理作用还没有信使 RNA(mRNA)、核糖体RNA(rRNA)和转运 RNA(tRNA)那么清楚,但人们普遍认为,它们可以参与基因表达调控。例如,它们包括至少 903 种小胞质 RNA(small cytoplasmic RNA,scRNA)、1048 种microRNA 和 2019 种小核 RNA(small nuclear RNA,snRNA)(表 2.1)。snRNA 包括参与剪切的 RNA 和 1173 种核仁小分子 RNA(snoRNA)基因的亚类。目前,已知这些 snRNA可以诱导其他 RNA 的形成和化学修饰(通过甲基化和假尿苷化),如前体 rRNA。但值得注意的是,许多 snoRNA 来源于其他基因剪切出来的内含子,而不是由单独的基因转录出来的(详见延伸阅读 Kiss,2006)。相比之下,小胞质 RNA 通常与小分子核糖核蛋白(small cytoplasmic Ribonucleoproteins,scRNPs)复合物中的胞质蛋白相互结合,其中一个例子就是所谓的信号识别粒子。microRNA(2001 年被称为 miRNA)是由 21~23 个核苷酸组成的短单链 RNA 分子,通过与 mRNA(特别是人类基因的 3′非翻译区或 3′UTR)结合并导致后者降解或阻止其翻译成蛋白质来调节其基因的表达。近年来,人们对这些不编码蛋白的RNA 分子产生了极大的兴趣,大量的研究报道了在特定组织中存在特异的 miRNA 表达谱(模式)或特征。在这方面,经常被特别研究的组织是那些存在特殊情况的组织,如各种肿瘤组织。人们相信,这种 miRNA 谱(类似于 mRNA 谱)在未来可以作为特定表型的生物标志物,从而可以为临床医生提供更好的诊断和预后信息。与此同时,人们目前正在探索针对特定 miRNA 的潜在药物靶向作用(详见延伸阅读 Ferracin et al.,2010)。

表 2.1 RNA 的类型

类型	位置	特点
信使 RNA(mRNA)	细胞核和细胞质	可变大小,与转录的 DNA 链互补的碱基序列,约占细胞总 RNA 的 4%,半衰期为 7~24 h
转运 RNA(tRNA)	细胞质	发夹环状,有 49 种细胞质(和 22 种线粒体)类型,具有氨基酸特异性,约占细胞总 RNA 的 10%,每个 tRNA 物种有几十到几百个基因拷贝
核糖体 RNA(rRNA)	核糖体	占细胞总 RNA 的 40%~50%,合成并储存在核仁中
异质 RNA(hnRNA)	细胞核	高分子 mRNA 的前体,占细胞总 RNA 的 40%~50%
小核 RNA(snRNA)	细胞核	有几种类型(如 U1~U12),主要参与 RNA 剪接
核仁小分子 RNA(snoRNA)	核仁	至少有 340 种类型涉及 rRNA 分子的化学修饰
小胞质 RNA(scRNA)	细胞质	与细胞质蛋白质形成复合物(如信号识别粒子)
microRNA(miRNA)	细胞质	片断较小(21~23 个核苷酸),基因的反义调节因子与 mRNA 结合可以阻止其翻译或诱导其降解。至少可识别出 1048 个人类 miRNA

四、人类基因组计划数据的使用及获取方法

人类基因组计划的一个重要好处是能够使用电子编译的基因组数据来识别基因组中特定位置的目标基因,如那些位于易位断点周围、微缺失或微复制区域内(在阵列比较基因组杂交或 aCGH 后)的基因,或是那些位于连锁研究位点上的基因。这种位点可以被定义为细胞遗传带(Band)或可以由特定探针(如重组质粒 BAC 探针)跨越的区域,它可以由已知的 DNA 标记(如微卫星,见第三章)描绘,或由从染色体短臂末端核苷酸计数的精确位置定义。如需访问基因组数据,可以通过使用已知的基因组浏览器来实现,如 Ensembl(图 2.1 和 2.2)或 UCSC(图 2.3)基因组浏览器,详见第十九章(可在 www.wiley.com/go/tobias 上获得最新的基因组浏览器链接)。基因组数据库也可使用局部序列比对基本检索工具(Basic Local Alignment Search Tool,BLAST)进行查询,可查询到任何输入的 DNA(或蛋白质)序列在基因组中的位置。同时,也可获得该序列的其他详细信息,例如,其精确的染色体定位,是否在外显子或内含子内,是否是重复序列的一部分,是否属于已知基因或基因家族的一部分,以及该序列是否在其他物种中具备保守性(见第十九章和随附的网站)。

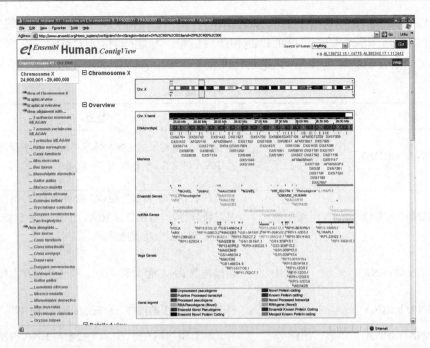

图 2.1　Ensembl 上的基因组浏览器显示页面

注:可通过以下网址的搜索页面访问:http://www.ensembl.org/Homo_sapiens/index.html。此图显示与图 2.3 中的 UCSC 基因组浏览器示例相同的区域。可在 H.sapiens 浏览器窗口的序列位置框中直接键入区域的核苷酸边界来显示,如图 2.2 所示。转载经维康基金桑格研究所许可。Flicek et al.(2010) Ensembl's 10th year. Nucleic Acids Res 38 (Database issue):D557-D562。

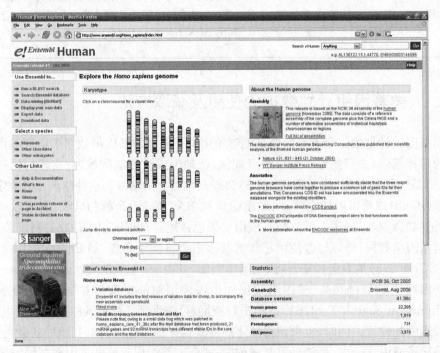

图 2.2　Ensembl 的 H. sapiens 浏览器窗口

注:可在 http://www.ensembl.org/Homo_sapiens / index. html 上访问此页面的最新版本。转载经维康基金桑格研究所许可。Flicek et al.(2010) Ensembl's 10th year. Nucleic Acids Res 38 (Database issue):D557-D562。

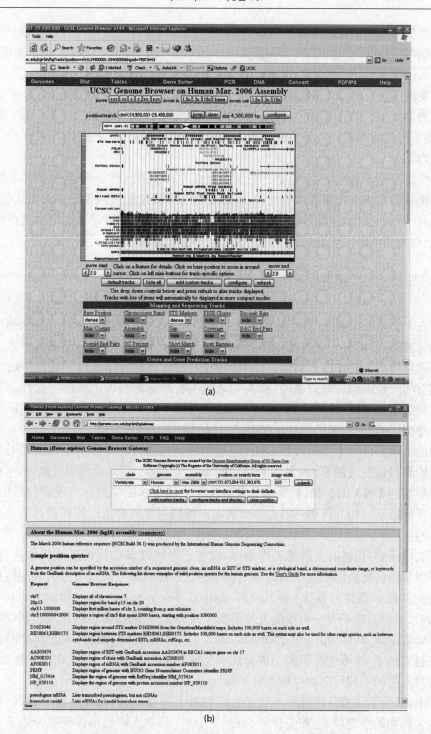

(a)

(b)

图 2.3 UCSC 基因组浏览器的人类数据搜索页面

注：该页面显示特定染色体带内所有已鉴定基因。在图（a）中，打开位于 http://genome. ucsc. edu/cgi-bin/
hgGateway 的 UCSC 基因组浏览器后，显示位于 Xp21.3 内的基因。在"位置或搜索字词（position or search term）"中输
入细胞遗传学的条带名称，然后点击"提交（submit）"[图（b）]。一个精确的区域可以由侧翼核苷酸位置（从 p 臂端粒计
数）或特定的遗传标记来确定。Kent, et al. , 2002. The human genome browser at UCSC[J]. Genome Res. , 12（6）：
996-1006。

　　基因组数据有许多临床应用。例如,在进行突变筛选时,可以使用特定基因的DNA序列作为初始参考序列,这也有助于识别基因的内含子/外显子边界、调控元件和非翻译区域。这些数据还可快速鉴定人类家族连锁研究中目标基因内或邻近基因的遗传标记。此外,一个可供搜索的DNA参考序列数据库对于引物设计来说是非常有价值的,因为该引物能与目标待检测DNA序列退火结合,而不是与基因组中的其他序列结合。数据库(见第十九章)还提供了与基因相关的人类疾病信息,这些信息将持续更新,并提供有关这些信息的论文和出版物。

　　数据库还有很多其他用途,包括一些与研究相关的应用。例如,这些数据库有助于快速鉴定已识别基因家族中先前未知的成员,胚胎发育不同阶段和不同组织中的表达模式,以及研究个体间的序列变异,包括单核苷酸多态性(SNP)。此外,还可对基因序列进行跨物种比较,从而识别基因或蛋白质进化上保守的及功能上重要的区域。

五、存在的不确定性

　　尽管在人类基因组测序(除了其他几个物种的测序)和目前正在进行的复杂测序后分析产生了大量数据,但仍有一些领域存在不确定性,这些不确定性首先包括基因总数。与功能基因的精确总数相关的许多不确定性产生的原因是:计算机程序通过一些复杂的算法对序列进行比对和分析以识别新的基因,而不是通过实验来鉴定基因的功能。此外,识别DNA序列中某些类型的基因,特别是RNA基因,这些基因不具有通常存在于多肽编码基因中的某些标准序列(如起始密码子和终止密码子),因而特别具有挑战性。

　　其他的不确定性与人类的几种DNA序列的精确功能有关。许多蛋白质编码基因及其产物的功能和最近发现的RNA基因类别(如snoRNA)的功能尚待阐明。此外,远程转录调控序列等非编码DNA的功能、数量和分布尚未完全确定。重要的是在发育过程中,基因及其产物与环境因素的相互作用仍需进一步确定。特别是基因表达调控和协调的具体机制尚未被完全阐明。

　　对于人类疾病,仍然有大量的工作要做,以鉴定导致许多单基因遗传病的基因,尤其是那些在多因素疾病的病因中起作用的基因。那些已经被确认了的人类基因和遗传疾病被编入在线人类孟德尔遗传数据库(参见网站:http://www.ncbi.nlm.nih.gov/sites/entrez?db=omim)。目前,已经有一个很庞大且不断扩展的SNP数据库可以在线访问(参见网站:http://www.ncbi.nlm.nih.gov/projects/SNP/)。随着时间的推移,关于此类基因多态性的数据将越来越多,这不仅是不同个体对此类疾病易感性的基础,而且在很大程度上,也是不同患者对药物的不同反应和以前不可预测反应的基础。

　　实际上,遗传学或遗传药理学不仅包含药物被人体吸收、代谢和排泄的方式(药代动力学),还包含药物的生理效应,如受体结合(药效学)。药物反应的个体间差异通常是由药物代谢率的显著变化引起的(通常与细胞色素P450酶的多态性相关,如CYP2D6或CYP2C9)。并且,在特定个体中,可能会导致不可预见的严重毒性(详见延伸阅读Tarantion et al.,2009)。基因决定药物敏感性的众所周知的例子有:对异烟肼的反应(由N-乙酰转移酶活性和*NAT*2基因多态性决定)、暴露于氟烷后的恶性热疗(在那些*RYR*1突变的患者中)、葡萄糖-6-磷酸脱氢酶缺乏导致对甲氧嘧啶/琥珀酰胆碱的异常敏感性(由纯合*CHE*1突变确定)和抗疟疾药物伯氨喹的敏感性。药物基因组学将来自人类基因组计划的附加信息纳入药物遗传学领域,特别是与上述越来越多的基因多态性有关。

虽然对基因组进行全面分析是一个非常重要的挑战,但理解细胞、组织或生物体液中蛋白质(蛋白质组)的复杂性是另一个挑战。蛋白质组学是一个重要的研究领域,现在的目标是确定由不到 25000 个蛋白质编码基因(包括选择性剪接模式和许多翻译后的修饰过程)产生大量蛋白质(至少 500000 个)的方式,揭示这些蛋白质之间相互作用的复杂方式。例如,目前正在进行的与疾病相关的组织和生物体液中蛋白质组的定性和定量分析,将有望确定胆管癌等疾病的生物标志物(详见延伸阅读 Bonney et al. ,2008)。

相比之下,最近发展起来的代谢组学专门研究小分子代谢产物,如代谢底物、中间产物和终产物以及脂质、小肽段、维生素和辅助因子。它涉及质谱或核磁共振光谱等技术(详见延伸阅读 Claudino et al. ,2007),并可提供细胞所有生化活动的相应指标。随着时间的推移,结合蛋白质组学、基因组学和转录组学(通过测定 mRNA 表达水平来研究特定细胞的转录活化基因),最终将有助于更全面地理解细胞的生理和病理。

章末小结

■ 人类核基因组包含约 32.8 亿个碱基对,但其中只有约 1.1% 代表编码蛋白质的 DNA。

■ 基因丰富的区域往往有较高的 G + C 含量,并出现浅的吉姆萨(Giemsa)染色体染色。

■ 线粒体基因组只有 16568 个碱基对,只有 37 个基因,但与核基因组不同,它不包含内含子。

■ 近年来,人类基因组计划发现了许多核基因,尽管许多相应蛋白质的确切功能尚未确定。

■ 除了多肽编码基因外,已有 8000 多个基因被发现,编码用于调节基因表达的各种 RNA 分子(如 miRNA)。

■ 人类基因组计划生成的数据可以通过 Ensembl(http://www.ensembl.org)和 UCSC(http://genome.UCSC.edu/cgi-bin/hgGateway)等网站访问。本书第十九章提供了在线用户指南,提供了更新的网站链接,网址为 www.wiley.com/go/tobias。

■ 尚未确定的内容:许多基因、蛋白质和非编码 DNA 区域的功能;基因及其产物相互作用和调控的复杂机制;许多与人类疾病和多因素疾病有关的基因的鉴定。

延伸阅读

Bonney G K,Craven R A,Prasad R,et al. ,2008. Circulating Markers of Biliary Malignancy:Opportunities in Proteomics? [J]. Lancet. Oncol. ,9:149-158.

Claudino W M,Quattrone A,Biganzoli L,et al. ,2007. Metabolomics:Available Results, Current Research Projects in Breast Cancer,and Future Applications[J]. J. Clin. Oncol. ,25:2840-2846.

Ferracin M,Veronese A,Negrini M,2010. Micromarkers:miRNAs in Cancer Diagnosis and Prognosis[J]. Expert Rev. Mol. Diagn. ,10:297-308.

Kiss T, 2006. SnoRNP Biogenesis Meets Pre-mRNA Splicing[J]. Molecular Cell,23: 775-776.

Strachan T,Read A P,2010. Human Molecular Genetics[M]. 4th ed. London:Garland Science.

Tarantino G,Di Minno M N,Capone D,2009. Drug-induced Liver Injury:Is It Somehow Foreseeable? [J]. World J. Gastroenterol,15:2817-2833.

Tucker T, Marra M, Friedman J M, 2009. Massively Parallel Sequencing:the Next Big Thing in Genetic Medicine[J]. Am. J. Hum. Genet. ,85:142-154.

网络资源

1000Genomes——人类遗传变异的详细目录:
http://www.1000genomes.org/

Ensembl 中秀丽隐杆线虫(C. elegans) 的基因组页面:
http://www.ensembl.org/Caenorhabditis_elegans/index.html

智人基因组(Ensembl):
http://www.ensembl.org/Homo_sapiens/index.html

NCBI MapViewer 统计信息:
http://www.ncbi.nlm.nih.gov/mapview/stats/BuildList.cgi? type=org♯Homosapiens

NCBI SNP 数据库主页:
http://www.ncbi.nlm.nih.gov/projects/SNP/

在线人类孟德尔遗传(OMIM)数据库的人类基因和遗传疾病:
http://www.ncbi.nlm.nih.gov/sites/entrez? db=omim

加利福尼亚大学圣克鲁兹分校(UCSC)基因组浏览器:
http://genome.ucsc.edu/cgi - bin/hgGateway

美国能源部人类基因组计划信息:
http://www.ornl.gov/sci/techresources/Human_Genome/home.shtml

维康基金桑格研究所有关人类遗传学和生物信息学的网站:
http://www.sanger.ac.uk/

自测题

1. 判断下列(1)~(6)的说法正确与否。
(1) 人类基因组包含大约 300 万个碱基对。
(2) 吉姆萨浅染色的染色体区域往往具有较高的 G+C 含量和相对丰富的基因。
(3) 大约 50%的人类基因组编码蛋白质。
(4) 一些 RNA 分子是从 DNA 转录出来的,可以调节其他基因的表达。
(5) 用放射性标记 DNA 测序法对基因组进行测序。
(6) 从 1 号染色体到 22 号染色体,每个常染色体的基因数随着染色体数目的增加而增加,其中1号染色体的基因数最少。

2. 关于人类 RNA 分子,下列哪一项是不正确的?( )
A. 它们可能会发生剪接
B. 它们可以在拼接过程中发挥作用
C. 它们存在于细胞核中,但不存在于细胞质中
D. 它们能与蛋白质形成功能复合物
E. 它们通常是单链的

(何祖平　湖南师范大学医学院)

第三章 核酸结构与功能

关键知识点

■ 核酸的结构
■ 核酸的功能
■ 基因表达调控
■ DNA 复制
■ 突变的类型、效应与命名法

导言

本章将介绍 DNA 和 RNA 的结构与功能、从 DNA 到蛋白质合成的每一个步骤以及基因表达调控的机制。此外，本章还讨论了不同类型的 DNA 片段突变和点突变，以及这些突变对蛋白质功能的不同影响。最后，本章还提供了突变命名的最新指南。

第一节 核酸的结构

人类和其他生物一样，以核酸作为遗传信息的载体。核酸主要分为两种：DNA（脱氧核糖核酸）和 RNA（核糖核酸），二者都有一个与含氮碱基连接的糖-磷酸盐骨架（图 3.1）。含氮碱基有两种：嘌呤和嘧啶。DNA 中有两种嘌呤：腺嘌呤（A）和鸟嘌呤（G）；有两种嘧啶：胸腺嘧啶（T）和胞嘧啶（C）。RNA 也含有 A、G、C，但用尿嘧啶（U）取代了 T。DNA 中的糖是脱氧核糖，RNA 中的糖是核糖（图 3.2）。含氮碱基和糖的 $1'$ 位连接，磷酸基团连接糖的 $3'$ 和 $5'$ 羟基。每一单位的嘌呤或嘧啶和与之相连的糖及磷酸基团合称为一个核苷酸。

一个 DNA 分子由两条核苷酸链组成，两条核苷酸链相互缠绕成双螺旋结构。双螺旋的每个周期由 10 个核苷酸组成（图 3.3）。组成 DNA 的两条核苷酸链的方向相反（一条链由 $5'$ 向 $3'$，另一条由 $3'$ 向 $5'$），并分别由位于两条链的 A 和 T 或者 C 和 G 之间形成的氢键连接。这种碱基间的配对非常特异，尽管可能有极少数的错配发生。由于必须是 A：T、G：C 配对，所以两条平行的核苷酸链必须互补。因此，如果一条核苷酸链的序列是 $5'$-ATGC-$3'$，那么互补链的序列就一定是 $5'$-GCAT-$3'$（不是 $5'$-TACG-$3'$）。A 和 T、C 和 G 的比例都是 1：1（查可夫法则），$(A+T)$：$(G+C)$ 的比例则存在巨大差异。高等植物和动物往往含有更多的 A+T。在人体中，$(A+T)$：$(G+C)$ 的比例是 1.4：1。

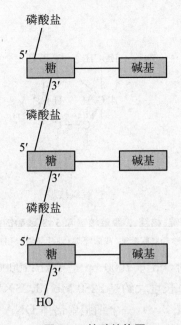

图 3.1　核酸结构图

注：分子的顶部为 5′磷酸盐端，底部为 3′羟基。

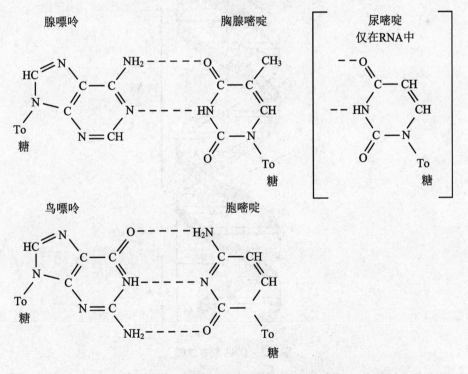

图 3.2　嘌呤、嘧啶、核糖、2′脱氧核糖和 5′-3′磷酸键的化学结构

注：图中显示了腺嘌呤和胸腺嘧啶（或尿嘧啶）以及鸟嘌呤和胞嘧啶之间的氢键。

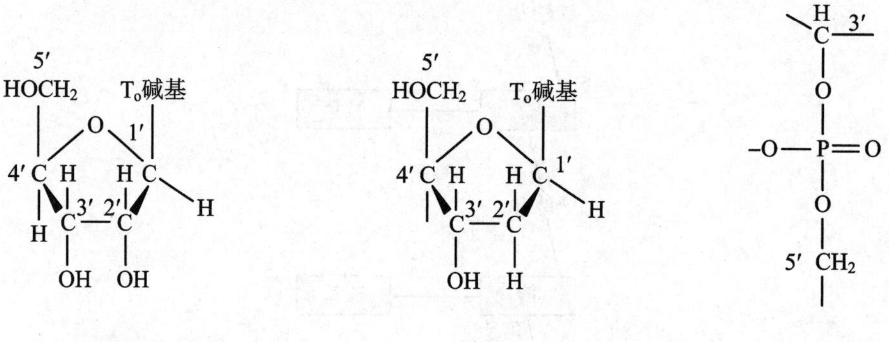

核糖　　　　　　　　2′脱氧核糖　　　　　　　5′-3′磷酸键

图 3.2　嘌呤、嘧啶、核糖、2′脱氧核糖和 5′-3′磷酸键的化学结构(续)

注:图中显示了腺嘌呤和胸腺嘧啶(或尿嘧啶)以及鸟嘌呤和胞嘧啶之间的氢键。

　　DNA 的长度单元是碱基对(bp)。1000 bp 是 1 kb;1000000 bp 是 1 Mb。半套人类基因组 DNA(单倍体基因组)的总长度大约是 3280 Mb (3.28×10^9 bp)。由于 DNA 螺旋中相邻碱基对的距离是 0.34 nm (图 3.3),一个细胞单倍体 DNA 伸展开的长度可以达到 1 m。

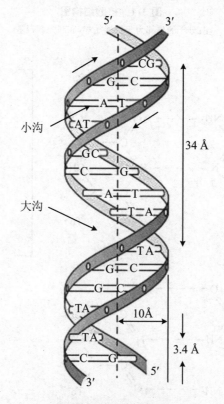

图 3.3　DNA 双螺旋图

　　目前,人类 DNA 中大约有 21600 个蛋白编码基因。每个蛋白编码基因在单倍体基因组中往往只有一个拷贝(为大家熟知的例外情况有 α-球蛋白基因、组蛋白基因和泛素基因),基因的平均长度是 53.6 kb,基因间的平均距离是 60~70 kb。基因组的主体是还未被发掘功能的非编码序列和重复序列。DNA 重复序列被分为串联重复(多个相邻的重复单元,如卫星 DNA)和散在重复(单个单元)序列(表 3.1)。

表 3.1　不同类型核 DNA 的比例

DNA 类型	总 DNA 的近似百分比(%)
单拷贝	45
DNA 重复序列	55
串联重复	(10)
微卫星	
小卫星	
大卫星	
散在重复序列	(45)
短间隔重复(SINES)	
长间隔重复(LINES)	
其他转座元件	

　　串联重复序列可以根据长度进行分类。微卫星序列长度小于 1 kb,它最为常见的重复基序是 A、CA、AAAN(N 代表任意核苷酸)、AAN 和 AG。CA 基序阵列通常会有 10～60个重复(相应长度是 20～120 bp)(图 3.4),基因组上大约每 36 kb 就会出现 1 个。每条染色体上重复序列的数量往往是有差异的,这种常见的遗传差异或多态性可以用来追踪每条染色体特定区域的遗传情况(见第四章和第十一章)。

Genomic chr6:

```
tgtgtgctgt ggaattcagg atacttgggc attgcctact atgatactag   31708998
tgactccact atccacttca tgccagatgc cccagaccac gagagcctca   31709048
AGCTTCTCCA GAGAGGTGGG GATGGAACCA TGAATTCCTC TGCTCTCTGG   31709098
GATTGCAgat gtgtTAcACA CACACACACA CACACACACA CACACACACA   31709148
CACACACACA CATATTTTTT TTTTCTAgAc AGAgTCTTGC TCTGTTACCC   31709198
AGGCTCAAGT GCAGTGGCGC AATCTTGGCT CACTGCAGCC TCCACCTCCT   31709248
GGGtTCAAGC AATTCTCCTG ACTCAACCTC CCGAGTAGCT gggactacag   31709298
gcgtgtgcca ccacacccag ctagtttttt gtgtgtgttt ttagcacaga   31709348
cggtgtttca ccatgttggc cagggtggtc tcaaactcct
```

图 3.4　CA 微卫星 DNA 标记序列和 UCSC 数据库中的 DNA

注:图中 CA 微卫星 DNA 标记序列命名为 AFMB044XE9 或 D6S1615,图中以框出范围中的大写字母显示,UCSC 数据库中的 DNA 以小写字母显示。(CA)$_n$ 重复本身可以在第 4 行和第 5 行所示的基因组序列中看到。有下划线的字母表示计算机预测的假定剪接位点(可能是错误的),第 4 行和第 5 行的小写字母表示最新数据库版本中存在的碱基,但在别的版本中不存在。

　　小卫星重复序列通常长 1～30 kb,并且含有比微卫星序列更长的基序。小卫星序列的重复数量也存在很大的差异,因此单个拷贝的小卫星序列可以用来进行基因追踪。然而,由于小卫星序列普遍在端粒附近,所以它们对于整个基因组水平连锁分析的作用要比微卫星序列小。因为它们的序列在人群中差异大,而且容易同时检测到大量的拷贝(通过杂交方法检测它们的核心序列),多位点的小卫星序列可以提供个人特异性的图谱,这对于法医学鉴定来说是非常宝贵的。大卫星重复序列长度更长,可以达到很多兆的碱基。大卫星重复序列多位于染色体末端(端粒)或染色体中央(中心粒,见第五章)。它的长度差异很常见,这可以用来解释我们看到的染色体中心粒长度的差异(图 5.11)。

相反,散在重复序列通常是单拷贝的,它们也根据长度进行分类。短的散在重复序列(SINES)长度小于 500 bp,最常见的类型是 Alu 重复序列。Alu 重复序列长约 300 bp,拥有相对较高的 G+C 含量,并且含有一个 Alu I 的限制性酶切位点。Alu 重复序列非常常见(组成了人类基因组的 11%),它们特异地存在于人类和高级灵长类中,在基因组上每 5~10 kb 就出现一次。长的散在重复序列(LINES)的长度为 500 bp~10 kb(通常长 6~8 kb),LINES 包含 3 个家族,大约组成了人类基因组的 20%。最常见的长的散在重复序列是 LINE-1 (L1)元件,LINE-1 与其他 LINES 类似,拥有与逆转录病毒相似的结构。L1 能够自我复制(通过逆转录,即通过 RNA 中间体产生 DNA 拷贝)并在基因组的新位置插入一个拷贝。这种逆转录可能会破坏插入位置的基因并导致遗传疾病(如一些血友病患者)。

单拷贝和重复序列的 DNA 都是双链的,而 RNA 却是单链的。RNA 分为几种类型(表 2.1)。核糖体 RNA(rRNA)直接从多拷贝的 DNA 序列合成(位于 13~15、21 和 22 号染色体短臂上的核仁组织区,以及 1 号染色体)。rRNA 前体在核仁中合成一个大的前体,然后被酶催化切割。转运 RNA(tRNA)也直接从 DNA 模板上合成,尽管理论上存在 61 种 tRNA(表 3.2),但令人惊讶的是,人们只找到了 49 种 tRNA,这是因为一些 tRNA 可以和多种 mRNA 密码子结合。密码子的第三位碱基配对的摆动性(Wobble)导致了这一现象。tRNA 的 DNA 模板往往是成簇的或散在的多拷贝序列。

表 3.2 密码子的遗传密码为信使 RNA($5'\rightarrow3'$),相应的 DNA 密码子是互补的

第一碱基	第二碱基				第三碱基
	U	C	A	G	
U	UUU Phe	UCU Ser	UAU Tyr	UGU Cys	U
	UUC Phe	UCC Ser	UAC Tyr	UGC Cys	C
	UUA Leu	UCA Ser	UAA Stop	UGA Stop	A
	UUG Leu	UCG Ser	UAG Stop	UGG Trp	G
C	CUU Leu	CCU Pro	CAU His	CGU Arg	U
	CUC Leu	CCC Pro	CAC His	CGC Arg	C
	CUA Leu	CCA Pro	CAA Gln	CGA Arg	A
	CUG Leu	CCG Pro	CAG Gln	CGG Arg	G
A	AUU Ile	ACU Thr	AAU Asn	AGU Ser	U
	AUC Ile	ACC Thr	AAC Asn	AGC Ser	C
	AUA Ile	ACA Thr	AAA Lys	AGA Arg	A
	AUG Met*	ACG Thr	AAG Lys	AGG Arg	G
G	GUU Val	GCU Ala	GAU Asp	GGU Gly	U
	GUC Val	GCC Ala	GAC Asp	GGC Gly	C
	GUA Val	GCA Ala	GAA Glu	GGA Gly	A
	GUG Val	GCG Ala	GAG Glu	GGG Gly	G

氨基酸的缩写(三字母编码,单字母编码在括号内)

Ala	Alanine(A)	(丙氨酸)	Leu	Leucine(L)	(亮氨酸)
Arg	Arginine(R)	(精氨酸)	Lys	Lysine(K)	(赖氨酸)
Asn	Asparagine(N)	(天冬酰胺)	Met	Methionine(M)	(蛋氨酸)
Asp	Aspartic acid(D)	(天冬氨酸)	Phe	Phenylalanine(F)	(苯丙氨酸)
Cys	Cysteine(C)	(半胱氨酸)	Pro	Proline(P)	(脯氨酸)
Gln	Glutamine(Q)	(谷氨酰胺)	Ser	Serine(S)	(丝氨酸)
Glu	Glutamic acid(E)	(谷氨酸)	Thr	Threonine(T)	(苏氨酸)
Gly	Glycine(G)	(甘氨酸)	Trp	Tryptophan(W)	(色氨酸)
His	Histidine(H)	(组氨酸)	Tyr	Tyrosine(Y)	(酪氨酸)
Ile	Isoleucine(I)	(异亮氨酸)	Val	Valine(V)	(缬氨酸)

停止:链终止符(X)

＊表示蛋白质合成的起始密码子。

第二节　核酸的功能

核酸主要有两个功能:指导蛋白质的合成和在亲、子代间传递遗传信息。不论是结构蛋白、酶、载体蛋白、激素,还是受体,蛋白质都是由一连串氨基酸组成的。已知的氨基酸主要有 20 种,氨基酸序列决定了蛋白质的形状和功能。所有的蛋白质都是由 DNA 编码的,DNA 上编码蛋白质的单元被称为基因(包含内含子和邻近的非编码调控序列)。基因在大小上差异很大,比较小的基因有珠蛋白基因等,中等大小的基因长度为 15~45 kb,大的基因如抗肌萎缩蛋白基因(表 3.3)。

表 3.3　基因及其蛋白质产物的实例

蛋白质	蛋白质中氨基酸的大致数目	近似基因大小(bp)	每个基因的编码区数目
胰岛素	51	1430	3
α-珠蛋白	141	850	3
β-珠蛋白	146	1600	3
次黄嘌呤-鸟嘌呤磷酸核糖转移酶	217	44000	9
α₁ 抗胰蛋白酶	394	10000	5
苯丙氨酸羟化酶	451	90000	13

续表

蛋白质	蛋白质中氨基酸的大致数目	近似基因大小(bp)	每个基因的编码区数目
葡萄糖-6-磷酸脱氢酶	515	18000	13
低密度脂蛋白受体	839	45000	18
囊性纤维化跨膜调节蛋白	1480	23000	27
凝血因子Ⅷ	2332	189000	26
肌营养不良蛋白	3685	2225000	79
肌联蛋白	34350	305000	363

每 3 对 DNA 碱基对(称为三联密码子)编码 1 个氨基酸。由于三联密码子中的每一个碱基都有可能是 4 种碱基(A、G、C 或 T)里的任意一种,所以密码子的组合可能存在 64 种。表 3.2 中展示的是每个氨基酸对应的密码子,值得注意的是,按照惯例,每一个密码子都是由信使 RNA(mRNA)的序列表示的。实际转录出的 mRNA 与对应的 DNA 序列互补。例如,mRNA 序列 5′-AUG-3′ 是甲硫氨酸的密码子,由与之互补的 DNA 模板(反义链)5′-CAT-3′ 转录。然而,在发表文章或引用时,通常使用"正义链"序列(mRNA 序列 AUG 或 DNA 序列 ATG)来表示密码子。

除甲硫氨酸和色氨酸之外,所有的氨基酸都对应多个密码子,因此,密码子具有简并性。64 个密码子中有 3 个密码子指导翻译的终止,称为终止密码子(UAA、UGA 和 UAG)。密码子 AUG 是蛋白质合成的起始信号(AUG 也编码甲硫氨酸)。对于大多数物种而言,密码子是通用的。然而核基因组和线粒体基因组使用的密码子有所不同。

转录是蛋白质合成的第一步。DNA 的两条链在要转录的基因区域解链,RNA 聚合酶Ⅱ从 3′ 端向 5′ 端读取模板链(对每个基因来说,模板链是固定的,但不同基因的模板链会不一样,取决于基因的方向),mRNA 则是从 5′ 端向 3′ 端合成。在转录终止信号出现前,转录以每秒 30 个核苷酸的速度进行。经过一些加工和修饰后(详见下文),mRNA 分子扩散到细胞质中,DNA 双链重新聚合。

翻译是蛋白质合成的下一步,发生在细胞质中。每一个 mRNA 分子与一个或几个核糖体结合。随着核糖体沿着 mRNA 的 5′ 端向 3′ 端移动,每一个密码子都被互补配对的 tRNA 识别,在终止密码子(UAA、UGA 或 UAG)出现前,tRNA 把它携带的氨基酸添加到正在合成的肽链末端。

编码蛋白质的每个基因平均大约含有 10 个外显子,每个外显子长度在 300 bp 左右。然而,如果仅按氨基酸序列计算的话,人类基因的实际长度似乎要比估计的长度长得多(表 3.3)。出现这一现象主要是由于间插序列(内含子)的存在,同时也因基因 5′ 端和 3′ 端存在侧翼序列。绝大多数基因含有交替的编码 mRNA 的区间(即外显子)和不编码 mRNA 的区间(即内含子)。目前,我们对内含子的功能仍知之甚少(图 3.5)。初始 mRNA(不均一 RNA 或 hnRNA)是包含外显子、内含子和侧翼序列的基因转录本。内含子在 mRNA 进入细胞质之前会被剪切去除(图 3.6)。因此,初始 mRNA 可能要比成熟的 mRNA 长几倍。内含子和外显子的接头序列是剪切蛋白的识别位点,一个典型的内含子以 GT(5′ 供体位点)开始、以 AG 结尾(3′ 受体位点)。内含子和外显子接头序列的突变会影响 mRNA 的剪切,从而导致遗传病。

No.	Exon / Intron	Chr	Strand	Start	End	Start Phase	End Phase	Length	Sequence
	5' upstream sequence								..................tgtggagccacaccctagggttggccaatctactcccagg agcaggggagggcaggagccaggagtaaaagtcagggcagagccatctattgctt
1	ENSE00001326797	11	-1	5,204,736	5,204,877	-	2	142	ACATTTGCTTCTGACACAACTGTGTTCACTAGCACCTCAAACAGACACCATGGTGCATC TGACTCCTGAGGAGAAGTCTGCCGTTACTGCCCTGTGGGGCAAGGTGAACGTGGATGAAG TTGGTGGTGAGGCCCTGGGCAG
	Intron 1-2	11	-1	5,204,606	5,204,735			130	gttggtatcaaggttacaagacaggtttaaggagaccaatagaaactgggcatgtggaga cagagaagactcttgggtttctgataggcactgactctctctgcctattggtctattttc ccacccttag
2	ENSE00001057381	11	-1	5,204,383	5,204,605	2	0	223	GCTGCTGGTGGTCTACCCTTGGACCCAGAGGTTCTTTGAGTCCTTTGGGGATCTGTCCAC TCCTGATGCTGTTATGGGCAACCCTAAGGTGAAGGCTCATGGCAAGAAAGTGCTCGGTGC CTTTAGTGATGGCCTGGCTCACCTGGACAACCTCAAGGGCACCTTTGCCACACTGAGTGA GCTGCACTGTGACAAGCTGCACGTGGATCCTGAGAACTTCAGG
	Intron 2-3	11	-1	5,203,533	5,204,382			850	gtgagtctatgggacgcttgatgtttttcttccccttcttttctatggttaagttcatgt catagggagggggataagtaacaggtaacgatttagaatgggaaacagacgaatgattgca tcagtgtggaagtctcaggatcgttttagtttctttcttttatttgctgttcataacaattgtt tttctttttgattaattcttgctttcttttttttttcttctccgcaattttttactattatact taatgccttaacattgtgtataacaaaaggaaatatctctgagatacattaagtaacttat aaaaaaaacttacacagtctgcctagtacattaacttttggaatatatgtgtgctatt tgcatatttcataatctccctactttatttttcttttattttttaattgatacataatcatta tacatatttatgggttaaagtgtaatgtttttaatatgtgtacacatattgaccaaatcag ggtaattttgcatttgtaattttaaaataacagtgataattctgggttaaggcaatagc aatatctctgcatataaatatttctgcatataaattgtaactgatgtaagagggtttcata ttgctaatagcagctacaatccagctggtggctggtgtggcctaatgccctggcccacaag ctggattattctgagtccaagctaggccccttttgctaatcatgttcatacctcttatctt cctcccacag
3	ENSE00001111247	11	-1	5,203,272	5,203,532	0	-	261	CTCCTGGGCAACGTGCTGGTCTGTGTGCTGGCCCATCACTTTGGCAAAGAATTCACCCCA CCAGTGCAGGCTGCCTATCAGAAAGTGGTGGCTGGTGTGGCTAATGCCCTGGCCCACAAG TATCACTAAGCTCGCTTTCTTGCTGTCCAAATTTCTATTAAAAGGTTCCTTTGTTCCCTAAG TCCAACTACTAAACTGGGGGATATTATGAAGGGCCTTGAGCATCTGGATTCTGCCTAATA AAAAACATTTATTTTCATTGC
	3' downstream sequence								aatgatgtatttaaattatttctgaatatttttactaaaaaggggaatgtgggaggtcagtg catttaaaacataaagaaatgaagagctagttcaaacctt..................

图 3.5 人类基因组核苷酸序列 β-珠蛋白基因

注:初始基因转录本的序列显示在 5′到 3′方向,T 代替 U。5′和 3′非翻译区(UTR)为图中实线框出部分,未翻译的上游和下游序列在图中标示出。其余的大写字母和虚线框出部分代表成熟 mRNA、编码序列和两个内含子对应的序列。启动子内的 ccaat 以黑底色突出显示。本图来自 Ensembl 44 版中 ENST0000335295 转录本的展示(http://www.ensembl.org),在本书第十九章中有所讨论。

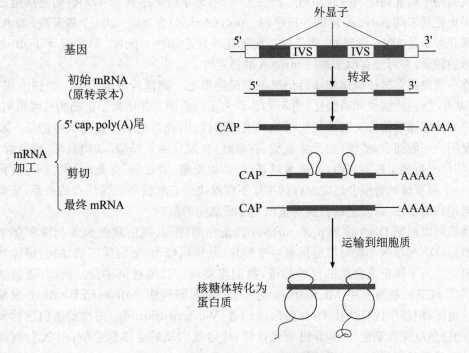

图 3.6 转录、mRNA 加工和翻译示意图

注:按照惯例,mRNA 分子的 5′端被放置在左边。

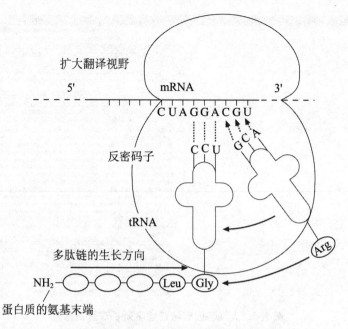

图 3.6　转录、mRNA 加工和翻译示意图(续)

注:按照惯例,mRNA 分子的 5′端被放置在左边。

　　mRNA 的 5′端被保护或"加帽"(7-甲基鸟嘌呤),5′非编码序列(5′UTR)是从 5′端帽到蛋白质编码序列起始处的一段序列。而在另一端,3′非编码序列(3′UTR)则是从蛋白编码序列终止处到末端 poly(A)尾的一段序列。poly(A)尾包含 100～200 个腺苷酸(如 AMP),这些腺苷酸不是 DNA 编码的,而是通过酶催化反应添加的。poly(A)尾保障了 mRNA 向细胞质的转运,并可能有助于提高 mRNA 的稳定性。

　　许多蛋白质在被核糖体翻译后仍然不是最终形态。翻译后修饰包括二硫键形成、羟基化、糖基化、蛋白质剪切和磷酸化(图 3.7)。许多蛋白质的功能依赖于正确的三级结构,而氨基酸序列和翻译后修饰决定了三级结构的准确形成,因此蛋白质生成过程中的每一步都是很重要的。一般而言,酸性(如天冬氨酸、谷氨酸)和碱性的氨基酸(如赖氨酸、精氨酸、组氨酸)往往位于折叠蛋白的表面,而疏水氨基酸(如丙氨酸、缬氨酸、亮氨酸)则位于蛋白内部。因此,一个氨基酸的替换会造成怎样的结果不仅取决于它和蛋白活性位点的关系,还取决于它的电荷和疏水性,以及它的替换对蛋白质三级结构的影响。

　　我们可以根据 DNA 序列预测 mRNA 和蛋白质序列、蛋白质的大致功能和亚细胞定位。然而,DNA 序列不能可靠地预测可变剪切、翻译后修饰、蛋白质三级结构、精确功能和表达模式。为了确定蛋白质的这些特征,我们需要利用其他检测手段。例如,通过逆转录 PCR(RT-PCR)、基因芯片(Microarray)分析或 RNA 印迹法(Northern Blotting)来检测基因表达情况;用基于抗体的技术,如蛋白质印迹(Western Blotting)来检测蛋白质的大小和丰度;通过免疫荧光染色(用特异性荧光抗体)确定蛋白质的亚细胞定位;用 X 射线晶体学或者核磁共振确定蛋白质三级结构。

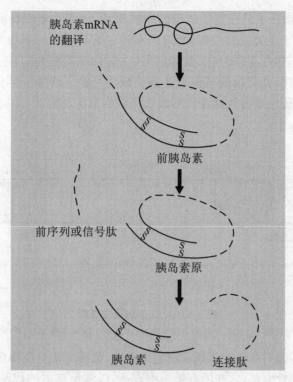

胰岛素mRNA的翻译

前胰岛素

前序列或信号肽

胰岛素原

胰岛素　　　连接肽

图 3.7　胰岛素的翻译后修饰

第三节　基因表达调控

单个个体的所有有核细胞都有相同的基因组,然而在特定时间、不同类型的细胞里面,只有一小部分的基因以一定的水平表达。不同细胞间基因表达的巨大差异不仅由细胞和组织的初始分化状态决定,还取决于每个细胞对蛋白质的不同需求。这种需求不是一成不变的,例如,在发育过程中,基因表达的水平根据时间和细胞的定位而变化。每个基因的邻近 DNA 序列在转录调控中起着重要的作用,从而影响蛋白质的合成(图 3.8)。启动子位于最靠近基因的上游位置,指导 RNA 聚合酶 II 与 DNA 模板链的结合。RNA 聚合酶 II 结合的启动子长度通常为几百个碱基对(bp),并且包含一段共有序列 5′-TATAAA-3′(TATA 盒)。TATA 盒往往位于转录起始位点上游约 25 bp,通过结合一个 TFIID 的亚基,即 TATA 结合蛋白(TBP),来与一系列通用转录因子结合(如 TFIIA、TFIIB、TFIID、TFIIE、TFIIF、TFIIH)。这些通用转录因子相对丰度高,它们几乎参与了所有 mRNA 的转录起始过程。基础水平的转录还需要位于启动子上游的其他保守的短调控序列来保障转录效率。这些短的调控序列包括含有多个拷贝的 GC 盒(GC 盒能结合遍在转录因子 SpI)和位于转录起始位点上游 75 bp 的 CAAT 盒(CAAT 盒能结合转录因子 CTF 和 CBF)。

许多启动子的活性都受到一个或几个增强子调控(增强或减弱)。增强子往往是短的 DNA 序列(小于 30 bp),它们结合特定的(组织特异性的)转录因子。大多数增强子在 DNA 编码链上和非编码链上均可起作用,与方向无关,并可以位于靶标基因上下游几千个碱基对

(kb)的位置。大多数增强子只在特定的细胞中被激活,因而在组织特异性基因表达调控中起着核心作用。沉默子是类似的序列元件,只不过它的功能是抑制相关基因的表达。在应对特定的外界情况时,包括组织分化、受体信号(生理性或病理性的)等,大量特异性的转录因子和增强子相互作用,使复杂的基因表达调控成为可能。增强子结合蛋白和启动子结合蛋白的相互作用则可能是通过间插序列形成长环结构来实现的。

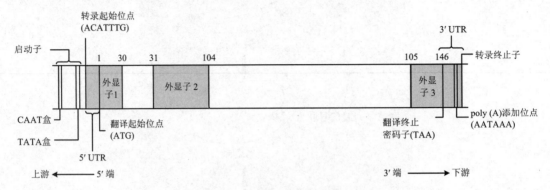

图 3.8　人类 β-珠蛋白基因

注:人类 β-珠蛋白基因表明一些相邻序列参与转录调控,还显示了前导序列(5′UTR)和尾随序列(3′UTR)。

大约有80%的基因只在特定时期或细胞中表达(如胰岛素只在胰岛 β 细胞中表达)。剩余20%的基因被称为管家基因,在所有组织中表达,以满足基本的代谢需求,并占细胞中基因表达量的90%以上。绝大多数的管家基因和约40%的组织特异表达的基因在5′端附近有 CpG 岛。CpG 岛大概长1 kb(C 指胞嘧啶;p 指磷酸;G 指鸟嘌呤),富含5′-CG-3′二核苷酸对。通常,CpG 岛中的胞嘧啶普遍被甲基化。然而,在被激活表达的基因附近,CpG 岛往往缺少甲基化修饰。

尽管基因表达调控主要发生在转录阶段,但转录后调控也是存在的。例如,蛋白质的翻译或降解速度的改变、mRNA 的可变剪切产生不同的基因表达产物(如降钙素和与降钙素基因相关的神经肽)。

基因调控序列的突变也可能会发生,可能会使基因无法表达(如 β-地中海贫血症)、胚胎基因产物不正常地持续表达(如甲胎蛋白或血红蛋白的遗传性持续表达)、基因表达模式失调(如肌酸激酶的异位表达)。

第四节　DNA 复 制

在细胞分裂过程中,DNA 必须被正确复制。DNA 的两条链在多个位置(每条染色体上有多达100个复制起始位点)解开(双螺旋),每一条 DNA 链都可以作为模板,通过与游离核苷酸进行碱基配对,合成新的互补链(图3.9)。这些游离的核苷酸被 DNA 依赖的 DNA 聚合酶 α 和 δ(线粒体 DNA 使用 DNA 聚合酶 γ)连接,并与模板 DNA 形成氢键。DNA 复制从复制起点向两端进行,直到新的 DNA 链完全合成。由于每个新的 DNA 双链分子中有一条链是从复制前的 DNA 上保留下来的,因此这种 DNA 的复制模式称为半保留复制(图3.10)。DNA 半保留复制的过程可以用实验证明:用含有溴脱氧尿嘧啶核苷(BrdU,胸腺嘧啶相似物)的培养基培养细胞,新合成的 DNA 就被掺入了 BrdU,经两次细胞分裂后,一对染色体中就只含有一条没有掺入 BrdU 的 DNA 了。由于不同的染色模式,这些 DNA 链在染色时呈现出花斑染色体的模样。掺入 BrdU 后,染色体染色会变浅,所以每对染色体在染色时就呈现出一条暗的染色单体(含有没有掺入 BrdU 的 DNA)和一条亮的染色单体(图3.11)。

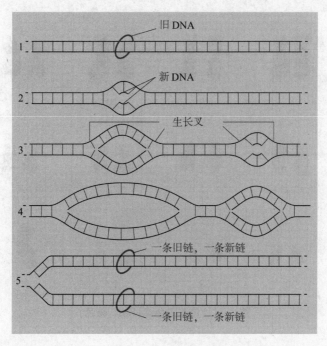

图 3.9　起始复制

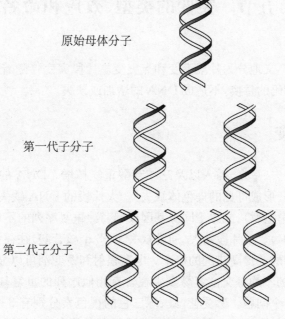

图 3.10　半保留复制

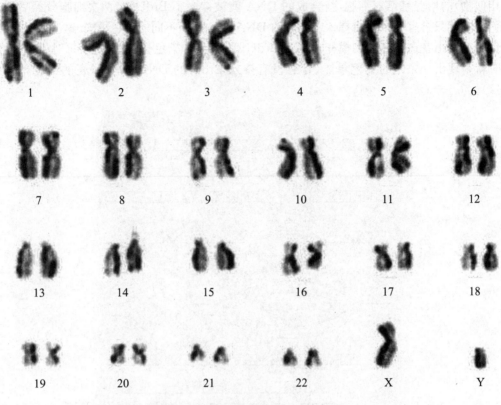

图 3.11　色差染色体(BrdU 染色)

第五节　突变的类型、效应和命名法

DNA 突变可以广义地分为片段突变和点突变。片段突变伴随着 DNA 的增加或缺失。点突变则只是遗传密码的替换,不造成 DNA 的增加或缺失。

一、片段突变

片段突变包括缺失、重复、插入以及三核苷酸重复扩增。DNA 的缺失从丢失 1 个核苷酸到许多兆碱基不等(形成可见的染色体缺失)。大片段的 DNA 缺失可能源于亲代染色体重排造成的断裂(见第七章),或源于同源基因或(侧翼)重复序列的不均等交换(详见延伸阅读 Shaw,Lupski,2004)。小片段缺失(通常缺失 1~5 个核苷酸)往往源于滑动错配,连续两个或几个相同的核苷酸会提高错配的概率。电离辐射和诱变剂可以显著地增加染色体自发断裂的概率。DNA 的不均等交换容易发生在含有相似序列的重复基因区域。我们以视色素基因为例来说明这个问题。感受蓝、红、绿三色的视色素分别有 3 个基因编码,视锥细胞里感受蓝色的视色素基因位于 7 号染色体,感受红色的视色素基因和感受绿色的视色素基因位于 X 染色体长臂的末端。感受红色的视色素基因只有 1 个拷贝,位于 X 染色体上;感受绿色的视色素基因则有 1～3 个拷贝。红色和绿色的视色素基因在序列上有 96% 的同源性,如果这两个基因间发生不均等交换,可能使其中的某个基因失去功能,或者产生 1 个有新功能的融合基因(图 3.12)。

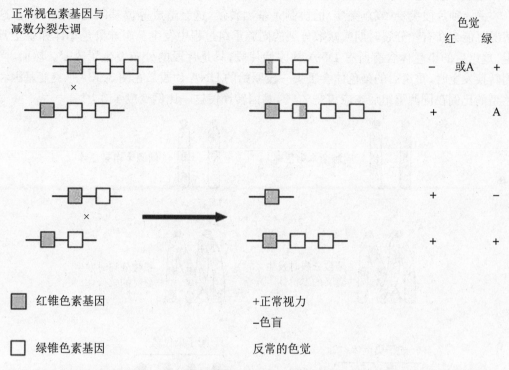

图 3.12　视色素基因簇中的不均等重组导致基因丢失或产生具有改变动作光谱的融合杂交基因

　　大片段的 DNA 缺失使邻近的许多基因一起丢失(邻近基因缺失疾病)。如果一个病人患有几个 X 染色体连锁的疾病,或者在单基因突变的情况下患有无法解释的认知障碍或先天性畸形,那我们就有理由怀疑病人发生了邻近基因缺失的情况。如果一个基因彻底丢失,那么这个基因的转录就不会发生;如果一个基因仅仅丢失了一小段,那么就有可能造成移码突变(丢失的片段大小不是 3 的整倍数)(表 3.4)。大片段的 DNA 缺失在杜氏肌营养不良症、α-地中海贫血症和类固醇硫酸酯酶缺乏症患者中很常见,在迪格奥尔格(DiGeorge)、普拉德·威利(Prader-Willi)、安格曼(天使)(Angelman)、威廉姆斯(Williams)和史密斯-马吉利(Smith-Magenis)综合征患者体内也发现了大片段的 DNA 缺失。

表 3.4　DNA 突变实例

DNA 碱基序列	mRNA 序列	氨基酸序列	特征
GTT AAG GCT GCT	GUU AAG GCU GCU	Val-Lys-Ala-Ala	正常序列
GTT AAA GCT GCT	GUU AAA GCU GCU	Val-Lys-Ala-Ala	氨基酸序列不变的点突变
GTT GAG GCT GCT	GUU GAG GCU GCU	Val-Glu-Ala-Ala	氨基酸置换点突变(错义突变)
GTT TAG GCT GCT	GUU UAG GCU GCU	Val-Stop	链提前终止的点突变(无义突变)
GTT AGG CTG CT	GUU AGG CUG CU	Val-Arg-Leu	带移码的碱基缺失(移码突变)
GTT AAA GGC TGC	GUU AAA GGC UGC	Val-Lys-Gly-Cys	带移码的碱基插入(移码突变)

某一段染色体的重复也可以破坏阅读框架（Reading Frame）。另外，在一些患有单基因遗传病的病人中，在滑动错配后，突变基因内插入了一段重复元件（从基因组远处某位点）或一段短核苷酸（通常是一个核苷酸），从而破坏基因功能。

另一种片段突变（或点突变）的机制是基因转换，这会造成等位基因之间的转换。这一情况可能会在有丝分裂时期或减数分裂的同源重组过程中发生。姐妹染色单体如果正常重组，重组后的染色体含有所有 DNA 的原始片段，只是片段的分布发生了改变。然而，当基因转换发生时，重组后的染色体会丢失一段原始的 DNA 片段。在图 3.13 中，突变基因和野生型的比例在同源重组后本应该是 2：2，基因转换使这一比例变成了 3：1。

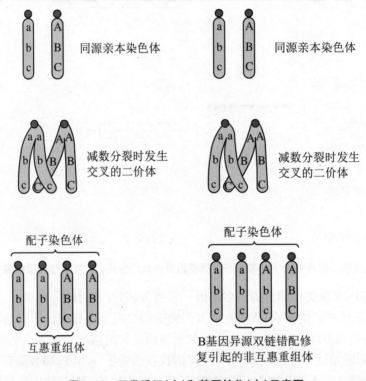

图 3.13 正常重组（左）和基因转化（右）示意图

三核苷酸重复扩增是一种重要的片段突变。大约 10% 的基因组是由串联重复序列组成的，这些重复序列大多可以稳定遗传。其中包括三核苷酸重复，它可能发生在基因内，也可能发生在基因间。如果三核苷酸重复的长度大于某个关键值，它将会变得不稳定。如果恰好这个三核苷酸重复跟某个基因有关，那么这种不稳定性就可能造成单基因遗传病。我们通过鉴定三核苷酸重复片段的长度来判断一个基因是否发生了三核苷酸重复扩增，长的三核苷酸重复序列的不稳定性意味着同一家族里个体的不同三核苷酸重复的长度也不尽相同，这导致了临床上疾病严重程度的差异性。我们用 1 型强直性肌营养不良的例子来说明这个问题。1 型强直性肌营养不良是成年发作型肌肉营养不良症。正常情况下，CTG 重复序列的重复次数在 5～35 次，但是在 1 型强直性肌营养不良的患者中，重复次数在 50～1000次（图 3.14）。目前已知的与三核苷酸重复（扩增）有关的疾病已经超过了 20 种。三核苷酸重复扩增来源于不均等重组或 DNA 聚合酶的滑脱。

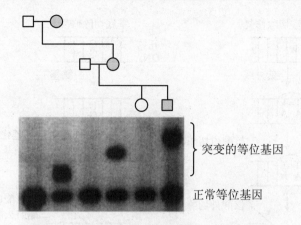

图 3.14 强直性肌营养不良家系的 DNA 分析

注:注意较大的突变等位基因的不稳定性,由上带代表,在连续几代中通过电泳凝胶(从上到下)的迁移率降低。

科学家们进行了很多关于 CAG 三核苷酸重复扩增的研究。CAG 三核苷酸重复扩增使患者编码的蛋白含有一段过长的谷氨酰胺,这与亨廷顿病(可以导致痴呆)和 1、2、3、6、7、17 型脊髓小脑萎缩症等疾病有关。另外,短的 GCG 三核苷酸重复扩增可以编码一串丙氨酸,从而导致某些先天性畸形综合征,这一扩增通常发生在编码转录因子的基因里。三核苷酸重复以外的重复序列也可以导致人类疾病。例如,一段内含子内的五核苷酸重复导致了 SCA-10(10 型脊髓小脑性共济失调),ZNF9 基因内含子里的一段多达 11000 次的四核苷酸重复导致了 2 型强直性肌营养不良。CSTB 基因上游的一段 12 bp 的重复导致了常染色体隐性遗传病——进行性肌阵挛性癫痫,一段内含子内的 45 bp 的重复则与 1 C 型乌尔谢综合征(Usher Syndrome)有关(遗传性失聪和失明)。

二、点突变

点突变是指一个核苷酸被另一个与之不同的核苷酸替代(如果变化是嘌呤到嘌呤或嘧啶到嘧啶叫作转换,即 A↔G 或 T↔C;嘌呤变为嘧啶或嘧啶变为嘌呤叫作颠换,即 G↔C 或 A↔T)。由于密码子的简并性,发生了点突变的三联密码子编码的氨基酸有 25% 的概率不发生改变(即同义突变)。在 70% 的情况下,三联密码子编码的氨基酸发生改变(即错义突变),而在另外 5% 的情况下,则产生了终止密码子(即无义突变)(表 3.4)。

单核苷酸突变在人类基因突变中很常见,它们发生的频率反映了 DNA 复制的保真性和随后突变修复的效率。突变大多是自发的,DNA 每复制 $10^9 \sim 10^{10}$ 个碱基,就会发生一次点突变,人们至今无法解释这一现象。随着暴露在诱变剂(如羟胺脱氨、氮芥烷基化)中的剂量和时间的增加,突变的频率也会大大提升。紫外线(UV)可以导致嘧啶二聚体的产生(相邻的嘧啶相互连接)。人体有相应的识别和修复机制(图 3.15)。这个通路中关键组分缺失时,突变会急速累积并导致早发癌症。例如,当核苷酸切除修复通路发生缺陷时,紫外线照射产生的嘧啶二聚体就无法被修复,这会导致着色性干皮症患者的患癌风险提高(图 3.16)。另一个例子是最近发现的与 MUTYH 相关的肠道息肉。DNA 氧化性损伤形成的稳定产物 8-oxoG 可以使 DNA 上的腺苷酸发生错配。由于常染色体隐性基因突变,一个可以移除这种错配的 DNA 糖基化酶失活,从而导致息肉产生。DNA 复制中的错误修复过程需要多个步骤,这些步骤发生缺陷往往也会导致早发癌症,尤其是结肠癌(见第十三章)。

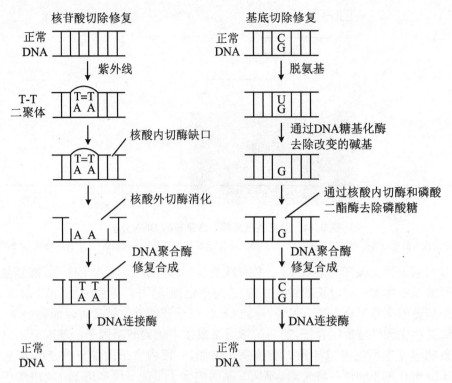

图 3.15　DNA 修复机制的例子

注:在核苷酸切除修复(NER)中,核酸外切酶去除一段核苷酸,包括改变的碱基。相反,在基底切除修复中,只有改变的基底(及其磷酸糖)被去除。

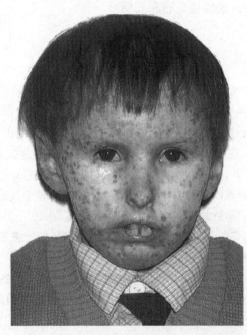

图 3.16　着色性干皮症患者表现为多发紫外线诱发的皮肤肿瘤

　　下面将介绍一种这些 DNA 修复机制没有办法修复的点突变,因为无法被修复,所以这种点突变在导致单基因遗传病的突变中占比很高。例如,有将近一半的血友病都是由这种点突变引起的。胞嘧啶脱氨后产生尿嘧啶,尿嘧啶会被碱基切除修复通路识别并移除(图 3. 15)。然而,当胞嘧啶和鸟嘌呤连接在一起,即形成 $5'$-CpG-$3'$ 双核苷酸时,$5'$ 位置的胞嘧啶被甲基化,脱氨会使被甲基化的胞嘧啶变成胸腺嘧啶(图 3.2)。C 到 T 的替换进而导致互补链上产生 G 到 A 的替换,而这样的替换是不能被 DNA 修复机制识别的,这将导致甲基化 CpG 双核苷酸整体上的丢失(其频率为 1/50~1/100,而随机的双核苷酸出现频率是 1/16),以及 C 到 T 的转化在点突变中的占比很高(占所有点突变的 35%~50%)。没有被甲基化的胞嘧啶被保留了下来,导致没有被甲基化的 CpG 双核苷酸比例相对很高,它们往往位于许多基因的 $5'$ 端。C 到 T 的转换普遍发生在雄性生殖细胞中(比雌性高 7 倍),这可能反映了精子 DNA 的甲基化程度要比卵母细胞高,而后者往往甲基化不足。

三、单基因遗传病的分子病理学

导致单基因遗传病的基因缺陷可能发生在蛋白质合成的任何一个步骤中(图 3.17)。片段突变(尤其是造成移码的插入或缺失)、无义突变(终止密码子)、内含子和外显子接头的点突变(影响 RNA 剪切)都会在一定程度上影响蛋白质的表达量和生物活性。这种情况下,产生的蛋白质通常是截短的、缺失的或完全失活的,这些突变称为 null 突变(有时称作蛋白质[0] 或交叉反应物质阴性突变)。有趣的是,编码截短蛋白质的转录本往往被 NMD(无义介导的 mRNA 降解通路)降解。相反地,发生错义突变(氨基酸替换)后,尽管蛋白质在一定程度上可能丧失功能,但表达量往往是正常的(称为泄露、蛋白质[+] 或交叉反应物质阳性突变)。蛋白质的表达水平可以用如下实验技术检测:(1) 免疫组织化学,把组织切片用蛋白质特异性的抗体检测。(2) 蛋白质印迹(Western Blotting),把蛋白质从新鲜组织或培养的细胞中提取出来,用凝胶电泳分离,再用特异性的抗体检测。

大多数单基因遗传病既可以由片段突变导致,也可以由点突变导致。但对于某些单基因遗传病,致病原因却主要指向其中一种。例如,三核苷酸重复导致的片段突变是强直性肌营养不良、脆性 X 综合征(可以导致精神障碍)和亨廷顿病(可以导致痴呆)的主要原因。所有病人都有相同点突变的情况较为罕见,镰刀型细胞贫血病的患者都有一个导致谷氨酸取代 β-珠蛋白第 7 位缬氨酸的点突变(根据新命名法,从第 1 位甲硫氨酸数起的第 7 位)。致病机理存在地理分布上的差异,反映了在种群遗传学上影响因素的存在。例如,2/3 的英国、美国白种人囊性纤维化患者在(CFTR)蛋白第 508 位氨基酸有 3 个核苷酸缺失,然而这种突变在土耳其和阿拉伯的病人中的比例不到 1/3。

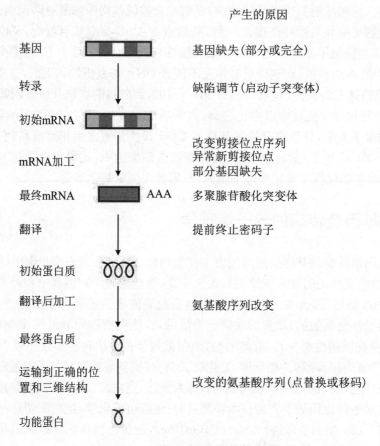

图 3.17　蛋白质生物合成的可能缺陷

四、根据效应对基因突变分类

根据对蛋白质功能的影响,基因突变可以分为:功能缺失型突变、功能获得型突变和显性负效应突变。

功能缺失型突变导致蛋白质的活性或表达量降低,大部分基因突变都属于功能缺失型突变(尤其是之前提到的产生截短蛋白的突变以及大部分错义突变)。当50%的蛋白活性足以维持正常的细胞功能时,功能缺失型突变是隐性遗传的。相反地,如果50%的蛋白活性不足以维持正常的细胞功能,就会产生"单倍体剂量不足"效应,功能缺失型突变是显性遗传的。例如,因为"单倍体剂量不足"效应,*SHOX* 基因的突变会导致莱里-威尔(Léri-Weill)软骨发育不良综合征(LWD)。

相反地,功能获得型突变较为少见,它能导致蛋白活性、表达量上升(如导致多发性内分泌肿瘤的 *RET* 突变)。更为罕见的是,它可能使蛋白质获得新的功能(染色体易位后产生的 *BCR-ABL* 新融合基因)。

显性负效应突变的蛋白质不仅功能丧失,还通过蛋白质-蛋白质的相互作用,影响野生型蛋白质的功能,例如马凡综合征(Marfan Syndrome)相关的 *FBN*1 基因突变(编码肌原纤维蛋白)。功能获得型突变和显性负效应突变都会导致显性遗传。

五、推荐使用的序列突变命名法

对基因突变的命名偶尔会引起误解。为了减少歧义,人类基因组变异协会(Human Genome Variation Society,HGVS)(http://www.HGVS.org/mutnorne/)推出了最新的指南,根据这一指南,所有的 DNA 突变都应该按一定规则严格地在 DNA 水平上描述(最好从编码的 DNA 参考序列的角度描述)。对于 cDNA 序列("c."),起始密码子、编码甲硫氨酸的 ATG 中的 A 作为 +1 位核苷酸,位于 A 5′端的邻近核苷酸作为 −1 位核苷酸。对于基因组参考序列("g."),数据库参考序列的第一个核苷酸通常作为 1 位核苷酸。核苷酸的替换用符号">"来表示。例如,c.90A>G 表示编码序列第 90 位核苷酸 A 替换为 G。核苷酸多态性(人群中频率高于 1% 的遗传变异)也应该用类似的方法描述。缺失用"del"和核苷酸缺失的范围来表示("_"连接核苷酸缺失的起止位置),如 c.85_87delCTA。类似地,插入突变应该描述核苷酸插入的位置,如 70_71insA。最后,位于内含子前半段的突变(包括正中间的)应该描述突变位点前一个外显子的最后一位核苷酸。例如,c.100+2G>A 表示突变发生在第 100 位和第 101 位核苷酸间的内含子,第 100 位核苷酸后两位的核苷酸 G 替换为 A。类似地,位于内含子后半段的突变应该描述突变位点后一个外显子的第 1 位核苷酸。例如,c.101−3T>C 表示突变发生在第 101 位核苷酸向前 3 位的核苷酸。

突变也可以用新标准化的命名法从蛋白质水平上描述[需要用到氨基酸密码子对应表(表3.2);需要描述氨基酸在蛋白质中的位置(表3.5)]。蛋白质水平的描述应该以"p."开头(如 p.Trp26Cys 或 p.W26C)。如果文中第一次给出蛋白质水平的描述,那么也必须给出 DNA 水平的描述。例如,c.1652G>A(p.G551D) 表示一个错义突变;c.1624G>T(p.G542X) 表示一个无义突变。描述氨基酸在蛋白质中的位置时,我们把起始密码子甲硫氨酸的位置当作第一位。

表 3.5 引起囊性纤维化的突变实例

突变	命名法	结果
nt 1521～nt 1523 缺失 3 bp	p.F508del(ΔF508)	第 10 外显子第 508 位苯丙氨酸密码子框内缺失
nt 1624 处的 G → T	p.G542X(G542X)	氨基酸第 542 位终止密码子取代甘氨酸的无义突变
nt 1652 处的 G → A	p.G551D(G551D)	天冬氨酸取代甘氨酸引起第 551 位氨基酸的错义突变
nt 3773 后插入 T	c.3773_3774insT(3905insT)	由于 1 nt 插入而导致的移码
从 nt 720 开始缺失 22 bp	c.720_741del22(852del22)	由于 22 bp 缺失而导致的移码
nt 489 后的内含子 5′连接处的 nt 1 中 G → A	c.489+1G>T(621+1G→T)	剪接突变

续表

突变	命名法	结果
在 nt 1585 之前结束的内含子 3′剪接点处的 nt 1 中 G → A	c.1585 − 1G＞A (1717 − 1G→A)	剪接突变
nt 1584 处的 G 或 A	c.1584G＞A (1716G/A)	使氨基酸保持不变的沉默突变（氨基酸第 528 位的谷氨酸）

注：(1) nt:核苷酸；aa:氨基酸。

(2) 命名均根据新的标准格式（即引发剂 ATG 的 A 现在编号为核苷酸 1），括号中为旧命名。

章末小结

■ DNA 分子由两条核苷酸链组成，两条核苷酸链相互缠绕成双螺旋结构（每个转折长 10 个核苷酸）。两条核苷酸链由氢键连接（遵循 A：T、C：G 配对原则）。

■ 核苷酸由糖（DNA 中是脱氧核糖，RNA 中是核酸核糖）、嘌呤（腺嘌呤或鸟嘌呤）或嘧啶（胞嘧啶或胸腺嘧啶）和磷酸基团组成。

■ 大部分基因组序列并不编码蛋白质，基因组中的主要组成部分是非编码序列和重复序列，重复序列包括串联（相邻的）重复序列和散在（单独的）重复序列。

■ 在蛋白质合成的过程中，基因首先被 RNA 聚合酶转录成核内不均一 RNA，该 RNA 随后被剪切（去除内含子）加工成 mRNA。mRNA 扩散到细胞质中，在核糖体处被翻译成多肽，随后进行翻译后修饰。

■ 转录水平的基因表达调控依赖于启动子和增强子，二者分别与通用转录因子和组织特异性的转录因子（蛋白质）结合。

■ DNA 突变分为片段突变（缺失、重复、插入和三核苷酸重复扩增）或点突变（单核苷酸替换，有 70% 的情况会造成氨基酸替换，即错义突变）。

延伸阅读

Albrecht A, Mundlos S, 2005. The Other Trinucleotide Repeat: Polyalanine Expansion Disorders[J]. Curr. Opin. Genet. Dev. , 15:285-923.

Antonorakis S E, Cooper D N, 2006. Emery and Rimoin's Principles and Practice of Medical Genetics[M]. 5th ed. Edinburgh: Churchill Livingstone.

Matera A G, Terns R M, Terns M P, 2007. Non-coding RNAs: Lessons from the Small Nuclear and Small Nucleolar RNAs[J]. Nat. Rev. Mol. Cell. Biol. , 8:209-220.

Shaw C J, Lupski J R, 2004. Implications of Human Genome Architecture for Rearrangement-based Disorders: the Genomic Basis of Disease[J]. Hum. Mol. Genet. , 1:57-64.

Strachan T, Read A P, 2011. Human Molecular Genetics[M]. 4th ed. London: Garland

Science.

Walker F O,2007. Huntington's Disease[J]. Lancet,369:218-228.

🖥 网络资源

序列变异的命名法规则：

http://www.hgvs.org/mutnomen/

自测题

1. 判断下面(1)～(4)的说法正确与否。

(1) 嘧啶是胞嘧啶和鸟苷酸。

(2) 碱基是由氢键连接的。

(3) C 和 T 配对,A 和 G 配对。

(4) DNA 分子的糖-磷酸骨架依赖于共价键而不是氢键。

2. 下列哪一项没有参与转录调控?(　　)

A. 转录因子

B. 增强子

C. 沉默子

D. 启动子

E. 剪接体

3. 下列哪一项遗传或 DNA 修复缺陷与疾病的对应关系是正确的?(　　)

A. 碱基切除修复缺陷和着色性干皮症

B. 核苷酸切除修复缺陷和 *MUTYH* 相关性息肉病

C. 错配修复缺陷和亨廷顿病

D. 三核苷酸重复突变和结肠癌

E. 染色体微缺失和威廉姆斯综合征

4. 对于一个由 20 个外显子组成的基因,下列哪一项最不可能导致它编码的蛋白质表达量减少或截短?(　　)

A. 在第二个外显子中插入两个核苷酸

B. 第三个外显子缺失一个核苷酸

C. 在第六个外显子中发生无义突变

D. 在第五个外显子的中间位置发生 T 到 C 的替换

E. 甲基化启动子附近的胞嘧啶

5. 下列哪一项不是翻译后修饰？（　　　）

A. 磷酸化

B. 多腺苷酸化

C. 糖基化

D. 脯氨酸羟基化

E. 二硫键形成

（光寿红　中国科学技术大学）

第四章 DNA 分析

关键知识点

- ■ 基本方法
- ■ 突变检测
- ■ 间接突变基因追踪技术
- ■ DNA 长度多态性分析
- ■ 单核苷酸多态性分析

导言

医学遗传学在临床实践和研究中使用了多种 DNA 分析技术。本章将主要讨论在临床实践中相关的基本实验技术及其应用,并为那些需要更广泛和详细内容的读者提供进一步的阅读建议。该类技术通常从受累家庭成员的 DNA 分析开始,而这些 DNA 可以从任何真核细胞中提取。从 10 mL 抗凝静脉血的淋巴细胞中一般能获得 200~300 μg DNA,足以进行多项 DNA 分析。

诊断实验室中应用较广的 DNA 分析技术包括聚合酶链式反应(PCR)及其改进技术、DNA 自动测序技术和微阵列比较基因组杂交技术(aCGH)。所用技术汇总见表 4.1。

表 4.1 用于诊断实验室的基于 DNA 的检测方法

点突变的检测
(1) DNA 测序技术
· 基于毛细管的荧光双脱氧(Sanger)循环测序
· 高通量平行测序技术(NGS)(尚未作为临床实验室常规检测技术)
(2) 等位基因特异性 PCR(利用等位基因特异性寡核苷酸)(ASOs)
· 适用于已知单一突变(如多发性单一突变)
· 扩增阻碍突变系统(ARMS)和寡核苷酸连接分析(OLA)
(3) 限制性酶切和凝胶电泳(如突变导致某限制性酶切位点产生或消除)
三核苷酸重复序列扩增的检测
(1) 荧光 PCR 和产物长度分析(基于 DNA 自动测序仪)
(2) 三核苷酸重复引物 PCR (TP-PCR)
(3) 放射性或化学发光的 Southern 印迹法(如脆性 X 综合征)

测序前突变筛查

(1) 凝胶电泳异源双链分析技术

(2) 构象敏感性毛细管电泳法(CSCE)

(3) 变性高效液相色谱法(dHPLC)

(4) 高分辨率熔解曲线分析法(HRM)

亚显微缺失与重复检测

(1) 多重连接依赖性探针扩增技术(MLPA)

(2) 多重(剂量)PCR(不如 MLPA 常用)

(3) 微阵列比较基因组杂交技术(aCGH)

非整倍体的快速检测

(1) 荧光定量 PCR(QF-PCR)

第一节 基本方法

一、聚合酶链式反应(PCR)

PCR 可依靠微量的起始靶 DNA(50 ng 或更少)启动反应,可在 3 h 内产生大量特异性 DNA 序列的拷贝(即 DNA 扩增过程)。

图 4.1 描述了 PCR 中涉及的实验步骤。首先需要设计两条寡核苷酸引物,可与待扩增 DNA 片段(通常长度可达 1 kb,偶尔可达 10 kb)两端的序列发生互补。引物使局部的 DNA 发生重复循环的扩增反应,使目标序列的拷贝指数增长(图 4.2)。每个循环包括 3 个步骤:热变性(即 DNA 单链化)、退火(即 DNA 链与引物结合重新形成双链,又称复性)和延伸。耐热 DNA 聚合酶是该实验中的关键组分,如 Taq 聚合酶,其最高耐受温度大约为95 ℃。理论上,当完成 25~35 个循环后(在自动化程序中需 2~3 h),靶 DNA 将扩增 2^{25}(或 3×10^7)到 2^{35}(或 3×10^{10})倍,其反应产物将构成所有最终 DNA 产物成分。扩增产物经凝胶电泳和 DNA 染色剂染色后(如使用溴化乙啶或低诱变化合物 SYBR Safe)可在紫外线(UV)下直接目视检查。通常情况下,为了检测序列中的微小变化,如核苷酸替换、小的插入或缺失,将通过自动测序技术对 DNA 产物进行测序(详见下文)。另外,为了检测特定的序列变化,可对 DNA 选用适当的限制性酶进行消化,通过凝胶电泳和 DNA 染色形成分离可视的片段。

PCR 改良技术包括荧光定量 PCR(QF-PCR)、等位基因特异性 PCR[如扩增阻碍突变系统(ARMS)]、三核苷酸重复引物 PCR 和多重连接依赖性探针扩增技术(MLPA)(表4.1)。下文有更为详细的介绍。

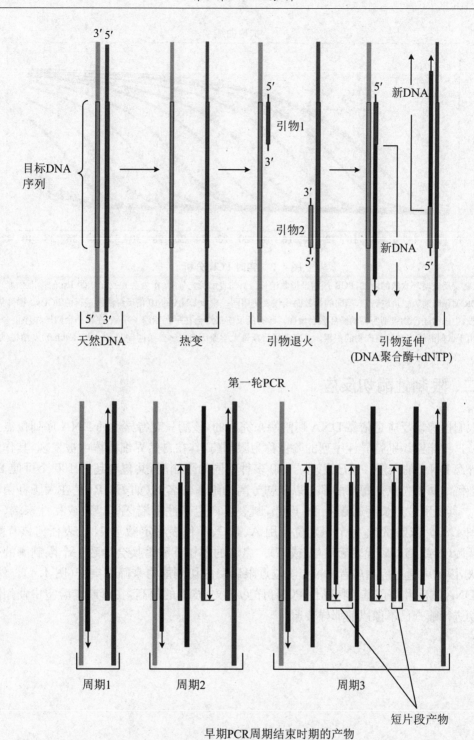

目标DNA序列

天然DNA

热变

引物退火

引物延伸
(DNA聚合酶+dNTP)

引物1

引物2

新DNA

新DNA

第一轮PCR

周期1

周期2

周期3

短片段产物

早期PCR周期结束时期的产物

图 4.1　PCR 中 DNA 片段发生扩增反应的原理及步骤

注:经过几个循环周期后,被扩增的目标短片段产物将占主导。dNTP:脱氧核糖核苷三磷酸。

51

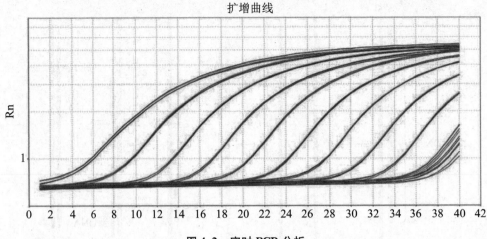

图 4.2　实时 PCR 分析

注:随着反应循环次数的增加,PCR 产物呈指数增长。y 轴表示荧光强度(作为荧光发光基团 Rn 的标准强度),x 轴表示 PCR 循环周期数。从左到右,不同的指数曲线代表使用同一模板 DNA 的 10 倍稀释液所进行的 PCRs。稀释倍数更高的模板,生成相同产物级别所需的循环数增加。所有的反应最终会在平台期趋于平稳,在该平台期产物停止合成,这可能是由于试剂的耗竭和抑制产物的积累。此图由格拉斯哥大学亚历山大・弗莱彻(Alexander Fletcher)友情提供。

二、限制性酶切反应

限制性酶切反应是依靠 DNA 切割酶来完成的,该酶只对特异性的 DNA 序列位点进行切割。这种能够识别特异性序列的酶被称为限制酶,其在自然界细菌体内被发现,其作用是阻碍外源 DNA 的入侵。现已发现了 400 多种不同的限制酶,共包含超过 100 个可使 DNA 发生裂解的酶切位点。每种酶都是以最初分离的细菌命名的(如 *Eco*Rl 是在大肠杆菌中发现的)。其识别位点长度通常为 4~6 bp,断裂可产生平性末端(平口型)或黏性末端(交错型)(图 4.3)。依照惯例,每个识别位点用 A、T、C、G 代表特定碱基,N 代表任何核苷酸,R 代表嘌呤(A 或 G),Y 代表嘧啶(T 或 C)。患者的单核苷酸替换会导致一个限制酶的靶序列缺失,因此可通过检测患者 DNA 该位点限制酶的切割能力来筛查突变(图 4.4)。然而,随着 DNA 测序和等位基因特异性 PCR(详见下文)技术的提高,在诊断实验室中使用限制性酶切进行筛查已不像以前那样普遍。

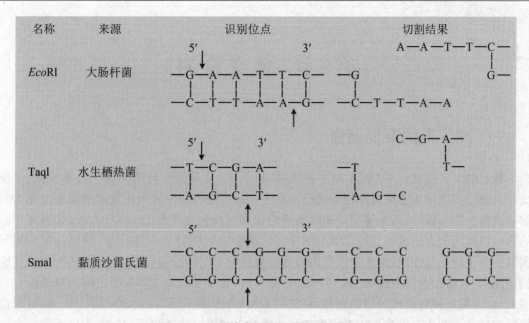

图4.3　限制性内切酶及其识别位点示例

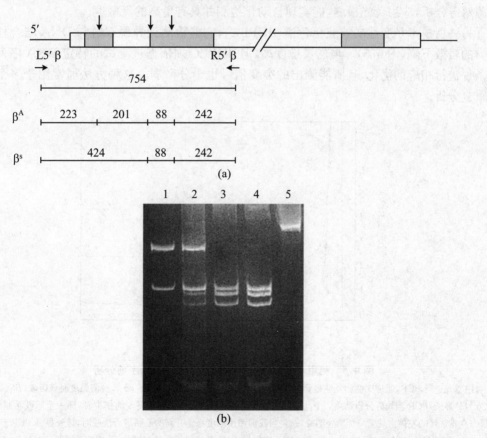

图4.4　镰状细胞病纯合子患者β-珠蛋白(HBB)基因PCR扩增和MstII酶切图示及其实验结果

注：图(b)中展示了一个镰状细胞病纯合子(通道1)、一个镰状细胞杂合子(通道2)以及两个正常纯合子(通道3和4)，通道5为一个DNA的对照，仅进行PCR扩增，未进行酶切。图(a)中的垂直箭头表示限制性内切酶的切割位点。L5′β和R5′β分别代表左右侧的PCR引物。

第二节　突变检测

一、测序前的突变筛查

特定的点突变可利用 DNA 测序技术（详见下文）及其他可行的实验平台来检测，这取决于是进行突变筛查还是检测特定的已知突变。以检测未知位置可能发生的碱基变化为目的而进行突变分析时，可先使用快速筛查策略识别可能包含突变的 DNA 片段（如外显子），然后对该基因所在的区域进行 DNA 测序。这类方法包括异源双链分析，其目的是检测异源双链分子的异常性质（如非变性聚丙烯酰胺凝胶电泳时的迁移率改变，或加热时的抗变性的检测）。含有杂合突变的 DNA 能形成异源双链（突变和正常 DNA 链之间的碱基配对）。因此，在实验室进行这些分析的时候，可先将 DNA 加热到 95 ℃，然后冷却至 25～40 ℃ 形成异源双链。近期的一项改进技术称为构象敏感性毛细管电泳（CSCE）技术，类似于凝胶电泳异源双链分析，应用荧光检测，能实现自动化检测并具有更高的灵敏度。

另一项技术是变性高效液相色谱（dHPLC），它能检测到异源双链与 DNA 结合柱结合能力的轻微下降（图 4.5）。虽然灵敏度高，但 dHPLC 须依据被测试的特定 DNA 序列对检测条件进行相应的优化，且所能测出的突变信号也十分微弱。这种方法通常用于多个样品的重复分析。

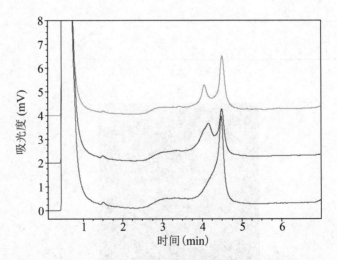

图 4.5　利用 dHPLC 法对患者的 DNA 进行测序前分析

注：首先进行 PCR，通过变性和复性得到异源双链结构。最底下的曲线代表了 55 ℃ 检测温度时该区域（BRCA2 基因第 20 号外显子）PCR 产物的分析结果。中间的曲线清晰地展示了来自一个已知突变的携带者（即一个阳性对照）的异常结果。在正常峰的左侧出现了一个额外的峰，这是当我们使用浓度稳定升高的乙腈进行洗脱时，该外显子 PCR 产物更早地从 DNA 结合柱上释放出来所产生的结果（x 轴为时间轴）。额外峰代表异源双链分子，相较于同源双链分子，它被更早地洗脱（即释放）。最上方的曲线也可以清楚地看到另一个峰的出现，提示该患者的序列可能存在一个序列改变。这是一个家族性乳腺癌患者，但未对其 BRCA2 基因进行测序。因此该结果表明我们可以对患者 BCRA2 基因的第 20 号外显子进行测序来确定是否存在突变。在随后的检测中该患者的确存在单核苷酸替代突变。然而在实际应用中，由此类突变导致的检测曲线变化可能远没有本书说得那么明显。

高分辨率溶解曲线(HRM)分析法是近期研发出的一项技术,通过监测异源双链的形成来筛查 DNA 片段(表明可能存在杂合突变)。在允许异源双链形成的情况下(如上所述),将 DNA 分子从 65 ℃逐渐加热到 95 ℃,使双链缓慢分离。当异源双链存在时,这些链会稍早分离以表明此区域可能存在突变(此时可检测到双链 DNA 结合染料分子发出的荧光信号减弱)。然后可对基因的此区域进行 DNA 测序分析。

二、Sanger(双脱氧)测序

DNA 测序是测定 DNA 片段中的精确核苷酸序列。目前在诊断实验室中,最常用的测序方法是荧光双脱氧链终止法(基于双诺贝尔奖获得者弗雷德里克·桑格于 1975 年首次提出的方法)。这是一个类似于 PCR 的反应(只存在单个正向或反向的寡核苷酸引物),利用 DNA 模板产生一组可检测长度不断增加的单链片段,每个片段比上一个片段多一个核苷酸单位。该方法首先需要建立一个适宜的化学反应环境,包括 DNA 模板(通常是一种纯化的 PCR 产物)、热稳定的 DNA 聚合酶、一条寡核苷酸引物和四种 dNTP 底物(dATP、dCTP、dGTP 和 dTTP)。此外,在同一试管中加入少量的 ddNTP(ddATP、ddCTP、ddGTP 和 ddTTP),每一种 ddNTP 都带有不同的荧光化学标签(即每一种都会发出不同波长或颜色的光)。当 DNA 聚合反应进行时,掺入 dATP、dCTP、dGTP 和 dTTP,会产生与 DNA 模板完全互补的新 DNA 链。在反应进行中,由于 ddNTP 偶然的参与,该链的进一步延伸被终止,这是因为 ddNTP 缺少脱氧核糖上的 3′—OH 基团,而它是添加下一个核苷酸所必需的(图 4.6)。

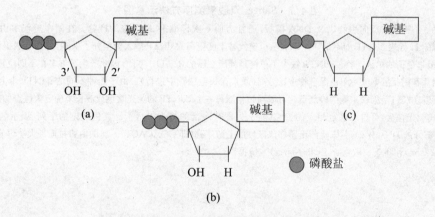

图 4.6 核糖核苷酸、dNTP、ddNTP 之间的区别

注:核糖核苷酸[图(a)]是 RNA 的组成单元,其特点是在核糖的 2′端和 3′端的位置都带有一个羟基。dNTP[图(b)]是 DNA 的组成单元,只在核糖的 3′端有一个羟基(没有 2′端的羟基)。ddNTP[图(c)]由于其在 3′端和 2′端只连接了一个氢,所以 DNA 链到此终止而无法进行下一步反应。此图由格拉斯哥大学玛丽亚·杰克逊(Maria Jackson)和利亚·马克斯(Leah Marks)友情提供。

结果产生了一组部分完成的产物链(全部在同一个试管中),每条链的 3′端都有一个特定的荧光 ddNTP。在自动测序仪上,这些产物分子可以根据长度被凝胶电泳分离(在很长的毛细管中),并在电泳迁移的过程中被检测和识别(激光激发下,会产生不同波长的荧光)(图 4.7)。利用相应软件记录显示出检测到的四种荧光标签顺序(与被分析 DNA 中四种不同的核苷酸序列相对应)(图 4.8 和图 4.9)。分别用正向或反向寡核苷酸引物合成目标区域的两条链,用计算机比对这两条互补序列,使用户检查是否在两个方向上都存在可能的突变(因为通常只在一个方向上发生偶然的测序错误)。

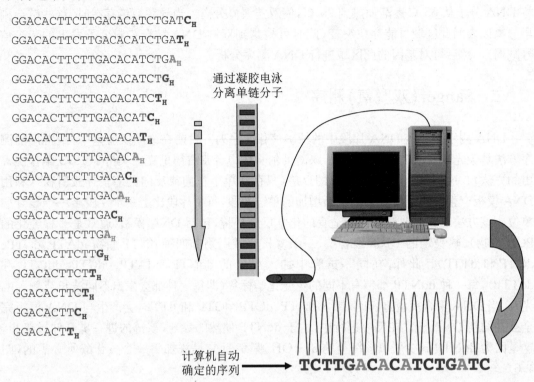

图 4.7　Sanger 双脱氧测序方法示意图

注:需要一条正向或反向引物以及 DNA 模板,通常为前一次标准 PCR 反应的产物。在测序过程中由于一个个 ddNTP(下标的 H 代表 $3'$—H,而不是 $3'$—OH)随机地代替丰度更高的 dNTP 掺入新生分子末端,使其合成提前终止,从而形成了许多非全长的单链产物。ddNTP 缺少了单链延伸所必需的 $3'$—OH 基团,因此产生了许多在不同位置终止的单链混合物,然后利用凝胶电泳对单链混合物进行分离(通常在长毛细管中进行)。由于四种不同的 ddNTP 带上了不同的荧光标记,所以在经过毛细管末端的检测器时可以通过检测每一个 ddNTP 的荧光颜色或波长来确定该位点的碱基种类。计算机发射出荧光信号,可自动确定相应的 DNA 序列。图片底部的箭头指示了计算机确定的序列,展示的仅为荧光 ddNTP 掺入部分的 DNA 序列,并未检测出紧邻该区域的上游序列(即 GGACACT)。此图由格拉斯哥大学玛丽亚·杰克逊(Maria Jackson)和利亚·马克斯(Leah Marks)友情提供。

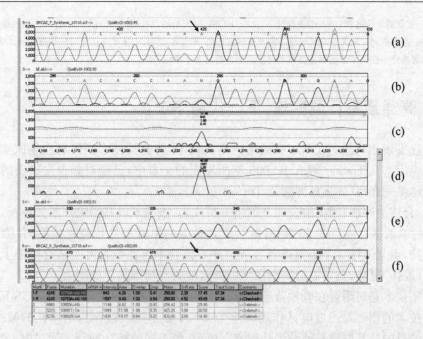

图 4.8　一位带有一个 *BRCA*2 突变的家族性乳腺癌患者的 DNA 测序结果电泳图

注:结果表明该突变为 A 被 G 的单核苷酸替代突变,且为杂合突变(c.506A＞G;p.Lys169Arg),因为在该突变位点(由箭头指示)有两个相互叠加的峰,每个峰均来自一个等位基因的测序。A 为野生型或正常序列中该位点的核苷酸,G 为突变的等位基因的核苷酸。该图为正向与反向序列比对之后的结果,以便用户确定在双向测序中均检测到了该序列变异,排除测序假象(伪影)。图中所展示的(a)～(f)六条曲线,曲线(b)和(e)为患者 DNA 序列,分别为正向和反向引物测序结果,曲线(a)和(f)呈现的是 Genebank 正常参考序列,曲线(c)和(d)为计算机预测的可能突变。

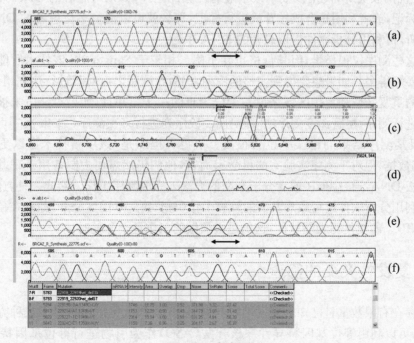

图 4.9　电泳图

注:此电泳图类似于图 4.8,但显示不同的 DNA 测序结果,不相关的患者同样受家族性乳腺癌的影响。相比之下,该患者再次在 *BRCA*2 中具有 2 bp 的缺失(由箭头指示)。该突变(c.4043_4044delGT;p.Cys1348Tyr FsX 3)可被视为杂合的。在该输出中,从删除位置开始,序列很难读取。这是因为来自突变等位基因的序列轨迹相对于叠加在其上的正常序

列提前了2个核苷酸。在患者DNA的正向测序[曲线(b)]中,缺失起始点右侧的痕迹似乎是无序的,而在反向序列[曲线(e)]中,无序的重叠序列在缺失的左侧可见。突变命名法中的"FsX 3"表明,由于2个核苷酸的缺失而导致的翻译移码使蛋白质截短,提前终止密码子仅出现在氨基酸替换后的下游的3个密码子中。

三、高通量平行测序法(下一代测序法)

如今已发展出可进行DNA高通量测序的技术,但这类技术还没有在临床实验室中得到广泛的应用。在Tucker等人于2009年所发表的文章中,已经对如今发展出的几种测序技术有了详细的介绍(详见延伸阅读Tucker et al.,2009)。

例如,合成测序法(因美纳公司基因组分析仪)。该技术以基因组片断为模板,整合3′—OH封闭的单碱基合成新链。之后对新合成到链上的单碱基进行荧光检测,并除掉3′羟基荧光标记物,重复上述3个步骤进行合成测序。该技术可在数百万个核苷酸链上同时进行单一表面(腔体)延伸,具备高分辨率图像的捕获能力和精细加工的能力。

另一项技术是对附着在乳浊液琼脂糖珠上的DNA进行热测序(Roche GS-FLX 454)。该类新兴技术的核心是通过电泳作用将单个DNA分子拉入被称为纳米孔的微孔中,从而达到测序的目的。其原理是使纳米孔附着上电荷,当不同的核苷酸分子通过时,分子外表面的电荷与纳米孔的电荷之间的相互作用会造成微弱的电流变化,通过检测这一变化来确定DNA序列。

这种技术可以产生大量的测序数据(至少每天可测2000 MB或2 GB),可实现同时对多基因整个编码区域进行分析。对于那些具有明显基因座异质性的疾病,如肥厚型心肌病、耳聋、色素性视网膜炎等,使用该技术效果显著。除此之外,如果对患者的DNA片段进行分子条形码标记,或者利用短合成核苷酸进行标记,那么就可以混合多位患者的DNA样本同时进行分析,再利用分析软件提取患者的DNA序列。

虽然这些测序仪很昂贵,但其价格也在下降。相较于Sanger法,该技术所能读取到的序列长度要短得多。如果想要得到完整的序列,仍需在测序之后对其进行序列组装,这对于基因组中的重复区域和重排区域来说是十分困难的一步。并且,如果对一段未被分析过的未知序列进行测序,尽管深度测序法[即对同一段序列进行多次测序(如40次)]可以弥补上述不足,但其测序结果的错误率也会很高。值得一提的是,该项新技术可以更快地获得DNA序列数据,但对于测序实验室的科学家而言,他们仍然需要去制备用于靶基因测序的基因组模板DNA,通过PCR或者分子杂交的方法来完成测序工作。除此之外,还要耗费大量的时间利用分析软件进行致病基因的筛查工作(与非致病基因区分开,如存在单核苷酸多态性或SNP)。即使使用尖端软件,这仍是必须做的工作且十分耗时。

四、复发性突变的筛查

如果存在有限数量且已知的复发性特异碱基突变,那么可以通过以下几种方法进行筛查。例如,可以利用等位基因特异性寡核苷酸(ASO)作为引物进行等位基因特异性PCR(Allele-specific PCR),该类寡核苷酸引物在突变链或正常序列的3′端上都具有特异性。其原理是只有当3′端的核苷酸与DNA模板链发生配对时,PCR的扩增反应才会进行下去。该方法也称为扩增阻碍突变系统。

　　另外一种可以检测预定位点突变的方法是寡核苷酸链接测试法（OLA），该方法是利用特异性突变等位基因的 5′ 端尾巴长度差异性来检测出突变位点。在 OLA 法中，通过将已知 3′ 端正常配对的寡核苷酸链与荧光标记的引物相连（通过 3′-5′ 的磷酸二酯键），利用 DNA 测序进行长度测量。在 DNA 测序仪对多个序列进行测序之后，通过测量 5′ 端尾巴的长度，检测出多个突变。诊断实验室已经成功地利用 ARMS 法和 OLA 法检测出常见的囊性纤维化的基因突变位点（图 4.10）。在某些情况下，还可以通过删除或增加限制性酶切位点来确定突变的位置，利用 PCR 技术对目标序列区域进行扩增，然后使用限制酶对其进行切割，再通过凝胶电泳对产物进行分析，从而得到检测结果。当然，利用 DNA 测序法也可对预定突变进行检测，不过这种方法在检测多样本位于不同外显子上同组特定碱基的变化时，效率相较其他方法会稍低。

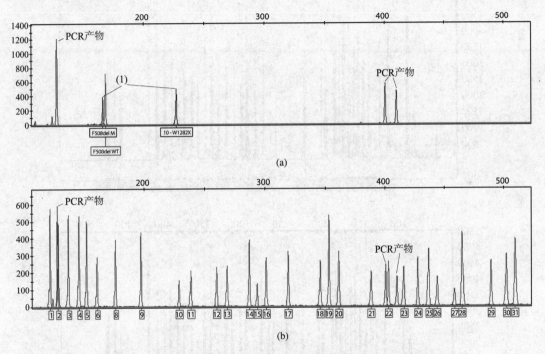

图 4.10　荧光 ARMS 检测 31 个囊性纤维化基因（*CFTR*）突变的检测结果

　　注：利用试剂盒来分析一名患者的 *CFTR* 基因常见突变。该组实验中使用了两组等位基因特异性荧光引物。它们对于点突变[图（a）中标注（1）处的峰]或该位点的正常序列[图（b）中除 PCR 产物外的峰]具有特异性。图中已标示出两组对照引物的 PCR 产物，主要目的是保证实验的有效性。该患者为复合杂合子，具有两个 *CFTR* 突变基因：ΔF508（标记为 F508del）和 W1282X。

五、基于 DNA 水平的缺失与重复检测方法

　　若出现短长度的突变可用 PCR 和 DNA 测序技术来进行检测，长度较长的突变则需要通过 DNA 印迹法或一些更先进的实验技术才可完成检测。例如，在出现超过 100 个三联体重复的情况下，可以利用三核苷酸重复序列扩增法进行检测。特别是强直性肌营养不良中的 $(CTG)_n$ 或弗里德希氏共济失调中的 $(GAA)_n$，可以利用 TP-PCR（Triplet Repeat-primed PCR）技术对其进行检测（见第十六章）。但是在脆性 X 综合征中出现的大量

（CGG）$_n$ 重复序列，使用上述方法检测就很困难。其原因可能是 *FMR*1 基因启动子区域含有丰富的 CG，从而导致该扩增中的氢键水平异常高。这也解释了 DNA 印迹法在检测实验室中仍然被使用的原因。

现如今更多用于检测影响特定基因的缺失和重复的替代方案是多重连接依赖性探针扩增技术（MLPA），即利用 PCR 技术同时分析沿特定 DNA 序列的多位点拷贝数（图 4.11）。目前，各个检测实验室都已经开始广泛使用 MLPA 试剂盒来快速检测部分疾病的相关基因缺失，包括遗传性乳腺癌、结肠癌、1 型神经纤维瘤病、威廉姆斯综合征、腭心面综合征、普拉德-威利综合征、天使综合征、史密斯-马吉利综合征。

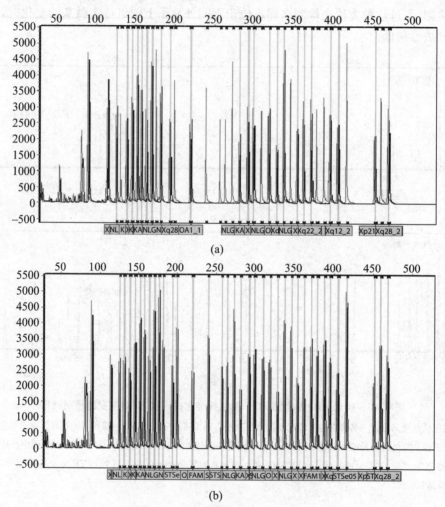

图 4.11　一位 *STS* 基因（X 染色体）缺失的男性患者 DNA 的 MLPA 检测结果

注：图（a）为一位 *STS* 基因（X 染色体）缺失的男性患者 DNA，与浅色峰（对照 DNA）和图（b）的中对照患者相比，许多 PCR 产物缺失深色峰（患者 DNA）。y 轴为荧光单位，顶部 x 轴上方为产物长度（以 bp 为单位），基因探针名称压缩显示在 x 轴下方。

总体来讲，在涉及多个外显子缺失或重复的情况下（如假肥大型肌营养不良症或一些癌基因如 *BRCA*1 和 *BRCA*2），使用 DNA 测序法检测十分困难。由于变异太小，也无法通过核型分析或利用荧光原位杂交（FISH）技术来检测。但条件允许时，可以使用定制 MLPA 试剂盒来进行异常突变基因的检测。或可利用多重 PCR（Multiple PCR）技术同时扩增基因的多个区域,然后对所得产物的丰度进行分析比较,从而揭示拷贝数变化的区域(图4.12)。

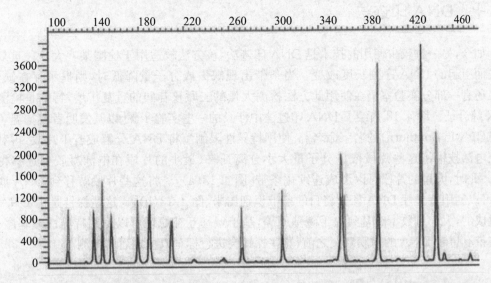

图4.12　多重"剂量"PCR检测杜氏肌营养不良(*DMD*)基因缺失/重复的实验结果

注:在该实验中分析了一名女性DMD肯定携带者的DNA,使用了多组荧光标记的PCR引物,且针对不同的*DMD*外显子具有特异性。位于前部的深色峰为实验结果,*y*轴为荧光强度,*x*轴为以碱基对表示的产物长度。位于后部的浅色峰表示对照PCR产物(使用一个正常人的DNA),同深色峰一起显示,以便比较患者峰与对照峰之间的相对高度差异(反映为相应的PCR产物丰度差异)。这使实验人员可以确定哪些外显子在缺失情况下可能出现单拷贝(或是重复导致的三拷贝)。在此病例中,多个外显子(*DMD*外显子45~52)的深色峰强度仅为对照组浅色峰的近1/2水平,即表明在这些外显子的基因内部可能存在缺失。

第七章讨论的微阵列比较基因组杂交技术(aCGH)是一种基于DNA水平的使用较多的一种检测技术。主要用于检测序列长度相对较大的亚显微基因组中缺失或重复的序列(即待检测基因长度较长而无法使用DNA测序法进行测序)。当一个基因位点尚未被怀疑有突变时,或者当表型(明显先天畸形或学习障碍)已经提示可能存在缺失的情况下,使用该技术是非常有效的(见第十八章)。简单来讲,该技术是在基因组的多个位点上比较测试组与参考组DNA的丰度,首先将荧光标记的测试组和参照组(分别标记为红色和绿色荧光)的DNA样本与一个包含成千上万个特定DNA序列的芯片杂交,然后洗脱未结合的DNA,最后激光扫描(见第七章)。

六、微阵列杂交技术在DNA分析中的其他用途

值得一提的是,微阵列DNA杂交法还可以同时筛查多个基因的点突变。例如,它可用于筛查许多可能导致儿童耳聋的基因突变(详见延伸阅读Kothiyal et al.,2010)或者造成心肌疾病的基因突变(详见延伸阅读Zimmerman et al.,2010)。这种芯片需要定制,当前并没有在英国的检测实验室中广泛使用。

另外,在基因组被片段化后,还可以使用定制的寡核苷酸芯片通过杂交去"捕获"基因组特定DNA区域,再对这些被捕获的区域进行下一代测序。甚至可以在进行高通量平行测序之前,利用这种杂交介导的DNA富集方法捕获所有蛋白编码基因的外显子(如人类外显子组)。

七、DNA 印迹法

如今，另一种较少使用的技术是 DNA 印迹法，该方法较适用于检测某一大片段重复或缺失而引起的 DNA 序列长度改变。当条带出现缺失或分子量降低时，则提示存在缺失。现在还有一部分实验室仍在使用此方法检测大量的三联核苷酸的重复扩增，特别是检测脆性 X 综合征。图 4.13 描绘了 DNA 印迹法中涉及的一些实验步骤[以其发明者埃德温·萨瑟恩（Edwin Southern）的名字命名]。使用特异性限制酶将 DNA 分解成若干片段，再利用凝胶电泳技术将这些片段依据分子量大小分离开来（最小的片段在电泳凝胶中迁移得最远）。此时，大量的片段可以形成连续化条带[图 4.13(a)]。将这些片段转移到 DNA 滤膜后，可以利用特异性 DNA 探针将目的条带识别出来[图 4.13(b)]。这些探针是由 DNA 片段组成的，大小从数十碱基到数千碱基不等，基于碱基互补原理可以识别特异性碱基序列。在与带有患者 DNA 的滤膜杂交之前，这些探针会进行标记以便之后的检测。

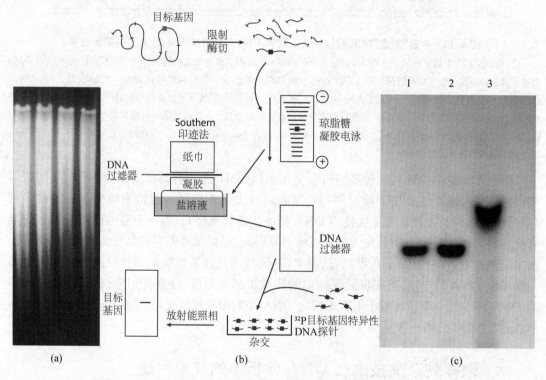

(a)　　　　　　　　　　　(b)　　　　　　　　　　　(c)

图 4.13　不同长度的 DNA 片段弥散凝胶电泳图、印迹法实验步骤及实例

注：图(a)为 4 个 DNA 样品经酶切消化后，所形成的不同长度的 DNA 片段弥散凝胶电泳图（样品经溴化乙啶染色，在 UV 下显影）。图(b)为 Southern 印迹法的实验步骤。图(c)为两名正常男性（在通道 1 和通道 2 中，*Eco*R1 酶切产物的大小为 5.2 kb）和一名男性患者（通道 3）的 Southern 印迹法实验结果。由于大约有 500 个三核苷酸的重复序列扩增，该名男性患者的 DNA 产物大小约为 6.7 kb，较正常男性的产物多了 1.5 kb。

探针标记是通过掺入修饰性核苷酸来完成的，这些核苷酸通常带有放射性或特异性标记分子（洋地黄毒苷）来激活随后的酶促发光反应（化学发光反应）。首先使探针和其靶标序列（附着在滤膜上的）发生变性作用，使其变成单链，然后再共同孵育。通过碱基互补配对，这些单链探针可以与其靶 DNA 分子发生杂交作用（即通过特异性序列结合在一起），通过

X光显影后就可以揭示标记的靶双链DNA信号[图4.13(c)]。此分析方法通常需要足够数量的靶标DNA拷贝,通常比基于PCR技术的检测方法需要更多的DNA(5～10 μg),并且也需要几天的时间获得结果。在未来,Southern印迹法很可能会被更为快捷的检测方法逐步替代。

第三节　间接突变基因追踪技术

基因追踪技术是在尚未发现明确致病突变的情况下,通过追踪DNA序列的变异在家族中的遗传情况,来达到检测目的的一种技术手段。但随着DNA测序技术的成熟,当前已经较少使用该方法。为了更有效地将突变基因与正常基因区分开,在理想状态下,通常会选取有多样性序列变化的位点来进行检测。就定义而言,当基因发生频繁的不连续遗传突变时(≥1%人群),我们将其称为多态性或DNA多态性(表4.2)。微卫星标记,如$(CA)_n$,因为其具有高度多态性、容易分析且在基因组中含量丰富,所以经常被使用(详见下文)。在此之前,较为常用的方法是利用限制性内切酶片段长度多态性(RFLPs)来进行分析。其本质是某些SNP改变了一个限制性酶的靶标序列,表现为PCR扩增、特异性酶切及电泳后DNA产物长度的改变。通过上述方法利用特异性的限制酶可以鉴定出大约1/6的SNP。

使用邻近(或内部)多态性标记进行间接突变基因追踪,需要多个家族成员的DNA样本,且依赖于准确的临床诊断和缺失基因座的异质性来选择出合适的多态性标记物。如果标记物相较于突变基因有一定的距离则会出现重组,导致检测错误率上升,并且非父系后裔的情况也会干扰分析。相比之下,直接突变基因检测法所需的样本量更少,并且确定的突变通常可以验证临床诊断。该方法不受重组或非父系后裔产生的错误影响,因此它已成为遗传咨询中进行DNA分析的首选方法。但该方法的缺点在于,虽然现在我们已经知道了人类基因组的DNA序列,但并不了解所有疾病的致病基因。除此之外,对于大多数单基因遗传病而言,由于致病性遗传变异的多样性,我们需要确定每个家族的潜在致病遗传变异。在包含众多外显子的基因中寻找点突变和小片段突变时,使用该项技术更具挑战性。

表4.2　可用于间接突变基因追踪的DNA多态性

长度多态性(可变数目的串联重复序列,VNTRs)
(1) 微卫星序列,如经常使用的$(CA)_n$重复序列
(2) 小卫星序列(较少使用)
位点多态性
DNA点突变或单核苷酸多态性[通过限制性内切酶片段长度多态性进行分析,或通过序列特异性荧光探针或使用等位基因特异性寡核苷酸(ASO)进行分析]

第四节　DNA长度多态性分析

由DNA点突变而引发的SNP只存在两种形式(即碱基是否存在改变),所以对于一个种群来说,最多只有一半的个体在同一位点是杂合的。在实践中,该局限性十分重要,因为如果一个家族中的关键个体的标记是纯合的,那么它就不能再用于遗传预测。这一局限性可以通过利用DNA长度多态性来避免,DNA长度多态性通常具有多个等位基因和相应的高杂合度频率。

由于串联重复序列数目可变,产生的长度多态性按长度可细分为微卫星重复序列和小卫星重复序列(见第三章)。微卫星重复序列长度小于1 kb,最常见的重复基序是A、CA、AAN(其中N是任何核苷酸)和GA。CA重复序列通常有10~60个重复序列(相应长度为20~120 bp),每30 kb出现一次。在大约70%的个体中,由于两条同源染色体之间的重复序列数量存在差异,因此携带重复序列的DNA片段的长度(通过PCR或限制性酶消化产生)也会存在差异。此外,如果其中一个PCR引物被荧光标记,则可以在自动DNA测序仪上准确测定PCR产物的长度(图4.14)。综上所述,这些多态性微卫星DNA标记可用于追踪家族内的邻近突变基因(当致病性点突变本身未被检测到时)。

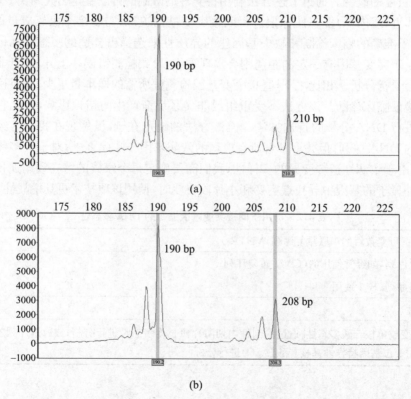

图4.14　基因内多态性标记荧光PCR后的A(CA)$_n$微卫星长度分析(在自动DNA测序仪上进行)

注:两位患病同胞有由同一种基因引起的常染色体显性遗传病[图(a)和图(b)]。不同的重复长度产生了3个主要的产物(分别为190 bp、208 bp和210 bp),其中之一是190 bp的产物,它遗传给两位患病同胞,因此最有可能代表该基因的致病等位基因。

一、DNA 指纹技术

小卫星多态性分析技术的后续发展是使用探针进行 DNA 印迹,同时检测多个小卫星位点。小卫星重复序列的长度通常为 1~3 kb,重复单元比微卫星重复单元长。它同样揭示了重复序列数量上的差异,因此每种多态性中约有 70% 的个体都是杂合的。该结果被称为 DNA 指纹,它由多条大小不同的条带组成,每条条带都是有其特定个体的。由于每个人从父母那里各遗传了一半的 DNA,所以 DNA 指纹技术被广泛用于有争议的亲子鉴定案件、移民纠纷中的家庭关系问题以及在犯罪现场对组织样本进行法医鉴定(图 4.15)。

由于技术上的进步,目前法医遗传指纹分析的首选方法是利用多个(至少 10 个)高度多态性的、单基因座、四核苷酸重复微卫星,它们与小卫星相比,长度更短,可通过 PCR 技术进行分析,而不是通过 Southern 印迹,大大节省了时间。且 PCR 的灵敏度更高,使用少量的 DNA 便可完成分析工作。事实上,由于应用了荧光定量 PCR 技术以及后续的标记图谱自动复原技术,我们现在可以将这些数据快速导入 DNA 数据库中。英国的国家 DNA 数据库(NDNAD)现拥有超过 5000000 个 DNA 样本,并且仅在过去一年中,通过比对这些样本与犯罪现场 DNA 样本之间的匹配关系,查找出了 11000 多名嫌疑人(详见延伸阅读 Jeffreys,2005;其对该技术、用途和相关的道德问题进行了论述)。值得注意的是,DNA 指纹分析技术通常在法医 DNA 实验室里使用,而诊断实验室通常不使用该技术。

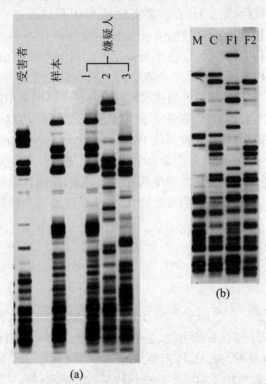

(a)   (b)

图 4.15 DNA 指纹

注:图(a)的样本来自一个强奸案受害者、精液样本和 3 个嫌疑人。哪个嫌疑人和精液样本相符? 图(b)的样本来自一个父亲身份有争议的家庭:M 是母亲;C 是孩子;F1 和 F2 是潜在的父亲。见自测题中的问题 6 和 7。如书中所述,DNA 指纹分析现在更常用于荧光定量 PCR 的微卫星分析。

二、荧光定量 PCR

荧光定量 PCR(QF-PCR)是一种在诊断实验室开展的、不同于 DNA 指纹的检测技术，它同样涉及四核苷酸重复序列的分析，主要应用于 21、18、13 号染色体三体综合征的产前快速筛查。该技术采用荧光引物对选择性四核苷酸重复序列进行 PCR 扩增，产物在 DNA 自动测序仪上进行分析。每个染色体都使用了几个标记，因为如果母系和父系的等位基因在该位点上拥有相同数量的四核苷酸序列重复，则该位点上的部分标记将不能提供信息。操作人员随后可比较染色体特异性标记 PCR 产物的信号强度。对于单个标记，三体综合征患者会出现三个峰，代表三个等位基因而不是两个，或表现为三体双等位基因模式，即两个峰的峰值为 2：1(见第七章)。该技术检测基因缺失的可靠性较低。

第五节　单核苷酸多态性分析

如第三章所述，单核苷酸多态性(SNP)在基因组中每 200～500 bp 会出现一次，但大多被认为是没有临床意义的，因为它们出现在非编码 DNA 区域，并且也不会导致编码 DNA 翻译后发生氨基酸替换(沉默突变)。在许多实验室，SNP 可以通过 PCR 技术或对包含 SNP 的区域进行测序来完成检测。更有效的方法是使用含有两种不同的 DNA 探针的混合物(每一个探针都带有不同的荧光标记)通过碱基互补配对的作用区分出正常序列和突变序列。该技术可以快速分析出成百上千个个体中的不同 SNP。现如今，更新颖的技术也被开发用于高通量基因分型，包括使用微阵列技术同时检测整个基因组中的数千个 SNP。正如第十四章所讨论的，使用这种技术，发现 SNP 数量增多与个人患常见疾病的风险增加(通常不超过 2 倍)有关(如 2 型糖尿病)(详见延伸阅读 Wellcome Trust Case Control Consortium,2007)。此外，不同 SNP 的存在与否可能与药物动力学和药物反应的改变有关。但 SNP 分析无论是用于疾病风险的预测，还是用于药物动力学或反应的预测，在临床诊断实验室中尚未得到广泛应用。然而，这种情况在未来可能会发生变化，特别是随着这类检测的应用率在实验室中不断提升。

章末小结

■　PCR 技术可使一个长 10 kb 左右的 DNA 片段在 2～3 h 内产生数百万份拷贝。PCR 需要模板 DNA、2 个寡核苷酸引物、脱氧核糖核苷酸和 1 个热稳定 DNA 聚合酶，这两个引物与目的片段互补配对。PCR 产物可通过 DNA 测序、限制性酶切技术和凝胶电泳进行分析。因此，PCR 可用于检测小的序列改变，如碱基替换。

■　现已开发出多种技术平台，可在 DNA 全测序前对多 DNA 样本进行突变筛查，以确定其是否存在突变。技术包括非变性凝胶电泳分析异源双链、CSCE 分析、dHPLC 分析和 HRM 分析。

■ DNA自动测序目前是基于荧光双脱氧链终止(Sanger)法进行的。更为先进的下一代测序技术(高通量平行测序技术)目前正在开发和测试中。这将实现大量DNA分子同时测序。

■ 在基于PCR原理的ARMS法和OLA法中,使用ASOs可以检测某个特定基因中的一组复发性突变(如囊性纤维化 *CFTR* 基因)。

■ 检测大片段重复/插入或缺失的实验技术,包括印迹杂交、多重(剂量)PCR以及更新颖的方法,如MLPA和aCGH(当怀疑异常的染色体位点未知时特别有用)。

■ 三核苷酸重复引导PCR技术可有效检测出三联体重复扩增,如强直性肌营养不良和弗里德希氏共济失调。

■ 当确定了家族遗传病中的致病基因,但并未找到该基因明确的突变位点时,可利用间接突变基因追踪技术进行检测。这需要基因内或相邻的多态性DNA标记,如$(CA)_n$重复微卫星标记,以及来自亲属的DNA样本。

■ QF-PCR是一种可以快速检测21、18、13号染色体三体综合征的技术。它包括用荧光引物对几个四核苷酸重复序列进行PCR分析。

延伸阅读

Jeffreys A J,2005. Genetic Fingerprinting[J]. Nat. Med.,11:1035-1039.

Kothiyal P,Cox S,Ebert J,et al.,2010. High-throughput Detection of Mutations Responsible for Childhood Hearing Loss Using Resequencing Microarrays[J]. BMC Biotechnol.,10:10.

Strachan T,Read A P,2011. Human Molecular Genetics[M]. 4th ed. London:Garland Science.

Tucker T,Marra M,Friedman J M,2009. Massively Parallel Sequencing:the Next Big Thing in Genetic Medicine[J]. Am. J. Hum. Genet.,85:142-154.

Wellcome Trust Case Control Consortium,2007. Genome-wide Association Study of 14000 Cases of Seven Common Diseases and 3000 Shared Controls[J]. Nature,447:661-678.

Zimmerman R S,Cox S,Lakdawala N K,et al.,2010. A Novel Custom Resequencing Array for Dilated Cardiomyopathy[J]. Genet. Med.,12:268-278.

自测题

1.(多选)进行聚合酶链式反应(PCR)需要下列哪项?(   )

A. 单链寡核苷酸

B. 热稳定RNA聚合酶

C. DNA模板

D. 三磷酸脱氧核苷酸(dNTP)

E. 一般为2～3天

2. (多选)标准 PCR 和 DNA 测序可用于检测下列哪项？（   ）

A. 2 bp 的缺失

B. 100 kb 的重复

C. 3 bp 的缺失

D. A 到 G 的替换

E. 中心融合易位

3. (多选)在 DNA 测序前筛查 DNA 以检测可能的突变方法,包括下列哪几种？（   ）

A. 构象敏感性毛细管电泳(CSCE)技术

B. 高分辨率溶解曲线(HRM)分析法

C. 三引物 PCR(TP-PCR)

D. 多重连接依赖性探针扩增技术(MLPA)

E. 变性高效液相色谱(dHPLC)

4. (多选)下列哪些因素有助于间接的突变基因鉴定？（   ）

A. 基因内存在一个微卫星重复序列

B. 基因内存在一个非常接近的微卫星重复序列

C. 存在多个不同的疾病致病基因

D. 存在假基因

E. 获得多个正常和患病家庭成员的 DNA 样本

5. (多选)以下哪项有助于进行荧光定量 PCR(QF-PCR)检测 18 号染色体三体综合征？
（   ）

A. 荧光引物

B. DNA 结合过滤器或滤膜

C. 18 号染色体上存在四核苷酸重复标记

D. DNA 聚合酶

E. 自动 DNA 测序仪

6. 图 4.15(a)中展示了 DNA 指纹,3 个嫌疑人中的哪一个与样本匹配？

7. 在图 4.15(b)中,2 个潜在父亲(F1 和 F2)中哪一个是孩子的父亲？

（林戈、戴灿　中信湘雅生殖与遗传专科医院）

第五章 染 色 体

关键知识点

- ■ 染色体结构
- ■ 染色体分析
- ■ 染色体异态性
- ■ 其他物种染色体
- ■ 线粒体染色体
- ■ 有丝分裂

导言

尽管以 DNA 为基础的研究遗传病的实验技术得到了迅速发展和完善,但通过显微镜的染色体分析仍是目前应用最广泛、最重要的技术之一。本章将讨论染色体的结构、核型和荧光原位杂交技术,还将介绍线粒体、染色体的特征及有丝分裂的过程。

第一节 染色体结构

染色体因其可被特定染料着色而得名。染色体存在于所有有核细胞中,包含 DNA 及其相关的酸性和碱性蛋白,但这些蛋白与 DNA 之间的相互排列方式仍不完全清楚。染色体一级结构是由称为核小体的重复单元彼此连接形成直径约为 10 nm 的基本纤维结构,每个核小体均由 8 个组蛋白分子组成,约 146 bp DNA 分子盘绕组蛋白八聚体 1.75 圈(图 5.1)。相互连接的核小体初级纤维(在电镜下显示为10 nm 的"串珠样")又进一步卷曲,形成直径为 30 nm 的染色质纤维。

中期染色体具有由酸性蛋白构成的中央骨架,染色质纤维附着在中央骨架中富含 AT 重复序列的骨架附着区(SAR)上。这会形成纤维环(也称 Laemli 环,包含 30～150 kb DNA)从支架向外放射出来,形成直径约为 0.6 μm 的染色单体。Laemli 环通过诸如支架附着因子 A(SAF-A)多聚体等蛋白质附着于中央骨架,但具体细节尚不清楚。不过这种压缩方法可以有效地将长约 2 m 的双链 DNA 包装起来,从而形成细胞分裂时长 2～10 μm 的中期染色体(1 号染色体,包含 249 Mb DNA,长约 10 μm;21 号染色体,包含 48 Mb DNA,长约 2 μm)。拓扑异构酶Ⅱ(一种染色体骨架的主要成分)很可能在调节有丝分裂染色质浓缩过程中起着重要作用(详见延伸阅读 Hizume et al.,2007)。拓扑异构酶Ⅱ通过在 DNA 上进行双链切割并在修复之前将未断裂的双链穿过缺口来实现此目的。

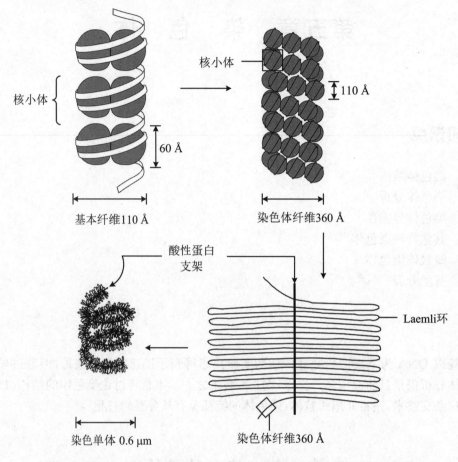

图 5.1　DNA 及其相关蛋白在核小体、染色体纤维和染色单体中的可能排列

除了促进染色质浓缩,单个的 Laemli 环似乎也是基本的功能单元,因为每一个环似乎仅含有活性的常染色质或非活性的异染色质。如上所述,DNA 盘绕在组蛋白八聚体上,因此组蛋白至少会存在 8 种不同的修饰,而这些修饰可以决定染色质环境(即常染色质或异染色质,常染色质上的 DNA 保持转录活性,而异染色质上的 DNA 没有转录活性;详见延伸阅读 Kouzarides,2007)。例如,组蛋白 H3 的第 9 位赖氨酸的甲基化与异染色质相关(详见延伸阅读 Grewal,Jia,2007)。常染色质区域内的后续转录激活一部分取决于组蛋白的各种修饰,另外还取决于局部 DNA 胞嘧啶上 5-甲基化的去除。例如,组蛋白尾部各种氨基酸的乙酰化修饰以及组蛋白 H3 的第 4 位、第 36 位和第 79 位赖氨酸甲基化修饰都可促进转录复合物接近常染色质。然而,组蛋白 H3 的第 9 位、第 27 位赖氨酸或组蛋白 H4 的第 20 位赖氨酸的甲基化却与基因的转录抑制有关。与常染色质区域相比,异染色质区域含有的活性基因很少,并且在 S 期的后期被复制。异染色质区域通常位于端粒(染色体末端)和着丝粒(染色体中心的浓缩部位;详见下文)附近,通常包含大卫星 DNA 重复序列(见第三章)。

第二节 染色体分析

外周血淋巴细胞是进行染色体研究的最便捷的材料,但几乎所有正在生长的组织,包括骨髓、培养的皮肤成纤维细胞和来自羊水或绒毛的细胞也都可以用来研究染色体。理想的样本是 5～10 mL 肝素化的静脉血,其中,肝素可防止凝血,因为凝血会干扰淋巴细胞的后续分离。样本需要立即寄送实验室处理,但染色体核型分析可以通过普通快递寄送。

在细胞遗传学实验室中,将植物血凝素添加到每个从血液样本建立的培养物中,可以刺激 T 淋巴细胞的转化和分裂。在培养 48～72 h 后,添加秋水仙碱(干扰纺锤体微管形成)将细胞分裂停滞在中期,再在固定前加入低渗溶液使细胞膨胀,进而使单个染色体分离,最后将固定的细胞悬液滴加到载玻片上,风干后染色体就会在一个光学平面上展开。

染色体可以被多种染料染色,但是对于常规的核型分析来说,通常首选 G 带(吉姆萨带)。吉姆萨染色会产生 550～600 条交替变化的亮带和暗带,这是每对染色体的特征(图 5.2 和图 5.3),同时也反映了染色体不同程度的凝缩。使用 G 带,暗带似乎包含相对活性较少的基因,具有相对较高的 AT 含量并在 S 期的后期复制。亮带包含大约 80% 的活性基因,包括所有的管家基因(见第三章),具有相对较高的 GC 含量,并在 S 期的早期复制。同样,通过奎纳克林染色并在紫外光下检测也能观察到类似的带型(称为 Q 带)。现代的条带显色技术可以精确地识别每一条染色体,并能在常规染色体分析中检测到 4000 kb(4 Mb)或更大片段的缺失或插入。通过使阻滞细胞停留在更早期(前中期带谱,图 5.3),进行荧光原位杂交、流式细胞术(图 5.7)或 DNA 分析,如微阵列比较基因组杂交等技术(详见下文和第七章),可以提高分辨率以观察到更细微的差异。

染色体可以通过多种不同的处理方式而显示出不同的特征。例如,在着丝粒的异染色质中存在高度重复的大卫星 DNA 序列,在 1、9、16 号染色体以及 Y 染色体的长臂上尤为明显(C 带,图 5.4);活跃的核仁组织区(NOR)含有 rRNA 基因,存在于近端着丝粒的卫星柄(见下文)中(NOR 银染,图 5.5);晚期复制的 X 染色体[5-溴脱氧尿苷(BrdU)染色,BrdU 可掺入合成的 DNA];1、9、16 号染色体的着丝粒异染色质,以及远端 Yq 和近端 15p(DAPI/偏端霉素 A 染色)。一些实验室通常使用 R 带(反向带),其染色方式与 G 带上的条带正好相反,这是利用吉姆萨染色前在氯化钠缓冲液中加热染色体来实现的,R 带可用于研究端粒是否发生了畸变。

越来越多的细胞遗传诊断学实验室正在引进用于图像捕获和自动核型分析的计算机化系统。这些系统具有识别合适标准的中期细胞,并自动进行核型分析的能力。随后需要一位训练有素的细胞遗传学家来核实核型并鉴别可能存在的细胞遗传学异常。这些系统大大减少了核型分析所需的时间,实现了图像电子存储,在必要时进行图像增强,以满足用户快速检查一系列细胞中的特定染色体的需求。

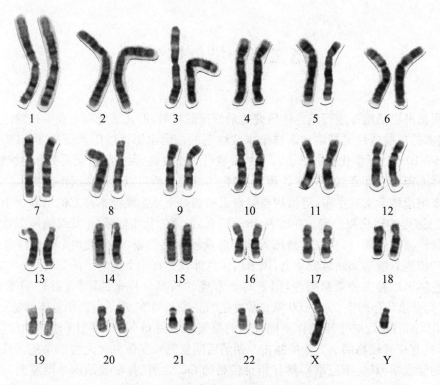

图 5.2　正常男性核型(G 带,300 条)

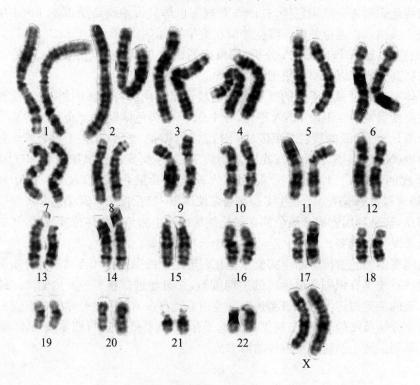

图 5.3　正常女性核型(G 带,800~1000 条)

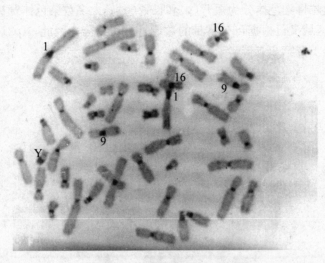

图 5.4　正常男性核型(C 带)

一、正常人核型

图 5.3 展示了一个正常女性的核型,共有 46 条染色体,它们按大小递减的顺序排列为 23 对,即 23 对同源染色体。它们分为常染色体(包括 1~22)和性染色体,性染色体由 2 条 X 染色体组成。因此,在这样的个体中,每对常染色体中的一条染色体和性染色体中的一条 X 染色体来自于母亲,而其他 23 条染色体来自于父亲。在正常男性中,也存在 46 条染色体,其中有 22 对常染色体,但是其性染色体模式与女性不同,即一条 X 染色体和一条较小的 Y 染色体(图 5.2)。每对常染色体中的一条染色体和性染色体中的一条 X 染色体来自于母亲,而父亲则贡献 Y 染色体和其余的常染色体。

每条染色体都有一条细窄的腰部,称为着丝粒,这是纺锤体纤维的附着位点。在细胞分裂的过程中,两条染色体通过该位点被拉到纺锤体对应的两极上。着丝粒的位置对于特定的染色体是固定的,并可根据着丝粒的位置将染色体分成 3 个亚类:中着丝粒染色体的着丝粒位于染色体中间;近端着丝粒染色体的着丝粒接近染色体端部;亚中着丝粒染色体的着丝粒介于端部和中部的中间位置。每条染色体都有长臂和短臂,其中,短臂标记为 p,长臂标记为 q。每条臂的端部称为端粒。

1、3、16、19 和 20 号染色体都是中着丝粒,13、14、15、21、22 号和 Y 染色体是近端着丝粒,其余的是亚中着丝粒。如上所述,13~15、21 和 22 号中期染色体短臂的核仁组织区通常缺乏凝集,这是由于它们的核糖体基因簇在核仁形成中具有活性(见第二章和第三章)。因此,短臂的末端就像"卫星",通过狭窄的区段与其余染色体臂隔开,也称为次缢痕(图 5.5)。

核型可以使用速记符号系统(巴黎命名法)来描述。通常的符号标记应按照顺序排列:染色体总数、性染色体组成和异常描述。

因此,正常的女性核型是 46,XX,而正常男性的核型是 46,XY。表 5.1 列出了其他常用符号。G 带显色法利用标准化的编号系统,在人类染色体核型图谱上以图形的方式展示(图 5.6)。这一方法可准确描述染色体重排中的断裂点,也可用于描述基因在染色体区域中的位置。利用染色体的末端、着丝粒和最主要的 G 带作为指标,将每个染色体划分为多个染色体区域。着丝粒将染色体分为短臂(p)和长臂(q)。大多数染色体臂被主带划分为两个或更多区域,每个区域又可根据可分辨带的数量进一步细分。因此,Xp21.2指的就是X染色体短臂中第2区1带第2亚带。

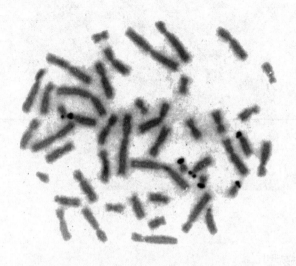

图 5.5　正常男性核型(NOR 银染)

注:并非所有的近端中心都染色,这反映了 NOR 活性。

表 5.1　用于描述核型的符号

符号	核型
p	短臂
q	长臂
pter	短臂尖端
qter	长臂尖端
cen	着丝粒
h	异染色质
del	缺失
der	染色体重排的衍生
dic	双着丝粒
dup	复制
i	等臂染色体
ins	插入
inv	倒位
mat	母系起源
pat	父系起源
r	环状染色体
t	易位
::	断裂与重接
/	嵌合体
+/-	在染色体编号前表示整个染色体的获得或丢失
+/-	在染色体编号后表示该染色体的部分获得或丢失
upd	单亲二体

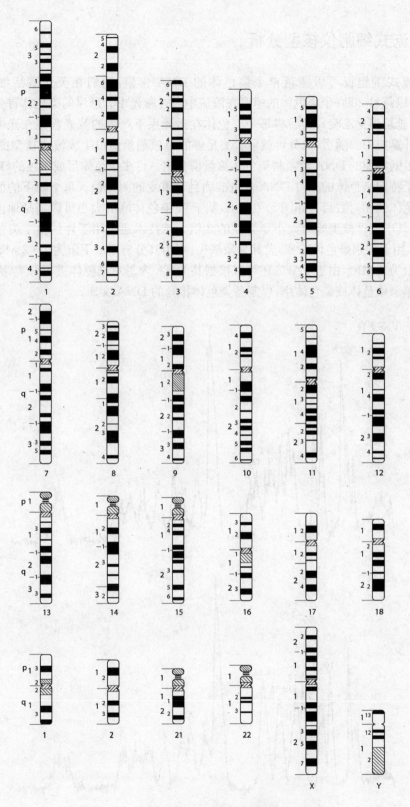

图 5.6 人类特征图(仅对较突出的条带进行编号)

二、流式细胞仪核型分析

利用流式细胞仪可以测量单个染色体的 DNA 含量,它们在荧光激活细胞分选仪(FACS)中以每秒 2000 个染色体的速度在液流中通过激光束。悬浮的染色体首先被荧光染料染色(一般是溴化乙啶),然后将每个染色体在激光束下产生的荧光收集在光电倍增管中并存储于计算机中。随后,几分钟就可收集足够的单独测量值以生成流式核型图(图 5.7),图 5.7 中根据增加的 DNA 含量将染色体测量值分组。许多染色体形成单独的峰,每个峰的中值提供了特定染色体的相对 DNA 含量准确且可重复的测量值。每个峰下的面积代表每个组中染色体的相对数目。如图 5.7 所示,基于 X 染色体峰的大小可以清楚地区分男性和女性核型,其中女性核型峰的大小是男性的 2 倍。该技术还可用于评估单个染色体的变化(图 5.12),用于识别染色体畸变,尤其是微缺失,因为其分辨率的下限为 1~2 Mb,而光学显微镜的下限为 4 Mb。由于 FACS 还可以根据其 DNA 含量对染色体进行分类,因此可以收集足够的单个染色体或染色体组,以制备染色体特异的 DNA 文库。

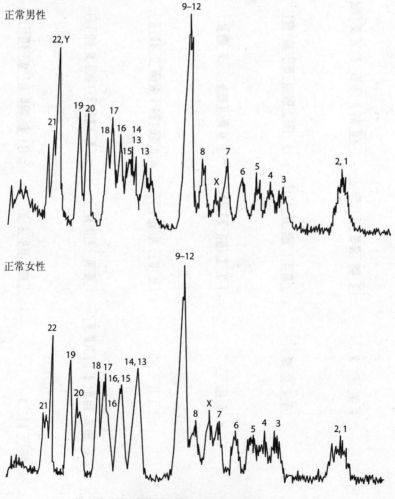

图 5.7　正常男性和正常女性的流动核型

注:峰值对应于单个染色体对或染色体组。

双激光流式细胞仪可以通过染色体 DNA 含量或 AT：GC 的比值来分辨并识别染色体。染色体被两种染料混合染色（Hoechst 33258 对富含 AT 的 DNA 具有亲和力，而色霉素 A3 对富含 GC 的 DNA 具有亲和力）并依次通过激光束，以便对每种染料产生的荧光分别进行分析。图 5.8 展示了双变量流式核型，它不仅比单变量核型能更有效地解析单个染色体，而且还可以鉴别单个同源染色体分离。

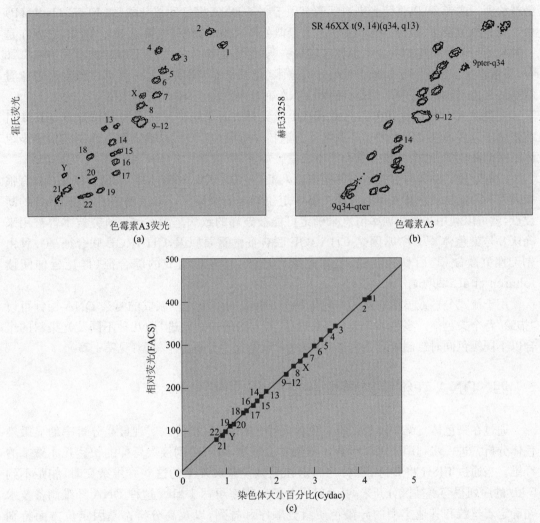

图 5.8 双变量流式核型图及 DM 含量比较图

注：图(a)为一个正常男性的双变量流式核型。染色体按大小和碱基组成分类。注意：13、15 和 22 号染色体分解成了各自的同源体。图(b)为一个女性患者(SR)的双变量流式核型，9：14 易位，9q34 和 14q13 处有突变点。衍生染色体分别排列在 3 号和 21 号染色体附近。图(c)为用显微密度计和流式细胞仪对染色体 DNA 含量进行比较，发现两者之间有很好的相关性($r^2 = 0.999$；$y = 8.4822 + 94.781x$）。特别注意，通过这两种技术，19 号染色体小于 20 号染色体，21 号染色体小于 22 号染色体。在 DNA 测量被完善之前，这些染色体的同一性已经确定。

三、原位杂交

灵敏的分子生物学方法有助于在显微镜下通过 DNA 含量鉴别单个染色体。该方法的原理基于双链 DNA 加热变性形成单链 DNA。冷却后,单链 DNA 及其互补序列退火重新形成双链 DNA。如果在重新退火的过程中,将标记的 DNA 片段(探针)添加到显微镜载玻片上的变性染色体上,则某些标记的 DNA 将与其染色体中的互补序列杂交。在显微镜下检测标记的 DNA 可鉴定其互补序列的染色体位点。最初,放射性同位素被用于标记 DNA 探针,但现已被非同位素标记物(如生物素)取代,该标记可以通过与链霉亲和素偶联的荧光染料检测。或者,可以将荧光染料偶联至用于制备 DNA 探针的核苷酸(如 FITC-11-dUTP)中。荧光原位杂交(FISH)技术被广泛用于染色体缺陷的诊断(见第七章)。例如,它现在是一种检测与单个疾病相关的染色体区域缺失(如腭心面综合征位点 22q11)的有用方法。如今,多重连接依赖性探针扩增 DNA 分析技术(见第七章)提供了另一种可以识别特定位置缺失的方法,但该方法利用的是抽提的 DNA 而非中期染色体样本。

在存在 X 连锁隐性遗传病的家族病史或父母带有染色体平衡易位的情况下,FISH 目前正越来越多地在临床上用于胚胎植入前遗传学诊断(PGD),以确定胎儿性别和检测染色体不平衡易位的产物(见第一章和第十二章)。

一种常用的临床研究技术是使用细菌人工染色体(BAC)探针进行 FISH,以便在具有临床表型和明显的染色体平衡易位的个体中定位特定的断裂点。一旦确定了跨越 BAC 的断裂点,就可以利用在线数据库信息来确定可能被破坏的致病基因。这一研究技术曾被用来确认 8 号染色体 *CHD*7 基因是 CHARGE 联合征的重要原因,CHARGE 联合征是一种由先天性虹膜缺损、后鼻孔闭锁、发育迟缓和心脏、耳畸形组成的综合征(详见延伸阅读 Johnson et al.,2006)。

用于流式分选或显微切割的染色体特异 DNA 的多个片段制成的复杂 DNA 探针可以"描绘"整个染色体。多色 FISH(M-FISH)是此方法的一种改进,用几种不同荧光染料的组合以不同颜色同时绘制所有染色体,可以在一次杂交中分析整个核型(见第七章)。

四、DNA 纤维荧光原位杂交

通过在染色体支架中释放初级染色体纤维的相关蛋白,可以实现最高分辨率的显微染色体分析。进一步利用去污剂和酶对染色质去凝集,可以得到极大延伸的长达几兆碱基的纤维。当通过 FISH 将 DNA 探针与固定在显微镜载玻片上的这些纤维杂交时,相距不到 5 kb 的序列很容易被区分开来,甚至被区分的分辨率可达 1 kb。这种 DNA 纤维制备技术在确定着丝粒和其他类型的异染色质组分顺序和排列,以及高分辨率基因定位方面特别有用。

第三节　染色体异态性

通过流式细胞术或显微光密度法进行的详细 DNA 测量表明,所有染色体 DNA 含量均存在可遗传的个体差异。Y 染色体的变异最大,而 X 染色体的变异最小。在至少 30% 的人群中,在油镜下就可以看到染色体外观上的明显差异,这种差异称为异态性,代表了遗传多态性(在至少 1% 或更多的人群中存在不连续的遗传变异)。染色体大小多态性通常涉及重复 DNA,变异程度显示正态分布。已知的 4 类主要的染色体异态性包括:Yq 大小、着丝粒异染色质大小、卫星多态性和脆性位点。

一、Yq 大小

最常见的染色体多态性与 Y 染色体长臂的长度有关。临床上约有 10% 的正常男性的 Y 染色体明显比正常的长或短(图 5.9)。Y 染色体长臂包含非转录的重复 DNA,在紫外光下用奎纳克林等染料染色可发出强烈荧光(Q 带)。该荧光区域在间期核中可见,称为 Y 染色质(图 5.10)。

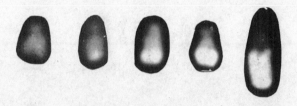

图 5.9 Yq 多态性

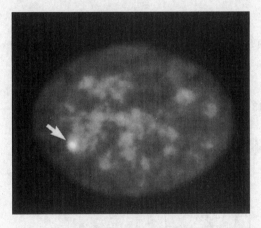

图 5.10 荧光 Y 染色质

二、着丝粒异染色质大小

着丝粒异染色质大小的变化常见于 1、9、16 号染色体。图 5.11 展示了一个较大的 16 号染色体由于存在过量的着丝粒异染色质而存在于多个健康的家族成员中。图 5.12 展示了具有这种异态性个体的流式核型。

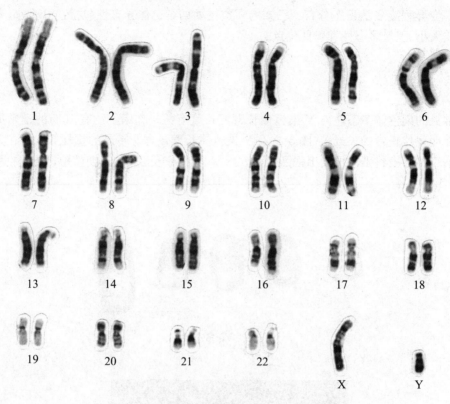

图 5.11　16号染色体着丝粒异染色质多态性(16qh＋)

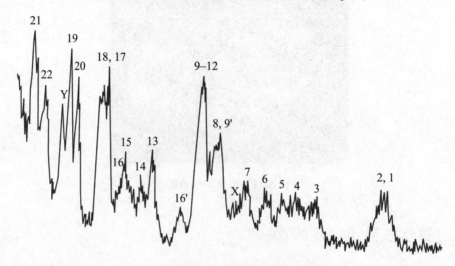

图 5.12　异态性个体的流式核型(16qh＋)

三、卫星多态性

在 13、14、15、21 和 22 号染色体的近端着丝粒处,可以看到卫星重复序列的大小及其 Q 带染色强度的变异。大部分变异是由重复 DNA 导致的,但核糖体基因数量变化也会引起此现象。由于 DNA 含量的差异,减数分裂过程中重复 DNA 位点的错配可能导致染色体大小的变化,这通常被称为不平等交叉(图 3.12)。图 5.13 展示了 15 号染色体上 NOR 的串联重复的例子。

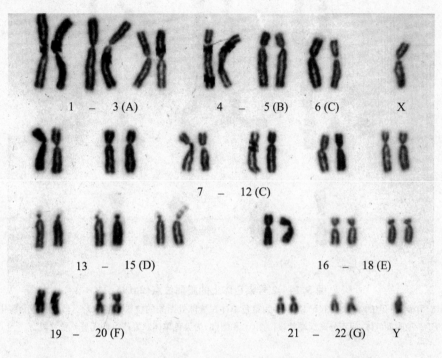

图 5.13　15 号染色体上涉及 1 个 NOR 的串联重复(乙酰半胱氨酸染色)

四、脆性位点

着丝粒之外的其他部位可以看到次缢痕,这些次缢痕特别容易导致染色单体断裂。至少有 89 个常见的脆性位点,在所有个体中均可由阿非迪霉素低水平诱导,并且通常还涉及 2 条同源染色体。此外,30 个罕见的脆性位点已被发现,大约存在于 5%的人群中。它们大多数可在培养时由叶酸拮抗剂诱导,并且几乎都位于常染色体上(如 2q13,图 5.14)。这些罕见的常染色体脆性位点通常仅涉及 1 条同源染色体,以孟德尔遗传方式传递。大多数位点无临床症状(除了 Xq27.3 处 X 染色体的脆性位点与精神障碍有关;见第十六章)。这些脆性位点的分子基础似乎与扩增超过临界阈值的三核苷酸重复序列有关。

五、拷贝数变异

尽管上述异态性在显微镜下可见,但是使用分子细胞遗传学技术可以检测到相同染色体更小程度的变异。这些变异也可能涉及重复的 DNA,包括转座元件和基因家族。它们的变化范围很大,从大到几百万个碱基对(Mb)的片段重复到较小的拷贝数变异。尽管通过非等位基因同源重组来启动染色体重排很重要,但大多数拷贝数变异似乎没有表型(图 7.13)。这些亚显微的缺失和重复可通过高分辨率 aCGH 进行鉴定(见第七章)。

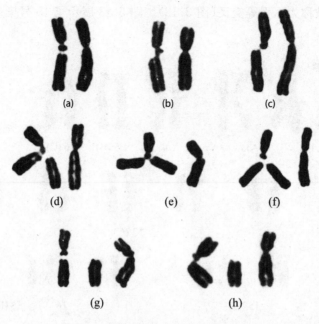

图 5.14　2 号染色体上的脆弱位点(2q13)

注:图(a)为显示间隙的站点。图(b)和图(c)染色单体在缝隙处断裂的位置。图(d)～(f)为前一分裂中染色单体断裂产生的 3 条径向染色体,而不分离远端片段。图(g)和图(h)为染色单体断裂产生的无着丝粒片段。

第四节　其他物种染色体

基于光学显微镜观察,在所有人种中,染色体看起来基本相似。在灵长类动物中,X 染色体的大小和带型非常恒定。其他染色体的差异更大,并且染色体数目和形态的差异与物种进化分离的时间成正比(表 5.2)。大猩猩、黑猩猩和红毛猩猩有 48 条染色体,除 2 号染色体外,其他常染色体与人类的相似。其中,2 号染色体似乎是在种间分离后源自两个猿类近端着丝粒染色体的融合(图 5.15)。有趣的是,人类 2 号染色体上的脆性位点似乎标志着这一古老融合的位点(图 5.14)。大的染色体区段甚至在非灵长类哺乳动物和人类之间也是保守的。使用染色体特异性的荧光 DNA 探针进行的跨物种染色体涂染研究在分析染色体同源性模式方面特别有用。有趣的是,对哺乳动物物种之间同源的"共线性"域的分析表明,在独立的哺乳动物进化谱系中,染色体间重排经常发生在明显相同的染色体断裂点处,而且这些区域往往富含基因(详见延伸阅读 Ferguson-Smith,Trifonov,2007)。

表 5.2　不同物种的染色体数目和蛋白质编码基因数目

物种	染色体数目	蛋白质编码基因的大致数目
人类	46	21600
大猩猩	48	21000
小鼠	40	22700

续表

物种	染色体数目	蛋白质编码基因的大致数目
狗	78	19300
日本河豚	94	18500
果蝇	8	13800
大肠杆菌	1	4400
爱泼斯坦-巴尔(Epstein-Barr)病毒	1	85
1型人类免疫缺陷病毒	1	10

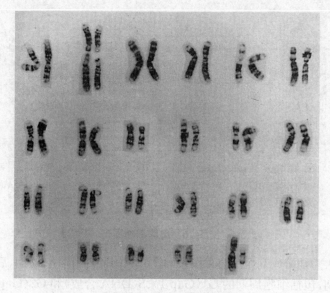

图 5.15　正常大猩猩核型

第五节　线粒体染色体

人类线粒体是细胞质中的细胞器,具有约 10 个单环状双螺旋 DNA 的染色体。它们是自我复制的,并在其 16569 bp 长的 DNA 中包含 37 个基因。它们编码 22 个线粒体转运RNA(tRNA)、2 种线粒体核糖体 RNA(rRNA)和 13 条多肽,它们是在线粒体核糖体上合成的,是参与细胞氧化磷酸化各个步骤的亚基。人类线粒体 DNA 与核 DNA 的区别在于几种氨基酸的密码子识别模式(如 UGA 编码色氨酸而不是链终止)。此外,它没有内含子,并且两条链都被转录和翻译,与含有大约 1.1% 的蛋白质编码基因的核基因组相比,约 66% 的线粒体基因组是蛋白质编码序列。每个细胞都包含数百个线粒体,正如它们在细胞质中被发现,它们是通过卵子从母亲那里传递给所有后代(即母系遗传)的。有关线粒体染色体组成的详细信息以及线粒体 DNA 突变在人类疾病中的重要性(详见延伸阅读 Tuppen et al.,2010)。

第六节 有丝分裂

有丝分裂是体细胞分裂的类型,通过 1 个细胞产生 2 个相同的子细胞。有丝分裂发生在所有的胚胎组织中,并且在除终末分化细胞外的大多数成年组织中以较低速度持续进行,如神经元。因此,有丝分裂对于组织形成和维持都至关重要。在培养的哺乳动物细胞中,细胞周期的持续时间有所不同,但通常约为 24 h。分裂本身仅需 20 min~1 h,而 DNA 复制合成则需要 6~8 h(图 5.16)。

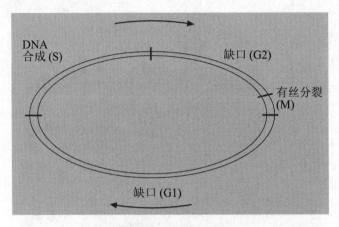

图 5.16 细胞周期图

有丝分裂可人为地分成 5 个明显的阶段(图 5.17):间期、前期、中期、后期和末期。不分裂的细胞处在间期,包括细胞周期的 G1(Gap 1)、S(DNA 合成)和 G2(Gap 2)期,在此阶段,核物质显得相对均匀。DNA 复制发生在 S 期,因此 G2 期细胞核内含有 2 倍于 G1 期的DNA 量。每条染色体都有自己的 DNA 合成模式,有些区段复制较早(如管家基因和需表达的组织特异性基因),有些相对较晚(如着丝粒异染色质和不表达的组织特异性基因)。失活的 X 染色体总是最后完成 DNA 复制。当细胞准备分裂时,染色体会凝缩并变得可见。在这个阶段,可以看到每条染色体由 1 对长而细的平行链或姐妹染色单体组成,它们在着丝粒处结合在一起。在此阶段可能产生交叉,姐妹染色单体之间交换遗传物质。BrdU 染色可用于证明这些姐妹染色单体的交换(图 5.18)。核膜消失并且核仁由于其组成颗粒分散而变得不可见。中心粒分裂,两个产物分别向细胞的相反两极迁移。

当染色体达到最大压缩时,中期开始了。它们移动到细胞的赤道板上,纺锤体形成。近端着丝粒染色体通常在此阶段聚集(随体联合)。后期开始于着丝粒分裂及成对染色单体分离,形成姐妹染色单体。纺锤体纤维收缩并将姐妹染色单体(首先为着丝粒)拉到细胞的两极。当一种名为分离酶(Separase)的大型蛋白酶在其抑制调节因子 Securin 被破坏后激活时,就会触发后期。实际上,一种称为纺锤体组装检查点的监控机制会发挥作用,未正确附着在纺锤微管上的着丝粒(即染色体未完全排列在纺锤体上)会阻止 Securin 的降解,从而阻止后期的开始(详见延伸阅读 Nasmyth et al.,2005)。Separase 一旦被激活,就会切割 1 个蛋白复合物组分黏连蛋白(Cohesin)。该复合物能够将姐妹染色单体在着丝粒和染色体臂处连接在一起,因此活化的 Separase 可以启动后期。当姐妹染色单体到达细胞的两极,并且随着细胞分离调节蛋白 Cyclin B(细胞周期蛋白)降解(其细胞周期蛋白依赖性激酶 CDK1 随之失活)时,末期由此开始(详见延伸阅读 Pines et al.,2006),并伴随着胞质分裂、细胞板形成和染色体逐渐展开。另外,核膜也在这个时期重新形成。

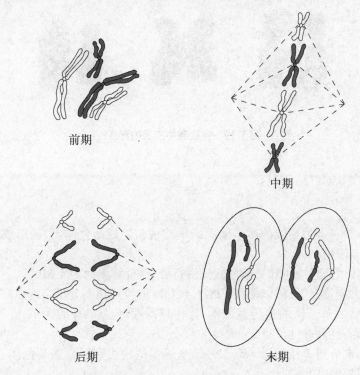

前期

中期

后期

末期

图 5.17　有丝分裂

注:图中只显示了 2 对染色体;来自父母一方的染色体是白色的,来自另一方的染色体是灰色的。

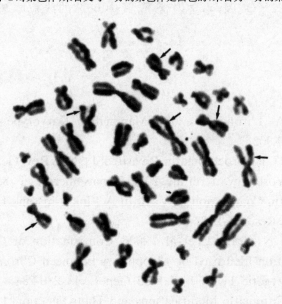

图 5.18　姐妹染色单体交换(图中箭头所指)

因此,有丝分裂产生 2 个子细胞,每个子细胞具有相同的遗传组成。在极少数情况下,有丝分裂时可发生体细胞的染色体重组,即同源染色体之间形成交叉(Chiasma)和发生片段交换,导致该基因位点纯合,而体细胞其余位点都是杂合的。这可能是某些癌症发生的重要一步(图 13.3)。

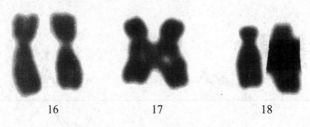

16   17   18

图 5.19　体细胞中交叉的形成

章末小结

■　DNA 分子通过连续的不同层次的压缩被包装成染色体,包括形成核小体、染色质纤维和 Laemli 环。

■　染色体可通过染色和光学显微镜进行分析,分辨率约为 4 Mb。

■　有条件的情况下,可以使用 FISH、aCGH 或流式核型分析实现更高的分辨率。

■　染色体成分公认的遗传多态性,称为异态性,包括 Yq 的大小、着丝粒异染色质的大小、卫星多态性和脆性位点。

■　此外,高分辨率技术(如 aCGH)越来越多地检测到亚显微染色体多态性区域的拷贝数变异(见第七章)。

■　线粒体染色体是环状的、母系遗传的且具有独特的遗传密码,并且复制独立于核染色体。它们编码 37 个基因,不含内含子,其中 66% 的线粒体基因组为编码蛋白质的 DNA。

延伸阅读

Ferguson-Smith M A, Trifonov V, 2007. Mammalian Karyotype Evolution[J]. Nature Rev. Genet. ,8:950-962.

Grewal S I,Jia S,2007. Heterochromatin Revisited[J]. Nat. Rev. Genet. ,8:35-46.

Hizume K,Araki S,Yoshikawa K,et al. ,2007. Topoisomerase Ⅱ ,Scaff Old Component, Promotes Chromatin Compaction in Vitro in A Linker-histone H1-dependent Manner [J]. Nucleic Acids. Res. ,35:2787-2799.

Johnson D,Morrison N,Grant L,et al. ,2006. Confirmation of CHD7 as A Cause of CHARGE Association Identified by Mapping A Balanced Chromosome Translocation in Affected Monozygotic Twins[J]. J. Med. Genet. ,43:280-284.

Kouzarides T,2007. Chromatin Modifications and Their Function[J]. Cell,128:693-705.

Nasmyth K,2005. How Do so Few Control so Many? [J]. Cell,120:739-746.

Pines J,2006. Mitosis:A Matter of Getting Rid of the Right Protein at the Right Time

［J］. Trends Cell Biol. ,16：55-63.

Tuppen H A，Blakely E L，Turnbull D M，et al. ，2010. Mitochondrial DNA Mutations and Human Disease［J］. Biochim. Biophys. Acta，1797：113-128.

💻 网络资源

DECIPHER 数据库：

https：//decipher. sanger. ac. uk/application/

维康基金桑格研究所拷贝数变化项目(Copy Number Variation Project)：

http：//www. sanger. ac. uk/humgen/cnv/

自测题

1.（多选）与基因转录减少相关的因素包括(　　)。

A. DNA 的 5-甲基胞嘧啶甲基化

B. 组蛋白尾部氨基酸的乙酰化

C. 异染色质形成

D. S 期早期复制

E. 包含大卫星 DNA 重复序列的染色体区域

2. 以下哪一项最接近染色体染色和光学显微镜的分辨率?(　　)

A. 40 Mb

B. 4 Mb

C. 400 kb

D. 40 kb

E. 4 kb

3.（多选）公认的染色体遗传多态性包括(　　)。

A. Yq 的大小

B. 着丝粒异染色质的大小

C. 核糖体基因数量的变化

D. 尺寸超过 1 Mb 的亚显微拷贝

E. 着丝粒以外部位的收缩

4.（多选）线粒体染色体的特征包括(　　)。

A. 双链线性结构

B. 独特的遗传密码

C. 超过 20 个内含子

D. 只存在 37 个基因

E. 母系遗传

（江小华、史庆华　中国科学技术大学）

第六章 配子发生

关键知识点

- ■ 减数分裂
- ■ 精子发生
- ■ 卵子发生
- ■ 受精
- ■ X 染色体失活与剂量补偿
- ■ 性染色体畸变
- ■ 性别决定与性别分化
- ■ 基因组印记

导言

配子发生(配子的产生)在性腺。体细胞染色体数目为二倍体,是成熟单倍体配子数目的 2 倍,这样每个配子只包含每对同源染色体中的其中一条。这种减半是通过细胞减数分裂实现的。精子和卵子的融合可恢复受精卵中的二倍体数量。每个配子的独特性是通过母系和父系同源物的随机分离组合以及第一次减数分裂前期的重组来实现的。后者涉及母系和父系同源染色体之间的 DNA 交换。减数分裂只在性腺中发现,因此与有丝分裂相比更不容易研究,由于睾丸比卵巢更容易进行活检,因此涉及人体的减数分裂研究大多与男性减数分裂相关。此外,女性减数分裂的前期大部分是在胚胎发育过程中完成的,因此只能在胎儿中进行研究。

第一节 减数分裂

减数分裂包括两次连续的分裂,第一次和第二次减数分裂(图 6.1),在第一次分裂之前,DNA 只复制一次。

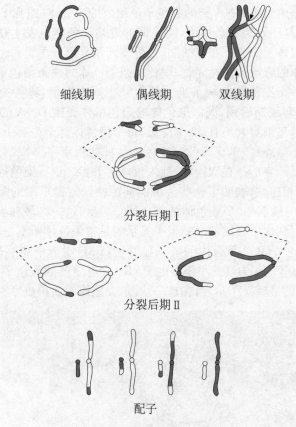

细线期　　　偶线期　　　双线期

分裂后期 I

分裂后期 II

配子

图 6.1　减数分裂示意图

注：图中只显示了两对染色体；来自父母双方的染色体分别用空心线条和实心线条表示（箭头所指为同源染色体形成的交叉）。

一、第一次减数分裂

第一次减数分裂（Reduction Division）的前期很复杂，通过显微镜可以识别第一次减数分裂的各个阶段：细线期（线状）、偶线期（配对）、粗线期（增厚）、双线期（出现双倍）和终变期（进一步浓缩）。

染色体形态首次可见于细线期（图 6.2）。在此阶段，每条染色体由 1 对姐妹染色单体组成（复制发生在减数分裂前的间期，即 S 期）。偶线期每对同源染色体（从端粒开始向着丝粒方向）通过联会复合体逐渐紧密结合在一起（图 6.3）形成二价体（Bivalent）。对于人体，同源染色体配对的确切机制尚不清楚，但人们怀疑分散的重复 DNA 片段参与了初始排列，蛋白质复合体（突触复合体）也参与其中。X 染色体和 Y 染色体只在 2 个短臂的末端（配对区或假常染色体区，Pseudoautosomal Regions，PAR）发生联会（配对）。它们形成 1 个性二价体（Sex Bivalent），与其他二价体不同，在粗线期早期浓缩为性小体（Sex Body）。X 染色体和 Y 染色体的非配对或差异部分通过核小体组蛋白的磷酸化而被转录沉默（减数分裂性染色体失活，Meiotic Sex Chromosome Inactivation，MSCI），它们的早期凝聚对于阻止非配对区域之间的交叉重组非常重要。粗线期是染色体形态变粗的主要阶段，染色体浓缩的模式似乎与有丝分裂时的带型一致（图6.4和图 6.5）。现在发现每条染色体由 2 条染色单体组成,因此每个二价体是由 4 条 DNA 链的染色单体组成的四分体(图 6.1 和图 6.5)。由于非同源染色体上同源重复序列的联会作用,粗线期的近端染色体也发生联会。接下来的双线期非常短暂,很难在人体上研究。在双线期,二价体开始分离。尽管每个二价体的两条染色体分开,但每条染色体的着丝粒仍然完整,因此每条染色体的两条染色单体保持在一起。在纵向分离过程中,每一个二价体的两条染色体在几个地方接触,称为交叉(Chiasmata)(图 6.6)。这些标志着在粗线期后期,同源染色体的染色单体交换 DNA 的交叉位置(图 6.7)。平均来说,人体每个精母细胞大约有 52 个交叉,每个染色体臂至少有 1 个交叉(近端染色体的短臂和 18 号染色体除外)。单交叉的短染色体呈杆状或十字形,双交叉的长染色体呈环状,三交叉的染色体呈八字形。在双线期,性二价体打开,X 和 Y 染色体可以通过短臂末端的微小配对片段彼此相连,这表明了这些区域的同源性。短臂末端的配对区域称为假常染色体区 1(PAR1),与男性 X 和 Y 染色体的其余部分相反,这一区域在男性减数分裂过程中通常是交叉的,而映射到这个区域的序列似乎显示的是常染色体而不是性连锁遗传。PAR1配对区在由硝酸银染色的联会复合体的电子显微镜(EM)制剂中能够很好地显示出来(图6.8)。相比之下,存在于 Xq 尖端的小得多的 PAR2 具有更低的重组率,在终变期时通常不明显。终变期是前期的最后一个阶段,在这一阶段,染色体卷曲得更紧密,染色也更深。

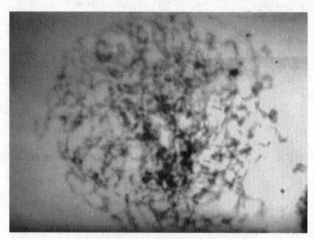

图 6.2　人类细线期的初级精母细胞

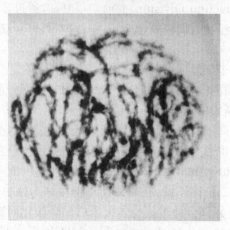

图 6.3　偶线期

注:注意由二价体短臂(顶部)形成的核仁。

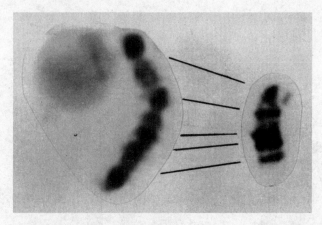

图6.4　减数分裂(左)和有丝分裂染色体(图中为13号染色体)同源物的条带图谱

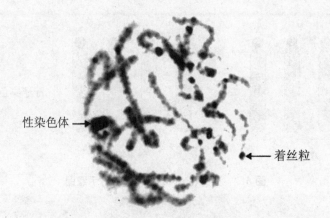

性染色体

着丝粒

图 6.5　粗线期

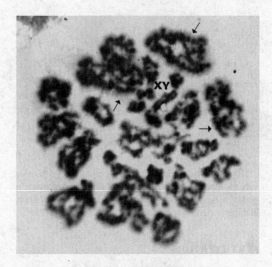

图 6.6　早期终变期

注:注意多个交叉(有些用箭头表示)。

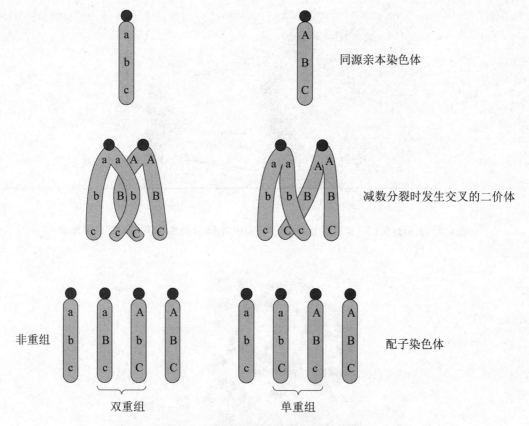

同源亲本染色体

减数分裂时发生交叉的二价体

非重组　　　　　　　　　　　配子染色体

双重组　　　　　　单重组

图 6.7　交叉(Crossing-over,CO)示意图

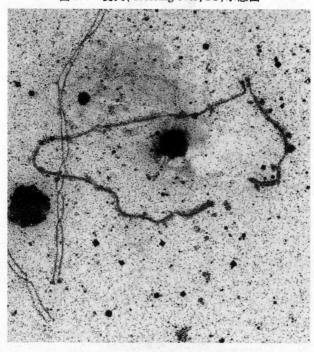

图 6.8　粗线期性二价体的电镜照片

注:此图显示 X 染色体(左)和 Y 染色体(右)由配对节段连接(上)。

分裂中期开始时核膜消失,染色体移动排列在赤道板。在后期,每个二价体的 2 条染色体分开,各自移向一极。这些二价体独立地分配到两极。细胞质分裂后,每个细胞就有 23 条染色体,每 1 条包含 1 对染色单体,只有交叉部分序列不一样。

二、第二次减数分裂

第二次减数分裂发生在第一次减数分裂后,中间没有间隔期。它类似于有丝分裂,着丝粒分离后姐妹染色单体分离到相反的两极。然而,第二次减数分裂的染色体比有丝分裂的染色体卷曲得多,染色单体也比较张开。但是男性的 X 和 Y 染色体不同,这可能是因为除短臂末端外的其他区域都不参与重组(图 6.9)。表 6.1 列出了减数分裂与有丝分裂的异同点。

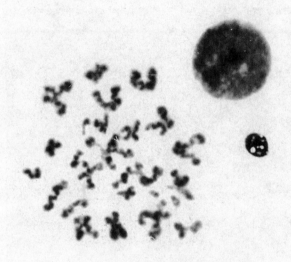

图 6.9　第二次减数分裂中期

注:此图展示了 1 个单一浓缩 X 染色体。

表 6.1　有丝分裂与减数分裂的比较

	有丝分裂	减数分裂
位置	所有组织	性腺
时间	生命中每个阶段	男性青春期后,女性暂停于青春期
结果	二倍体子细胞	单倍体配子

染色体单体在减数分裂的过程中独立组合(即形成配子),在每个亲本中配子染色体有 2^{23}(或 8388608)种不同的组合。因此,合子中有 2^{46} 种可能的组合。在减数分裂的过程中,通过交叉提供的变异机会还是比较大的。如果平均每个染色体只有 1 个交叉和 10% 的父或母等位基因差异,那么可能的合子数量超过 6×10^{43}。这个数字超过了迄今为止存在的人类数量,显示了我们个体的遗传独特性。

因此,减数分裂有 3 个重要的结果:

(1) 配子只包含 1 对同源染色体的 1 条染色体的染色单体。

(2) 这是父本和母本同源物的随机分配的结果。

(3) 通过同源重组交叉进一步增加了遗传变异来确保唯一性。

第二节　精　子　发　生

从性成熟开始,精子发生起始于男性的生精小管中(图 6.10)。在生精小管的边缘是精原细胞,包括一些自我更新的干细胞和一些定向精子分化的精原细胞。初级精母细胞来源于精原细胞。初级精母细胞经过第一次减数分裂产生 2 个次级精母细胞,每个次级精母细胞有 23 条染色体。这些细胞迅速经历第二次减数分裂,每个次级精母细胞减数分裂形成 2 个精子细胞,成熟后不再分裂而经过变形成为精子。1 个精原细胞产生成熟精子的过程,大约需要 61 天。

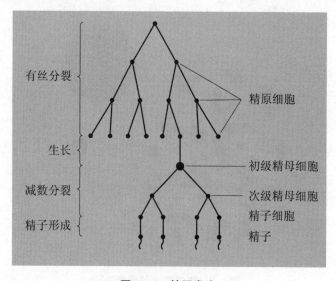

图 6.10　精子发生

正常情况下,每毫升精液含有 $50 \times 10^6 \sim 100 \times 10^6$ 个精子。精子的产生一直持续到老年,尽管速度有所下降,但男性一生的精子数量超过 10^{12} 个。大量的复制增加了突变的概率,现已证实,单基因突变的风险在老年男性生育的后代中升高。

第三节　卵　子　发　生

与精子形成相反,卵子形成的过程在出生时基本完成。卵原细胞起源于原始生殖细胞,每个卵原细胞是 1 个发育中卵泡的中心细胞。在胎儿出生的第 3 个月左右,卵原细胞已经成为初级卵母细胞,其中一些已经进入第一次减数分裂的前期。初级卵母细胞在性成熟前一直处于双线期。随着每个卵泡成熟并将卵母细胞释放到输卵管中,第一次减数分裂完成。因此,女性第一次减数分裂的完成可能需要 40 多年的时间。第一次减数分裂导致细胞质分裂不均,与第一极体相比,次级卵母细胞的体积更大(图 6.11)。第二次减数分裂在输卵管受精后完成,形成成熟卵子和第二极体。第一极体也可能在这个阶段分裂。精子发生减数分裂每次产生 4 个精子,而卵子发生只产生 1 个卵子。胎儿在 5 个月时,生殖细胞的最大数目为 6.8×10^6。胎儿出生时,这个数目降到 2×10^6,到了青春期,卵子数量不到 20 万。在此阶段,只有 400 个卵子会排卵。卵子在第一次减数分裂过程中长时间停滞,这可能是导致高龄产妇中同源染色体不分离增加的一个重要风险因素。

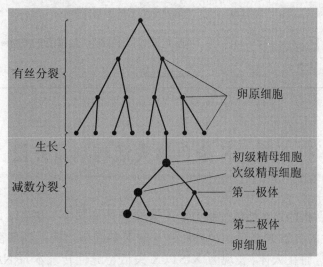

图 6.11　卵子发生

第四节　受　精

受精通常发生在输卵管。当精子进入卵子时,卵子会发生一系列化学变化以阻止其他精子进入。进入后,精子变成雄原核。卵子此时完成第二次减数分裂并成为雌原核。雄原核与雌原核融合形成合子,胚胎发育开始。

通过一系列有丝分裂,在新生儿中合子产生 2×10^{12} 个细胞,随后在成人中产生 5×10^{12} 个细胞。表 6.2 总结了胚胎和胎儿生命中具有重要意义的医学遗传学里程碑事件。

表 6.2　胚胎和胎儿里程碑

阶段	末次月经妊娠	冠-臀长	现象
	受孕(2周)		
	4周	1 mm	X染色体失活,首次停经,着床完成,绒毛发育,出现原始条纹
胚胎	5周	2 mm	神经管开始融合,器官原基形成,妊娠实验阳性
	6周	4 mm	神经管闭合,肢芽出现,心脏开始收缩,超声波显示胎膜明显
	8周	3 cm	主要器官发育完成,超声显示胎动

续表

阶段	末次月经妊娠	冠-臀长	现象
	12 周	8 cm	外生殖器可识别,绒毛膜绒毛取样可行
	16 周	14 cm	羊膜穿刺术的常规时间
胎儿	18 周	16 cm	胎儿采血和详细超声扫描的正常时间
	40 周	36 cm	足月妊娠

第五节 X 染色体失活与剂量补偿

X 染色体失活,指的是女性体细胞中 2 条 X 染色体的其中 1 条失活,这样会使 X 连锁基因的剂量在女性的 2 条 X 染色体和男性的 1 条 X 染色体之间达到平衡。这是所有胎盘哺乳动物的共同点,而在人体,表现为 XIST(X 失活特异性转录本)RNA 的出现(详见下文),它最早开始于 8 细胞期。但是失活只发生在体细胞中,因为在生殖细胞中的 2 条 X 染色体都要保持活性。对于每个体细胞,是父亲的 X 染色体失活还是母亲的 X 染色体失活是随机的,但对于 X 染色体失活细胞的所有后代是固定的(图 6.12)。由于只有一个 X 染色体在雌性体内有活性,因此在雌性和雄性细胞中,都只有 1 条 X 染色体总是保持活性,X 染色体上大多数基因的产物水平是相似的,但在初级精母细胞中它浓缩成了性小体。

X 染色体失活影响人类 X 染色体上携带的大多数基因,但也有一些有趣的例外,如位于 X 染色体和 Y 染色体之间的序列同源性的基因:PAR1 和 PAR2,它们分别位于 Xp(短臂)和 Xq(长臂)的顶端。在 PAR2 内至少有 25 个基因,在 PAR1 内至少有 4 个基因,这些基因中只有 PAR2 中 2 个最接近的基因参与 X 染色体失活。然而,这 29 个 PAR 基因中已知只有 1 个与人类疾病有关。这种矮小同源框基因(SHOX),它编码 1 个对软骨细胞功能重要的转录因子,缺失可能导致孤立性矮小身材。然而,缺乏 SHOX 基因,除了会导致身材矮小外,还会导致骨骼畸形,导致莱里-威尔(Léri-Weill)软骨发育不良[前臂有所谓的马德隆(Madelung)畸形]及其更严重的纯合子(或复合杂合子)表型,即 Langer 肢中骨发育不良(Langer Mesomelic Dysplasia)。SHOX 基因的 1 个拷贝丢失(单倍体丧失,即蛋白质产物不足)也被认为会导致特纳(Turner)综合征的一些特征表现(详见下文)。许多非 PAR 区的 X 染色体基因[如 ZFX(锌指蛋白基因)]也能逃脱失活,这些约占所有 X 染色体基因数量的 20%,其中大多数在 Y 染色体上有功能类似的同源基因。

相反,Xq 上的 XIST 位点只在非活性 X 染色体上被激活,这在调控 X 染色体失活的过程中发挥重要作用。它编码长的非编码 XIST RNA 分子,这些分子覆盖在染色体上并启动转录沉默。XIST 沿 X 染色体扩散的机制尚不清楚,但可能涉及 X 染色体上众多的重复序列,如许多长的散在重复序列(Long Interspersed Elements,LINEs)充当"助推器"。XIST 的沉默似乎依赖于其 5′端的重复序列,每个重复序列折叠成 2 个茎-环 RNA 结构。这可能允许直接或间接结合阻遏蛋白,如多梳(polycomb)蛋白家族。在 XIST 启动沉默和阻遏蛋白结合后,在随后的细胞分裂中,维持 X 染色体失活涉及其他因素,包括组蛋白 H4 的低乙酰化和 DNA 甲基化。例如,失活 X 染色体上管家基因的 CpG 岛(见第三章)被超甲基化,而活性 X 染色体则相反。另外,不活跃的 X 染色体在有丝分裂中完成复制的时间比其他任何染色体都晚,因此与活性的 X 染色体是不同步的。关于 XIST 的更多细节,特别是它的转录是如何被调控的,详见延伸阅读 Senner,Brockdorff,2009。

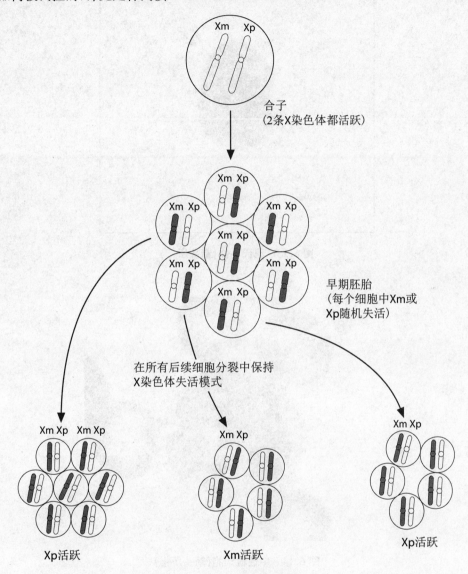

图 6.12 X 染色体失活

注:Xm 为来自母亲的 X 染色体,Xp 为来自父亲的 X 染色体,失活的 X 染色体为灰色。

在一条 X 染色体上部分序列缺失的女性中,结构异常的 X 染色体优先失活。相反,具有 X 染色体-常染色体易位的女性,正常的 X 染色体优先失活。如果不是这样,失活可能从 Xq13 的失活中心扩散到常染色体基因,导致常染色体单体产生。

失活的 X 染色体在大多数细胞间期内保持浓缩状态,且在大多数组织细胞核中以不同的比例呈现为染色质的致密块,称为巴氏小体或 X 染色质(图 6.13)。正常女性口腔黏膜涂片中只有大约 30% 的细胞显示 X 染色质,这取决于每个细胞所处的细胞周期阶段。如果 1

个细胞有 2 条以上的 X 染色体,那么额外的 X 染色体也会失活,即在一些细胞中会看到 1 个以上的巴氏小体。因此,每个细胞的巴氏小体的最大数目为:该核型中的 X 染色体总数减 1。性染色质也可以在 1%～10%女性的中性粒细胞中呈现小鼓槌形态(图 6.14)。

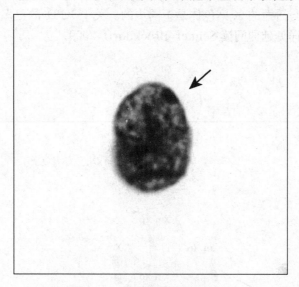

图 6.13　巴氏小体(箭头所指)

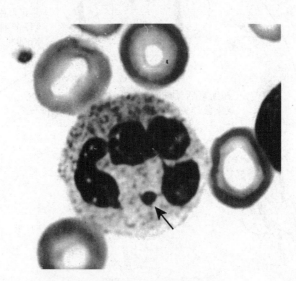

图 6.14　中性粒细胞(箭头所指)

　　因此,女性有多种细胞,其中一些细胞有活性的父系 X 染色体,另一些细胞有活性的母系 X 染色体。由于失活过程的随机性,活性的父系与母系 X 染色体的相对比例在不同女性个体间存在差异(即使是同卵双胞胎)。这也解释了 X 染色体连锁突变基因在女性携带者体内的非均一性表达。

第六节　性染色体畸变

一、45,X(特纳综合征,Turner Syndrome)

在新生儿中,特纳综合征的总发病率在1/5000～1/2000。此发病率在怀孕时较高,有超过99%的受累胎儿在母体中自然流产。

(一) 临床特征

新生儿颈部的冗余皮肤和外周淋巴水肿可作为本病的诊断依据(图6.15)。但是,患者常常只在后期调查中才发现身材矮小或才诊断出原发性闭经。

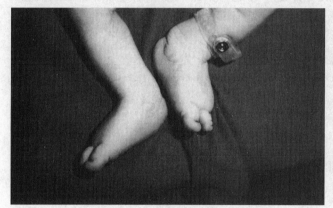

(a)特纳综合征新生儿淋巴水肿

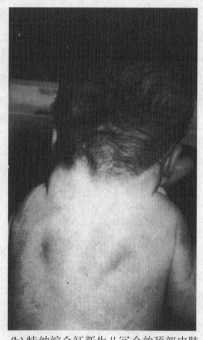

(b)特纳综合征新生儿冗余的颈部皮肤

图6.15　特纳综合征新生儿图

患者身材比例矮小从幼儿早期就很明显,在青春期没有生长突增,如果不治疗,那么成人的平均身高大概为145 cm,且与父母的平均身高也相关。胸部较宽,乳头间距较大,发际线较低,颈部可能有蹼。第四掌骨短,肘关节的外偏角增大。指甲发育不全和多发性色素痣也很常见。40%的患者在某些阶段出现外周淋巴水肿。卵巢正常发育到妊娠第15周,随后卵子开始退化和消失,因此在出生时卵巢呈条索状,导致第二性征发育失败。在罕见情况下,卵巢退化不完全时可能发生月经期(10%～15%),但很少能够怀孕。

常见的心脏异常包括二叶主动脉瓣、主动脉狭窄、心房间隔缺损和主动脉瓣狭窄,这些异常存在于多达50%的患者中。不明原因的系统性高血压(27%)、肾脏畸形、桥本甲状腺炎(Hashimoto Thyroiditis)、克罗恩病(Crohn Disease)和胃肠道出血的风险也随之增加,但智力和寿命表现正常。性激素替代治疗会促进第二性征的发育,已经证明在儿童时期使用生长激素替代治疗最终可使身高至少增加 5 cm(详见延伸阅读 Donaldson et al.,2006)。患者可通过供体卵母细胞体外受精(IVF)来生育后代。

(二) 遗传方面

特纳综合征可能来自于父母任意一方不分离的染色体。在80%的特纳综合征患者中,只存在母系 X 染色体,因此错误发生在精子发生或受精后发育阶段。这就证明了母亲生育年龄与此疾病没有关联。在特纳综合征患者中,性染色质/体不存在于细胞核中。总的来说,50%的患者有 45,X;17%的患者有 X 染色体长臂等臂染色体;24%的患者有嵌合体;7%的患者有一个环状 X 染色体;2%的患者存在一条 X 染色体短臂缺失。一般来说,X 染色体短臂缺失与特纳综合征的表型相关,而单独的长臂缺失产生的条索状卵巢不表现为相关的畸形特征。在 4%的患者中,发现与含有 Y 染色体的第二细胞系的嵌合。在这些患者中,有高达20%的条索状性腺有发展成性腺母细胞瘤(可演变成胚细胞瘤)的风险,一般建议切除性腺。基因型/表型相关性较差,这可能是由不同组织中正常细胞系(45,X/46,XX)的嵌合程度不同所致的。大约95%出现身材矮小的病例中,发病原因至少有一部分归结于 Xp 上 *SHOX* 基因的单倍体不足(减少剂量),该基因编码 1 个转录因子,在肢体发育过程中尤为重要(详见上文)。

(三) 复发风险

复发风险似乎不会高于一般人群风险。

二、47,XYY

在出生的男性婴儿中,47,XYY 发生的概率约为 1/1000,但每 1000 名成年男性患者中大约有 20 人因为严重的学习困难或犯罪行为而被关在收容所里。其中没有明显的父母年龄效应。

(一) 临床特征

这种染色体异常通常表现为无症状,大多数 47,XYY 的男性没有学习困难或犯罪行为。智力(智商总分)往往比他们的正常兄弟姐妹低 10~15 分,较易出现受挫和攻击的行为问题。患者身材偏高,但比例正常,没有其他临床症状。

(二) 遗传方面

47,XYY 产生于父亲生殖细胞第二次减数分裂时 YY 精子的未分离染色体,或受精后未分离的 Y 染色体。对于受累患儿的父母来说,再发风险可能不会增加。对于 47,XYY 患者,后代的基因型比例是 2XXY∶2XY∶1XX∶1XYY。在大多数情况下,实际生育率似乎没有受到影响,后代中只观察到 XX 和 XY 基因型。

三、47,XXY 克氏综合征(Klinefelter Syndrome)

总体来说,在出生男性婴儿中47,XXY的概率是1/1000,并且随着母亲年龄的增加,患病风险有所增加。在无精症不育男性(1/10)和学习困难的男性(1/100)群体中其发病率也会增加。

(一) 临床特征

男性患者最常见的症状是男性性腺功能低下和不育,因此通常患者是在成年时,在看不孕不育门诊时被确诊的。睾丸很小(患者睾丸长度不超过2 cm),不能产生正常水平的睾酮。这会导致男性第二性征的缺失和妇科肿瘤(40%的患者)。患者的四肢从幼儿时期开始拉长,上、下肢长度比例异常低,成人平均身高接近人群75%分布区间。可能出现脊柱侧凸、肺气肿、糖尿病(8%)和骨质疏松症,乳腺癌的发生率(7%)与正常女性相似。从青春期早期开始的睾酮替代治疗可以改善第二性征,有助于预防骨质疏松症,但除嵌合体患者外,不育是无法纠正的。对于部分男性患者,可通过睾丸精子抽吸和卵胞浆内单精子注射(ICSI)而获得生育能力。患者语言能力下降10~20分,但表现通常是正常的,严重的学习困难不太常见。行为问题在儿童时期很常见。

(二) 遗传方面

额外的X染色体约56%来自母亲,44%源自父系染色体。它通常在母亲卵母细胞第一次(或偶尔是第二次)减数分裂时不分离,受精后很少出现有丝分裂错误。对于男性,当第一次减数分裂产生1个XY精子时,如果正常的XY交叉在男性减数分裂期间丢失或没有发生,也会导致47,XXY。大约15%的患者是46,XY/47,XXY的嵌合体。复发风险似乎不会高于一般人群风险。48,XXXY和49,XXXXY患者有严重的学习困难,近端尺桡关节粘连是常见的骨骼缺陷。

四、47,XXX

每1000名女性中发生的频率约为1/1000,并且受母亲年龄的影响。

(一) 临床特征

个体临床表现正常,但15%~25%患者有轻度学习困难。

(二) 遗传方面

47,XXX可能是由母亲卵母细胞第一次(65%)或第二次(24%)减数分裂不分离、受精后有丝分裂错误(3%)或雄性第二次减数分裂不分离(8%)引起的。复发风险似乎不会高于一般人群发病率。大约3/4的女性患者可以生育。她们后代中的一半应该会受到影响,但实际上其后代通常是正常的。拥有3条以上X染色体的女性(拥有2条以上X染色体的男性也是如此)往往有明显的学习困难,其严重程度随着额外X染色体数量的增加而增加。

第七节　性别决定与性别分化

对人类 Y 染色体结构畸变的研究表明,男性的性别是由位于 Y 染色体短臂上的睾丸决定因子(TDF)决定的。如果这个区域缺失,未分化的性腺就会发育为卵巢,并随后向女性性别分化。如果 TDF 区域存在,睾丸就会形成,产生两种激素在局部发挥作用。生精小管的支持细胞(Sertoli Cells)分泌一种缪勒氏管(Mullerian Duct)抑制因子,抗缪勒氏管激素(AMH)会导致原始子宫和输卵管退化,并且睾丸间质细胞会分泌睾酮,可刺激睾丸伍尔夫管(Wolffian Ducts)向附睾、输精管和精囊腺分化,使外生殖器雄性化。通过对性逆转病例的突变分析,已经证实基因 *SRY*(Y 染色体性别决定区)是人和小鼠的主要睾丸决定因子。此外,性别决定区内的基因图谱,在发育的适当时间于未分化的性腺中表达,在小鼠中,当导入雌性前胚胎时,会引起性别逆转(详见延伸阅读 Wilhelm,Koopman,2006)。SRY 蛋白结合 DNA 上一个特异的 6-核苷酸靶序列,使 DNA 折叠成特殊的构象从而发挥转录因子的功能。SRY 的一个重要下游效应被认为是人类 17 号染色体上的 *SOX*9 基因。反过来,SOX9 蛋白似乎可以调节 AMH 的表达。有趣的是,*SOX*9 基因对剂量高度敏感,据报道,在没有 *SRY* 的情况下,该基因的复制可以诱导男性发育(即引起 XX 性反转),而 SOX9 单倍体不足可在 *SRY* 存在的情况下阻止男性发育(即引起 XY 性反转)。

X 和 Y 染色体在第一次减数分裂过程中的正确配对,以及它们在第二次减数分裂过程中相互分离形成次级精母细胞,会产生大约同等数量的雄性和雌性配子。*SRY* 定位在 Y 染色体短臂配对区段外的位置,这通常确保重组不会将 TDF 转移到 X 染色体上(这也与 Y 染色体长臂上其他精子发生所必需的相关基因分隔开来)。

性别决定取决于 Y 染色体,但也有例外,如携带 *SRY* 缺失或突变的 XY 女性,或携带 XX 的男性(由于意外的同源重组导致 *SRY* 片断从 Y 染色体转移到 X 染色体上)。

第八节　基因组印记

在大多数常染色体基因座上,两个等位基因一起表达活跃或沉默,但大约有 100 个位点,只有 1 个等位基因是活跃的。在这些位点上,选择失活的等位基因取决于其亲本来源。例如,11p 上胰岛素生长因子 2(*IGF2*)的等位基因来源于父亲时具有活性。这个印记是在配子发生过程中建立的,和其他印记基因一样,它涉及基因附近特定位点的 DNA 差异甲基化。生殖细胞中这些位点的甲基化也可由特定的 DNA 二级结构决定,这些短的直接重复序列常靠近母系和父系甲基化印记控制区(ICRs)或印记控制中心。在不同的基因座上,差异的 ICR 甲基化导致单等位基因表达的机制不同,而且往往很复杂,常常涉及一系列相互调控的印记基因。例如,*IGF2* 在母源等位基因上的表达被抑制,因为邻近的 ICR 在其未甲基化状态下能够结合所谓的边界因子 CTCF。当 CTCF 蛋白与 ICR 结合时,它阻止了 *IGF2* 启动子与其增强子的相互作用,后者位于 ICR 的另一侧。相反,在父源等位基因上,精子发生过程中获得的甲基化阻止了 CTCF 的结合,从而允许 *IGF*2 启动子与其增强子相互作用,导致 *IGF*2 的高效表达。更加复杂的是,在同一位点另一个 *H*19 基因的表达是相互调节的,因为 *H*19 启动子与 *IGF*2 启动子共同竞争相同的增强子(Enhancers)。

产生印记的原因尚不清楚,但一个结果是,特定染色体疾病的不同临床表现与父母亲本来源相关。例如,母亲 15 号染色体的近端长臂缺失会导致精神障碍和天使综合征(详见下文),而父系染色体上类似的缺失则会导致临床上的不同症状,称为普拉德-威利综合征(详见下文)。这是因为在这个位点上,只有父系遗传的 *SNRPN*、*MKRN*3、*NDN* 和 *MAGEL*2 等位基因才在相关组织(如大脑)中正常表达,而同一位点上的另一基因 *UBE*3*A*,通常只有来源于母系时才能活跃转录。

然而母系和父系遗传物质的极度不平衡贡献可发生在葡萄胎中,它有双倍的父系遗传物质而没有母系遗传物质。染色体看起来正常,但没有胎儿发育,胎盘形态异常。

一、天使综合征

(一) 临床特征

天使综合征的临床特征包括发育迟缓、言语低下、行动不稳、不规律地大笑、头发和皮肤色素减少、面部畸形(图 6.16)和小头畸形。脑电图总是异常的,伴随着后高电压尖峰波和闭眼时的后尖峰波。

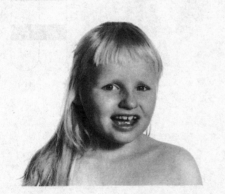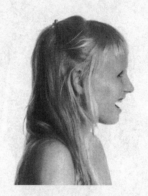

图 6.16　天使综合征患者的面部特征

(二) 遗传方面

遗传概率为 1/20000,细胞遗传学检测约 50% 的患者在 15q12 位点出现明显的微缺失。通过荧光原位杂交(FISH)或用缺失区域的探针进行 DNA 分析,可以进一步鉴定 25% 的缺失。其他公认的原因包括父本单亲二体(UPD),其中 15 号染色体的 2 个拷贝由父亲贡献(约 5%),以及 *UBE*3*A* 基因中的突变(10%~20%)和印记缺陷(3%)。与普拉德-威利综合征(含有类似的细胞遗传学微缺失)相反,在天使综合征中,缺失的 15 号染色体始终来自母体。新发缺失病人家庭的复发风险很低。

在某些情况下,例如,如果父母有染色体易位,或先证者有遗传性 *UBE*3*A* 突变或遗传性印记控制中心(IC)缺失,那么家族性复发的可能性更大(见第十六章)。*UBE*3*A* 基因编码一种泛素蛋白连接酶,通常催化特定蛋白的泛素化,以便随后降解。因此,天使综合征患者的神经异常可能是由 *UBE*3*A* 的缺失和靶蛋白的异常积累所致的。

二、普拉德-威利综合征

(一) 临床特点

在患有普拉德-威利(Prader-Willi)综合征的新生儿中,可能会出现肌张力下降和吞咽困难的情况。患者面部扁平,上唇呈帐篷状,外生殖器发育不全。在儿童后期,肌张力提高并伴随多食、肥胖。前额突出,双颞部变窄。睑裂呈杏仁状,手足较小(图 6.17)。智力障碍常见,智商为 20~80,平均为 50。

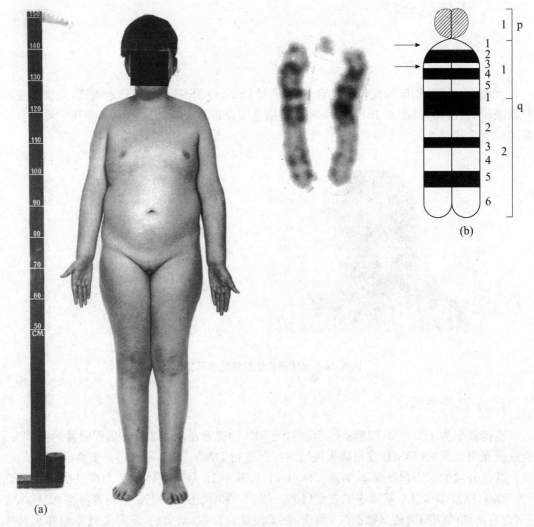

图 6.17 普拉德-威利综合征表型及 15 号染色体片段缺失

注:图(a)为普拉德-威利综合征表型;图(b)为 15 号染色体片段缺失(q11~q13)。

（二）遗传方面

发病率为 1/10000，细胞遗传学检测约 50% 的病人在 15q11～15q13 位点发现微缺失。另外 25% 的病人可通过 FISH 探针或缺失区域的探针 DNA 分析检测到大小可变的染色体 15q 的缺失（图 6.18）。与天使综合征相比，普拉德-威利综合征中缺失的染色体始终为父系来源。如果孩子有新发缺失，则复发的可能性不大，但 2% 是由父母的基因结构重组引起的，因此需要考虑产前诊断。在剩余的 25% 普拉德-威利综合征患者中，没有 15q 的缺失，但 DNA 分析显示母系单亲二体，或在 1% 的病例中，有 IC 突变或 IC 微缺失（其中任何一个都可以遗传于父母）。因此，缺失来自父系关键区域的表达基因，如 *SNRPN*（一个参与选择性 mRNA 剪接的小核核糖核蛋白基因）会导致疾病表型。

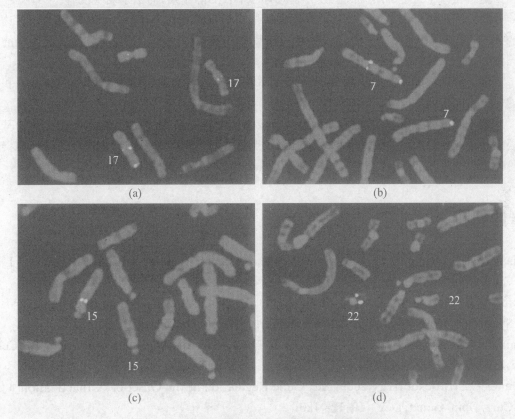

图 6.18　使用特异的 FISH 探针进行微缺失检测

注：该图显示了两条染色体中的一条染色体上没有位点特异的信号。图（a）为用 17q 特异性对照探针和 Miller-Dieker 综合征探针（PAFAH1B1，17p13.3）杂交，发现 17 号染色体上的 Miller-Dieker 综合征位点缺失。图（b）为用 7q 特异性对照探针与威廉姆斯综合征探针（ELN，7q11.2）杂交，发现一条 7 号染色体上的威廉姆斯综合征位点缺失。图（c）为普拉德-威利/天使综合征探针（SNRPN，15q11～15q13）杂交，发现一条 15 号染色体上的普拉德-威利/天使综合征区域缺失。图（d）为迪格奥尔格/腭心面综合征探针（22q11.2）杂交，发现一条 22 号染色体上 22q11.2 微缺失综合征区有缺失。

章末小结

■ 减数分裂包括两次连续的细胞分裂,但 DNA 复制只发生在第一次减数分裂之前。这种分裂产生 2 个细胞,每个细胞包含 23 条染色体,每条染色体由 2 个姐妹染色单体组成,这两个染色单体的差异仅存在于先前的交叉。

■ 第二次减数分裂类似于有丝分裂,即着丝粒分离,姐妹染色单体移向两极。

■ 巨大的遗传变异是由于来自两条同源染色体的染色单体之间的交叉,以及父系和母系同源染色体的随机组合。

■ 在卵子发生的第一次减数分裂时有一个长的静止期,而精子发生没有。

■ X 染色体失活发生在女性胚胎发育的早期。它是由 Xq 上 *XIST* 位点编码表达的 *XIST* 非编码 RNA 分子覆盖 X 染色体导致的。X 染色体含有 Y 染色体上功能基因的同源物,如 *SHOX* 定位于 Xp 假常染色体区,能够逃脱 X 染色体失活。

■ 男性性别决定涉及 Y 染色体上的 *SRY* 基因,可能通过常染色体 *SOX*9 基因和随后产生的抗缪勒氏管激素起作用。

■ 在一些常染色体位点,基因表达仅限于一个等位基因,并由其亲本决定。这种基因组印记可导致不同的临床表型,例如,该位点的缺失是否影响来自母亲或父亲遗传的染色体。

延伸阅读

Blaschke R J, Rappold G, 2006. The Pseudoautosomal Regions, SHOX and Disease[J]. Curr. Opin. Genet. Dev. , 16:233-239.

Gault E J, Tan K W, Dunger D B, et al. , 2006. Optimising Management in Turner Syndrome:from Infancy to Adult Transfer[J]. Arch. Dis. Child, 91:513-520.

Lalande M, Calciano M A, 2007. Molecular Epigenetics of Angelman Syndrome[J]. Cell Mol. Life Sci. , 64:947-960.

Senner C E, Brockdorff N, 2009. Xist Gene Regulation at the Onset of X Inactivation[J]. Curr. Opin. Genet. Dev. , 19:122-126.

Wallis M, Waters P, Graves J A M, 2008. Sex Determination in Mammals:Before and After the Evolution of SRY[J]. Cell Mol. Life Sci. , 65:3182-3195.

Wilhelm D, Koopman P, 2006. The Makings of Maleness:Towards an Integrated View of Male Sexual Development[J]. Nat. Rev. Genet. , 7:620-631.

Wood A J, Oakey R J, 2006. Genomic Imprinting in Mammals:Emerging Treatments and Established Theories[J]. PLoS Genet. , 2:147.

自测题

1.（多选）关于减数分裂，下列哪项是正确的？（　　）

A. 它由两个细胞分裂组成

B. DNA 复制发生两次

C. 它的结果是每条染色体都由一对相同的染色单体组成

D. 在男性中，X 染色体和 Y 染色体沿着其长度进行配对

E. 卵母细胞的第一次减数分裂直到青春期开始后才完成

2.（多选）关于 X 染色体失活，下列哪项是正确的？（　　）

A. 它通常发生在每个雌性体细胞中，导致两条 X 染色体中的一条失活

B. 它由 X 染色体长臂上一个失活的 *XIST* 基因座调控

C. 它发生的过程涉及非编码 RNA 分子以及 DNA 甲基化

D. 这可能解释了一个家族中 X 连锁隐性遗传病女性携带者之间的表型变异

E. X 染色体上的许多基因并没有因此而失活

3. 以下哪一项与特纳综合征无关？（　　）

A. 外周淋巴水肿

B. 短第四掌骨

C. 低发线

D. 二叶主动脉瓣

E. 复发率为 3%～5%

4.（多选）关于人类的性别决定和分化，以下哪项是正确的？（　　）

A. 男性性别决定需要位于 Y 染色体上的睾丸决定因子（TDF）

B. 关键的 TDF 是 *SRY* 基因

C. *SRY* 基因编码精子尾部结构蛋白

D. 男性性别决定涉及 Y 染色体上 *SOX*9 基因的激活

E. 如果 *SRY* 基因先前通过重组从 Y 染色体转移到 X 染色体，则可能导致 XX 雄性

5.（多选）关于基因组印记，以下哪项是正确的？（　　）

A. 对于那些受影响的基因，它只导致一个等位基因活跃，选择取决于等位基因的亲本起源

B. 这个印记是在配子发生过程中建立的

C. 由 *XIST* 基因调控

D. 天使综合征通常是由母体 15 号染色体长臂缺失所致的

E. 普拉德-威利综合征的一个公认的病因是父系单亲二体

（徐曹玲、鲍坚强　中国科学技术大学）

第七章　染色体畸变

关键知识点

■ 数目畸变
■ 结构畸变
■ 染色体畸变检测的细胞遗传学和分子生物学方法
■ 复杂结构重排的染色体来源的鉴定
■ 其他畸变

导言

突变有时会涉及染色体的很大片段,当这些突变片段大到足以在光学显微镜下可见时,即称为染色体畸变(Chromosome Aberrations)。使用普通光学显微镜,染色体上最小可见的重复或缺失大约为 4 Mb。若将从伦敦到纽约的距离比作单倍体 DNA 的长度,则这个最小片段约相当于 8 km 的距离。按此比例,则基因的平均长度大约为 30 m。因此,任何可见的变异通常包含许多相邻的基因。

染色体畸变通常分为数目畸变和结构畸变两类,其中数目畸变是指体细胞内含有异常数目的正常染色体,而结构畸变是指体细胞内含有 1 个或多个异常染色体。染色体畸变可能涉及性染色体或常染色体,可能是由亲本或更遥远祖先的生殖细胞突变引起的,也可能是由体细胞突变引起的,后者只有一部分细胞会受到影响。

第一节　数　目　畸　变

正常情况下,人类体细胞含有 46 条染色体,称为二倍体(因其数目是配子中单倍体染色体数目 23 的 2 倍)。染色体总数是单倍体染色体数目的整数倍且超过二倍体的称为多倍性或多倍体,而非整数倍的则称为非整倍性或非整倍体(表 7.1)。

表 7.1　染色体数目畸变举例

核型	描述
92，XXYY	四倍体
69，XXY	三倍体
47，XX，+21	21 三体
47，XY，+18	18 三体
47，XX，+13	13 三体
47，XX，+16	16 三体
47，XXY	克氏综合征
47，XXX	X 三体
45，X	特纳综合征
49，XXXXY	克氏综合征变种

一、非整倍性

非整倍性（Aneuploidy）通常是由配对的染色体或姐妹染色单体在分裂后期分离失败（染色体不分离）所导致的；或者是由染色体在分裂后期的运动延滞（后期延滞）所导致的。因此，通过上述两种机制中的任一种产生的两个子细胞，其中一个具有某染色体的 1 个额外拷贝（三体，Trisomy），另一个细胞则缺失该染色体的 1 个拷贝（单体，Monosomy）（图 7.1）。减数分裂染色体不分离的原因尚不清楚，但其发生频率随产妇年龄增长、产妇甲状腺功能减退而增加，也可能发生在辐射或病毒感染后，或是一种家族聚集倾向；染色体不分离也很可能与重组频率降低有关，但不确定是否有因果关系（详见延伸阅读 Bugge et al.，2007）。有丝分裂染色体不分离的原因也不清楚，尽管已有证据表明它可能是由第五章所描述的与动粒微管连接或纺锤体组装检查点相关的蛋白表达的改变所引起的（详见延伸阅读 Cimini，Degrassi，2005；King，2008）。

如需要，除了性染色体的非整倍体，13、18 或 21 号染色体三体也可以进行产前诊断，不需要前期细胞培养，只需进行间期的荧光原位杂交（FISH）或荧光定量 PCR（QF-PCR）即可。这项应用越来越广泛的技术（详见下文），可在数小时内完成，对多个染色体特异性标记的 PCR 产物的信号强度进行相互比较（图 7.2），通过利用荧光寡核苷酸引物的多重 PCR 反应，再使用配有专用软件的 DNA 自动测序仪检测来实现。

如上所述，非整倍体既可产生于减数分裂，亦可产生于有丝分裂，减数分裂过程中的染色体不分离可能发生在第一次或第二次减数分裂（图 7.1）。如果染色体不分离发生在第一次减数分裂，则具有额外染色体的配子将包含该染色体的两个同源染色体（不完全相同）；如果它发生在第二次减数分裂，那么正常的染色体和额外的那条染色体将是相同的。有时，染色体不分离的起源可根据某一位点的两个等位基因由同一亲本提供来确定，也可进行染色体或 DNA 的遗传多态性分析。一对亲本的同源染色体在第一次减数分裂时联会失败（不发生结合）也可能导致非整倍性，这是由亲本基因座之间完全缺乏重组所证实的。

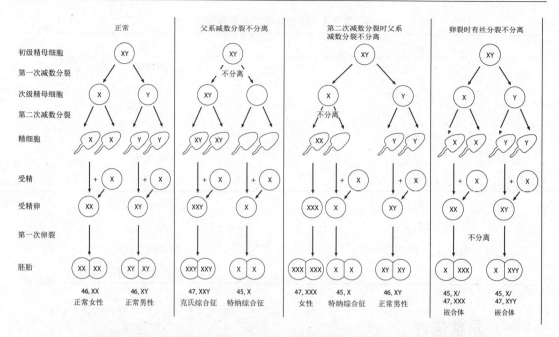

图 7.1　第一次减数分裂、第二次减数分裂及早期卵裂时的性染色体不分离

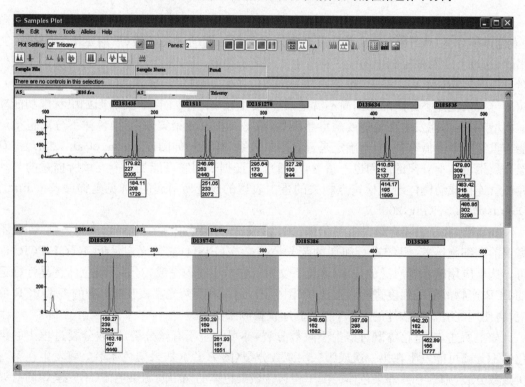

图 7.2　QF-PCR 检测 18 三体

注：三体的诊断需要 1 条染色体显示明确的三体模式，即至少有 2 个信息标记。前缀"D"之后的数字表示染色体数目并作为标签标记于每组波峰上方（如 D21S11）。PCR 产物长度（以 bp 为单位）标记于 x 轴上，以每个小方框中显示的 3 个测量值中的第一个表示。另外两个测量值分别代表峰高和面积。在 21 号和 13 号染色体上的标记中发现两个振幅近似相等的信号（均是二体）。然而，对于 18 号染色体上检测到的多态性标记，有 3 个信号（如标记 D18S535 为三等位基因的三体），或者有两个峰，其中一个峰的大小约为另一个峰的 2 倍（如标记 D18S391 为双等位基因的三体）。

在细胞有丝分裂时产生的非整倍体可能会形成嵌合体,即来自同一合子的个体具有两个或两个以上不同染色体组成的细胞系(图 7.1)。

二、多倍性

一组完整的额外染色体将使染色体总数增至 69,称为三倍性或三倍体(Triploidy)(图 7.3)。三倍体通常源于两个精子受精(双精受精),或由于卵子或精子某次成熟分裂失败而产生二倍体配子。因此,三倍体胎儿(通常会流产)的染色体简式将是 69,XXY(最常见)、69,XXX 或 69,XYY。具体情况取决于额外染色体组的来源。

四倍体(Tetraploidy)或单倍体数量的 4 倍,通常是由受精卵的第一次分裂未能完成所致的。一部分多倍体细胞在人类骨髓中正常产生,如巨核细胞的染色体总数为单倍体染色体总数的 8～16 倍。四倍体细胞也是肝脏和其他组织再生的正常特征。

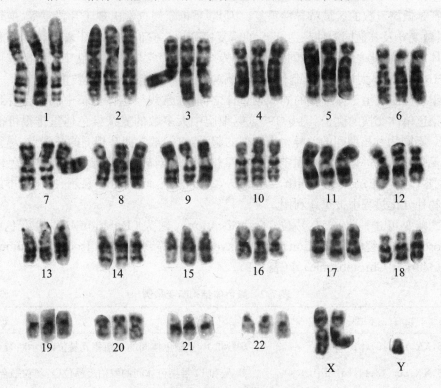

图 7.3　羊膜穿刺术检测到的三倍体

第二节　结构畸变

结构畸变(Structural Aberrations)是由染色体断裂和异常重接引起的,可通过电离辐射和诱变剂等实验诱导产生。当染色体断裂时,会产生两个不含端粒的、不稳定的黏性末端。一般情况下,这两个末端会立刻通过修复机制重接起来。然而,如果发生不止一次断裂,或者双链断裂 DNA 修复系统在乳腺癌相关 BRCA1 蛋白失活后出现缺陷(见第十三章),那么,由于修复机制不能区分两个黏性末端,就可能发生错误末端重接。环境因素或者治疗所致的电离辐射暴露,都会显著增加染色体的自发断裂率,另外一些罕见的遗传性疾病,如范科尼贫血(Fanconi Anaemia),其染色体的断裂率也会增加。在细胞周期的任何阶段,X 射线均能以剂量依赖的线性方式产生双链断裂,但不会增加姐妹染色单体交换的数目。相比之下,S 期依赖的化学诱变剂,可诱导姐妹染色单体交换,而非染色单体则会断裂及交换畸变。染色体断裂不是随机分布的,所有配子的易位自发突变率为 1/1000。

体细胞和生殖细胞的大多数染色体结构畸变是由重组错误引起的。同源染色体的联会发生于重组之前,涉及一条同源染色体被另一条同源染色体的互补序列识别。联会可能会发生错配,特别是在重复 DNA 区域,随后会出现不均等的交叉、互换(图 7.13),导致重复或缺失。同样,非同源染色体上同源区域的联会能导致非同源染色体的意外重组,进而造成染色体的重排。非等位基因的同源重组(Non-allelic Homologous Recombination,NAHR)位点的特征是低拷贝数的区域特异性重复。因此,重排断裂点常出现于片段重复、逆转录转座子、拷贝数变异及其他同源性高达 97% 的重复序列内。它们往往位于着丝粒周围和近端粒的染色体区段,彼此之间可能是同向或反向的。因此,最常见的组成性染色体畸变可以追溯到 NAHR。其他不太常见的机制包括非同源染色体末端连接和着丝粒重新定位。

重组也可能发生于体细胞的同源染色体之间,在常规染色体分析中偶尔会看到染色体配对和染色单体交换的例子(图 5.19)。癌细胞中大多数的复杂染色体重排很可能产生于 NAHR。不同物种核型间的差异也有类似的起源,它们常常拥有相同的断裂点,尽管基因组的高度保守性导致进化过程中固定下来的重排数目相对较小,此现象可通过染色体涂染揭示(详见延伸阅读 Ferguson-Smith,Trifonov,2007)。然而,有证据显示,进化重排的断裂点可能在物种分化过程中被重新利用。

结构畸变可进一步分为易位(Translocation)、缺失(Deletion)、环状染色体(Ring Chromosome)、重复(Duplication)、倒位(Inversion)、等臂染色体(Isochromosome)和标记染色体(Marker Chromosome)等(表 7.2)。

表 7.2　染色体结构畸变举例

核型	描述
46,XY,t(5;10)(p13;q25)	5 号和 10 号染色体间的平衡相互易位(指示断裂点)
45,XX,der(13;14)(q10;q10)	13 号和 14 号染色体间的罗伯逊易位(着丝粒融合)
46,XY,del(5)(p15.2)	5 号染色体短臂缺失,猫叫综合征
46,X,i(X)(q10)	X 染色体长臂的等臂染色体
46,XX,dup(2)(p13p22)	2 号染色体短臂的部分重复(p13→p22)
46,XY,r(3)(p26q29)	3 号环状染色体(p26→q29)
46,XY,inv(11)(p15q14)	11 号染色体的臂间倒位

一、易位

易位是指染色体片段在染色体之间的转移。易位过程需要两条染色体的断裂及异常排列修复,或者减数分裂过程中非同源染色体之间的意外重组。这种交换通常不会导致重大的 DNA 损失及基因破坏。个体的临床表征通常是正常的,被认为发生了平衡易位。其对后代具有医学意义,因为一个平衡易位携带者有产生染色体不平衡后代的风险。

易位有 3 种类型:相互易位、罗伯逊易位(着丝粒融合)和插入易位。

(一) 相互易位

在相互易位(Reciprocal Translocations)中,两条染色体断裂点远端的染色体片段发生了交换。不管是长臂或短臂都有可能发生断裂,而且任何一对染色体之间都可能发生易位(同源或非同源染色体)。因此,在图 7.4(a)中,10 号和 11 号染色体的长臂均发生断裂并相互交换,而图 7.5(a)显示的是 5 号和 10 号染色体之间的平衡相互易位。任一平衡易位的携带者都是健康的,但在配子发生过程中可能产生不平衡的配子。当这些染色体在减数分裂过程中相互配对时,会形成一个十字形的四价体,染色体同源片段得以接触[图 7.4(b)~图 7.4(d)]。随后通过交叉而连接形成一个环状或链状结构[图 7.5(b)和图 7.5(c)]。在分裂期后期,这 4 条染色体必须分离到两个子细胞中。不同情况下可以看到 14 种可能类型的配子。图 7.5(d)显示了由 2∶2 分离模式(即每个子细胞分配 2 条染色体)产生的 6 种配子。在这 6 种可能的配子中,仅有 1 个是正常的,1 个是平衡易位,另外 4 个则是 5 号和 10 号染色体的各种不平衡易位携带者。这种明显可见的不平衡易位涉及大量的基因,受累的孕妇可能会流产;即使活产,也常会出现学习障碍及多种先天畸形。3∶1 的分离模式会产生另外 8 种可能的配子(总共 14 种),但每种配子的染色体不平衡易位可能导致早期的自然流产。因此,在这些易位携带者存活下来的后代中,可预期的比率为:正常∶平衡易位∶不平衡易位=1∶1∶4。在现实中,一些不平衡易位的胎儿会流产,也可能会有针对不平衡配子的选择,所以不平衡后代的实际风险总是会比预期的低(见第十六章)。

对于某些特殊的易位,3∶1 分离模式产生的不平衡后代可能会存活,例如,22 号染色体的部分三倍重复(图 7.6)。

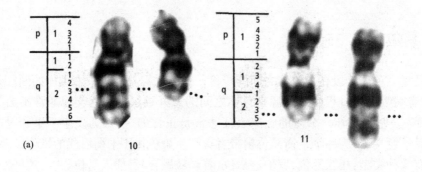

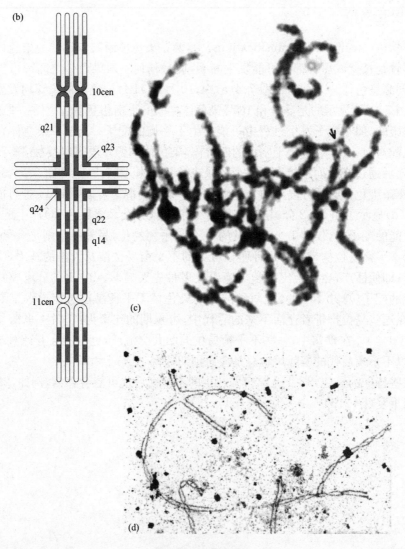

图 7.4 染色体易位

注:图(a)为 10 号和 11 号染色体之间的相互易位。每对染色体中左边显示的是正常染色体。图(b)为 10 号和 11 号染色体易位(10;11)的减数分裂四价体结构图。上方为 10 号染色体,下方为 11 号染色体。右上方和左下方分别为正常的 10 号和 11 号染色体。图(c)为 10 号和 11 号染色体易位(10;11)携带者(箭头所示)的减数分裂粗线期的四价体。为简单起见,四价体的图示中显示的是整条染色体,而非每个染色单体的组成部分。图(d)为在易位携带者中观察到的 9 号和 20 号染色体易位(9;20)的粗线期联会复合体的电镜照片(硝酸银染色)。

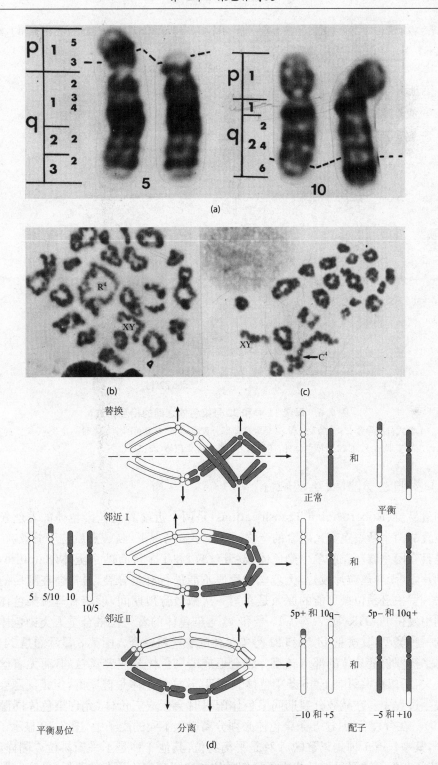

(a)

(b)　　　　　　　　(c)

(d)

图7.5　染色体易位与减数分裂

注：图(a)为5号和10号染色体之间的相互易位。每对染色体中左边显示的是正常染色体。图(b)为第一次减数分裂中5号和10号染色体之间的平衡相互易位的环状四价体（R⁴）。图(c)为减数分裂终变期的链状四价体（C⁴，箭头所示）。图(d)为第一次减数分裂中5号和10号染色体平衡相互易位的3种2：2分离模式。需要指出的是，4种类型的3：1分离模式这里没有显示。除了像11号和22号染色体这种特殊的易位，由3：1分离模式产生的不平衡易位，后代将不能存活，而严重

的染色体不平衡将导致流产。为简单起见,在图的第一和最后阶段没有显示该出现的两条染色单体,而是用1条染色体来替代。

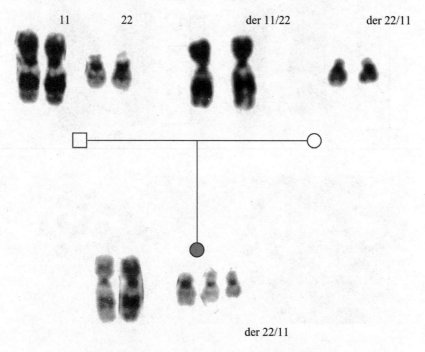

图7.6 母亲11号和22号染色体之间的相互易位

注:以3∶1模式分离导致女儿的11号和22号染色体部分重复,且伴有显著的学习障碍。在3∶1模式的分离中,女儿除了继承母亲的正常11号和22号染色体外,还继承了她的衍生染色体(22;11)。

(二)罗伯逊易位(着丝粒融合)

罗伯逊易位(Robertsonian Translocations)是两个近端着丝粒染色体的着丝粒位置或其附近位置的两个断裂点交叉融合的产物。在大多数情况下,断裂点就位于着丝粒上方,因此产物是具有两个着丝粒的单个染色体(双着丝粒)和1个带有两个随体(Satellite)的不含着丝粒的片段(无着丝粒片段)。无着丝粒片段不能进行有丝分裂,通常会在随后的细胞分裂中丢失。罗伯逊易位最可能的原因是在第一次减数分裂期间,近端着丝粒染色体短臂的同源序列中发生NAHR(图7.7)。13号和14号染色体的着丝粒融合是人类染色体易位中最常见的一种类型,其次是14号和21号染色体的着丝粒融合。图7.8显示的是14号和21号染色体平衡罗伯逊易位的部分核型。组合形成的染色体是双着丝粒的,而无着丝粒的片段已经丢失,所以总共只剩下45条染色体。而且,这样的个体是健康的,但是问题会出现于其配子发生过程中。在减数分裂期间染色体配对时会形成三价体,允许染色体同源片段接触(图7.9)。在分裂后期,这3条染色体必须分离进入不同的配子中,图7.10显示了6种可能的配子,其中只有1种是正常的,1种是平衡易位,其他4种是不平衡易位。同样,在现实中,自然流产和配子选择导致后代中不平衡易位的实际频率比预期的要低(见第十六章)。

平行

端-端

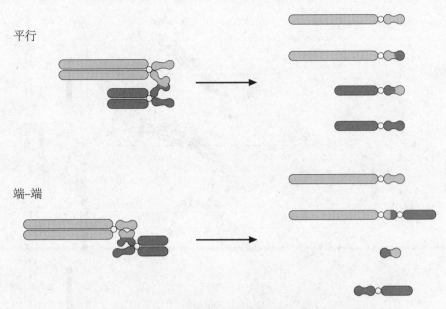

图 7.7　减数分裂中非同源染色体的同源区域间的意外重组
注:这是双着丝粒融合染色体产生的原因之一。

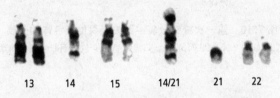

13　　14　　15　　14/21　　21　　22

图 7.8　14 号和 21 号染色体之间的罗伯逊易位

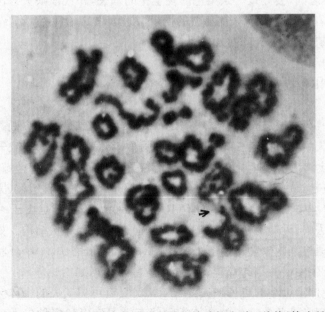

图 7.9　13 号和 14 号染色体罗伯逊易位的减数分裂三价体(箭头所示)

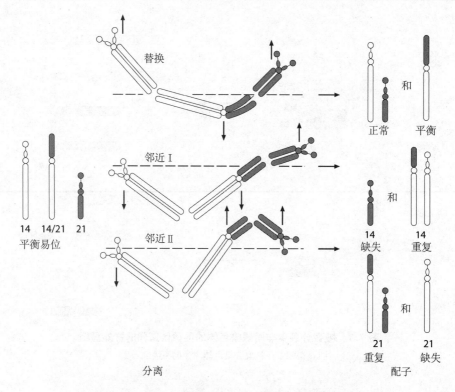

图 7.10 第一次减数分裂中罗伯逊易位染色体的分离

注:为简单起见,如图 7.4 和图 7.5 所示,只显示整条染色体而非它们的单个染色单体。

(三) 插入易位

对于插入易位(Insertional Translocations),一条或两条染色体共需要 3 次断裂。如果发生在两条染色体之间,会导致一条染色体发生中间缺失,并且该缺失片段会插入另一条染色体的断裂口(图 7.11)。同样,平衡易位的携带者是健康的,但可能会产生不平衡易位的后代,即发生重复或缺失,但不会同时发生。

二、缺失和环状染色体

染色体任何一部分的丢失都叫作缺失(Deletions)。缺失是由两个断裂点之间的染色体片段丢失(中间缺失),也可能是由不均等交叉、互换,亲代易位或末端缺失造成的。在后一种情况下,缺失在近端继续进行,直到到达与端粒序列同源的 DNA 区域。此处,端粒酶能够合成一个新的端粒,从而阻止端粒的缺失。如缺失的部分缺少着丝粒(无着丝粒片段),则会在随后的细胞分裂中丢失。环状染色体(Ring Chromosomes)是由于一条染色体两臂上均有断裂点,末端丢失,近端两个黏性末端连接从而形成一个环状结构。如果环状染色体含有着丝粒,则可以通过细胞分裂传递下去。在下一轮细胞分裂中,一个环状染色体内的姐妹染色单体交换会产生两倍大小的双着丝粒环状染色体(图 7.12)。

由于一个染色体上最小的可见缺失约为 4 Mb,具有可见缺失的个体会造成大量相邻基因的单体性,而具有常染色体缺失的个体常常伴有学习障碍和多种先天畸形。在光学显微镜下接近分辨极限的缺失称为微缺失(图 6.18),目前已有相应的分子技术进行辅助检测(见

第五章）。

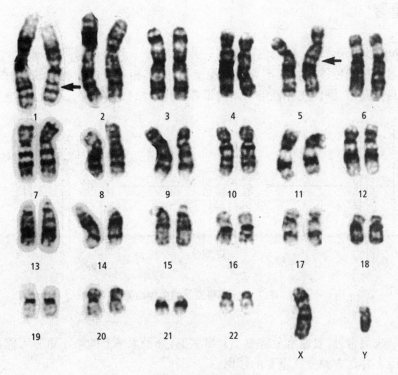

图 7.11　插入易位

注：显示 1q31 中间缺失，插入 5q13 位置（箭头所示）。

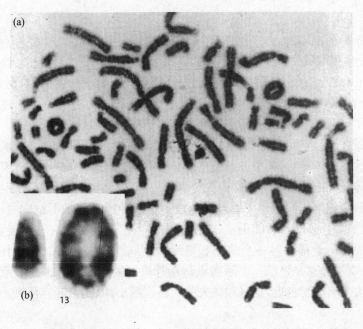

图 7.12　一些发生畸变的染色体图

注：图（a）为辐照后的环状染色体、双着丝粒染色体和无着丝粒片段。图（b）为 13 号双环染色体。

三、重复

重复(Duplications)即一条染色体上某一片段增加一个额外拷贝的现象。它可能是由于减数分裂过程中染色体之间的不等交换而产生的,其相对应的产物是缺失(图7.13)。重复也可能来自于易位、倒位或等臂染色体携带者亲代的减数分裂。

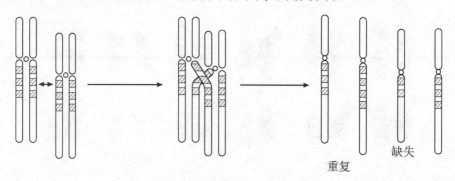

图7.13　不等交叉的多种结果

重复比缺失更常见,且通常危害更小。事实上,分子水平上的微小重复可能在维持进化过程中的基因多样性方面发挥重要的作用。

四、倒位

倒位(Inversions)是某染色体上的两个断裂点之间的片段,在两个断裂点之间旋转180°后重接产生的。如果两个断裂点在染色体的同一个臂上,则不涉及着丝粒,即称为臂内倒位(Paracentric Inversion)[图7.14(a)];而如果断裂点位于着丝粒的两侧,则包含着丝粒,称为臂间倒位(Pericentric Inversion)[图7.14(b)]。一般来说,这种基因次序的变化不会产生临床上的异常,其医学意义在于增加了产生不平衡配子的风险。

倒位妨碍减数分裂期间同源染色体的配对,而倒位片段内部的交叉互换往往会受到抑制。为了使同源染色体配对,其中一条染色体必须在倒位区域形成一个环(图7.15),否则倒位远端的染色体臂不能配对。对于臂内倒位,如果在环内确实发生了交叉互换,那么就会产生一个双着丝粒染色单体和一个无着丝粒片段。这两种产物都是不稳定的,但很少会导致异常的后代。相比之下,对于臂间倒位,如果环内发生了奇数次的交叉互换,那么形成的两条染色单体中的每一条都会有一个缺失和重复,并可能产生异常的后代(图7.16和图7.17)。这些不平衡产物总是显示一个断裂点远端片段的缺失和另一个断裂点远端片段的重复。这两个断裂点离端粒越近,重复和缺失的片段就越小,因此胎儿存活到出生的可能性也就越大。

区分倒位与着丝粒重新定位非常重要,其中后者的基因次序没有变化,对后代几乎不产生影响。

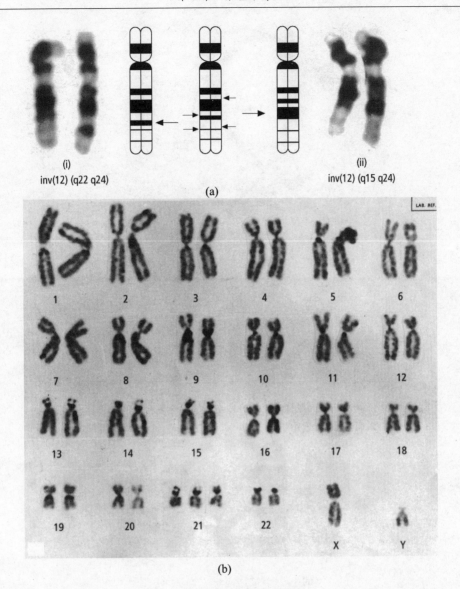

(i)
inv(12) (q22 q24)

(ii)
inv(12) (q15 q24)

(a)

(b)

图 7.14 染色体倒位的两种类型

注:图(a)为 12 号染色体的两种臂内倒位。图(b)为 9 号染色体的臂间倒位,这种倒位占正常人群中的 1%(该患者碰巧又是 21 三体)。

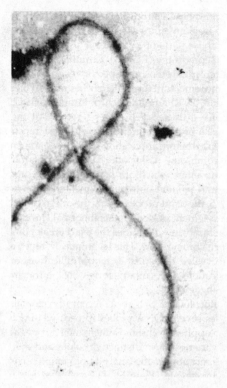

图 7.15　46,XY,inv(2)(p13;q25)携带者的联会复合体的电子显微照片

注:同源染色体配对是通过其中一条染色体形成一个倒位环实现的。

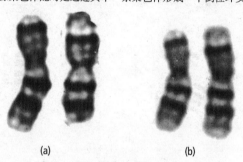

(a)　　　　　　　　　(b)

图 7.16　7 号染色体的大型臂间倒位

　　注:左侧均为正常染色体。图(a)为平衡倒位的父母。图(b)为由于亲本倒位区域的交叉互换而导致具有重复(7q32-qter)和缺失(7p22-pter)的异常孩子。

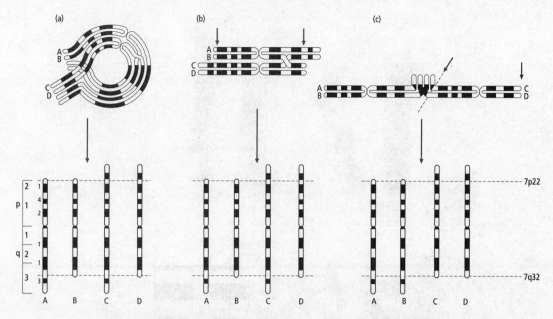

图 7.17　7 号染色体臂间倒位片段内部或片段外的区段在减数分裂期的交叉互换结果

注：图(a)和图(b)是 7 号染色体臂间倒位片段内部，而图(c)是片段外部，7 号染色体臂间倒位如图 7.16 所示。A 是正常的 7 号染色体，而 D 发生了臂间倒位。在图(a)和图(b)中，形成了两种类型的异常重组染色体(B 和 C 均存在重复和缺失)。在图(c)中，倒位片段之外的交叉互换不产生异常重组染色体。

五、等臂染色体

等臂染色体(Isochromosome)是指染色体的一条臂缺失而另一条臂重复的一种异常染色体。它可能来自于细胞分裂过程中着丝粒的横向断裂[图 7.18(a)]，或者来自于着丝粒上方的等臂染色单体的断裂和融合(此为双着丝粒染色体)。活产儿中最常见的等臂染色体是 X 染色体长臂的等臂染色体即 i(Xq)，这种短臂单体性和长臂三体性会导致临床畸形(如特纳综合征，见第六章)。在活产儿中也可以看到 Y 染色体的等臂染色体，但其他染色体的等臂染色体通常会导致早期自然流产；罕见的是 9 号和 12 号染色体短臂的等臂染色体[图 7.18(b)]。在很多情况下，等臂染色体是双着丝粒的，但其中一个着丝粒变得不起作用，因此染色体在细胞分裂时能够正常分离。

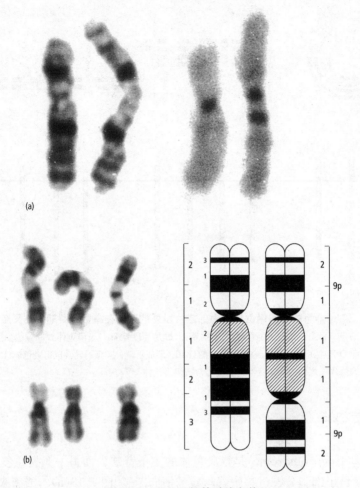

图 7.18　双着丝粒等臂染色体

注:图(a)为 X 染色体长臂的双着丝粒等臂染色体。分别通过 G 带(左侧一对)和 C 带(右侧一对)进行染色。每对染色体的右边一个为双着丝粒染色体。图(b)为 9p 三体综合征患者的 9 号染色体短臂的双着丝粒等臂染色体。两个着丝粒中只有一个(上面的那个)是有功能的。

六、标记染色体

标记染色体(Marker Chromosomes)作为额外的、小型染色体,通常为中央着丝粒的片段,有时会出现于常规染色体核型分析中。它们有些是家族性的,由父母或祖先减数分裂期间在含随体的染色体之间发生罗伯逊易位产生的(通常涉及 15 号染色体的短臂)。如果标记染色体(或含着丝粒的片段)仅包含重复 DNA 和核糖体 DNA,则不会产生不良的临床后果。偶尔也涉及转录基因,则可能会出现相关联的残疾。例如,由 inv dup(22)引起的猫眼综合征,以及在普拉德-威利综合征、天使综合征关键区域发生的 inv dup(15)病例。

第三节 染色体畸变检测的细胞遗传学和分子生物学方法

目前有许多不同的方法可用于检测染色体畸变,具体包括各种细胞遗传学方法和分子生物学方法,其中一些是最近才推出的。

一、细胞遗传学方法

细胞遗传学方法包括常规核型分析(见第五章),越来越多的实验室使用计算机系统进行图像采集、操作和分析。此外,一些实验室使用特殊的染色技术,如 R 带(反向显带)。R 带的条带模式与 G 带相反,是通过在生理盐水中加热处理染色体样品,然后再进行吉姆萨染色实现的。该方法适用于涉及端粒的畸变。

(一) 荧光原位杂交

荧光原位杂交(FISH)是一种特别有用的细胞遗传学技术(上文提到并已在第五章详述),在产前检测中可用于间期染色体非整倍性的快速筛查(图 7.19),特别是在 QF-PCR(详见下文)不适用的情况下。此外,FISH 还能用于检测与特殊疾病相关的染色体微缺失或微重复(如与腭心面综合征相关的 22q11 微缺失),及确定复杂重排中染色体片段的具体来源(详见下文)。如第五章所述,FISH 目前越来越多地用于临床上 PGD 的检测,分别用于确定具有 X 连锁隐性遗传病家族史的胎儿性别,筛查具有明显已知亲代平衡染色体易位的不平衡易位子代(见第十二章)。一种临床研究技术利用细菌人工染色体(Bacterial Artificial Chromosome,BAC)探针进行 FISH 实验,对具有临床表型及明显平衡染色体易位的患者进行染色体特异断裂点的定位。然后,一旦确定了一个跨越断裂点的 BAC,就可以利用在线数据库确定可能被破坏的候选致病基因。例如,这项研究技术被用于证实 8 号染色体上的 *CHD*7 基因是 CHARGE 联合征的重要关联因素之一,该综合征的临床表现包括眼器官先天裂开与脑神经缺损,后鼻孔闭锁,发育迟缓和心、耳畸形等(图7.20;详见延伸阅读 Johnson et al.,2006)。

二、基于 DNA 的几种方法

几种利用 DNA 而非染色体制备的分子生物学方法已成为检测染色体畸变特别有用的手段。尤其是 QF-PCR、多重连接依赖性探针扩增(Multiple Ligation-dependent Probe Amplification,MLPA)和高分辨率微阵列比较基因组杂交(aCGH)越来越多地应用于此类检测。

(一) 荧光定量 PCR

在英国,QF-PCR 已基本取代了间期 FISH 检测,成为产前诊断或新生儿检测的标准方法,适当条件下,也可用于包括 21 号、18 号或 13 号染色体非整倍性的快速检测;如需要,还可用于性染色体非整倍性的检测。在 QF-PCR 中,可通过利用一系列荧光染料的标记引物,对分布于问题染色体上的多态性短串联重复微卫星标记进行 PCR 扩增。实际上,常常通过多重 PCR(即在一个管内同时进行多个 PCR 反应)对 13 号、18 号和 21 号染色体上的标记进行扩增,随后 DNA 产物的大小和相对丰度通过自动测序仪(如 ABI 3130xl)进行精确测定。通过仔细分析所产生的峰,比较峰的高度或面积,可以确定被测的每条染色体的剂量(即相对数量)。三体的诊断要求一条染色体上有清晰的三体模式,即有 3 个峰(代表 3 个等位基因)或两个峰(其中一个峰的大小约为另一峰的 2 倍),至少有两个信息标记[图 7.2 和图 7.21(a)、图 7.21(b)]。

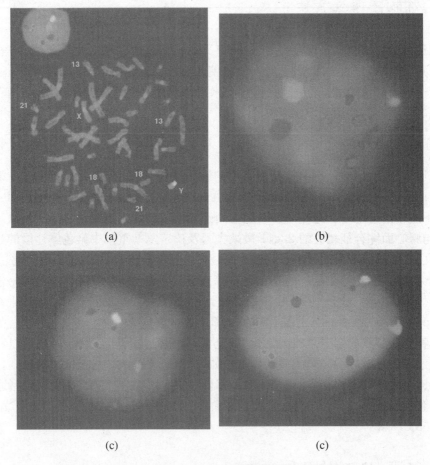

图 7.19 使用多色 FISH 探针测定间期细胞核中的染色体拷贝数

注:图(a)为淋巴细胞中期和间期细胞核,显示 X 染色体、Y 染色体和 18 号染色体的着丝粒探针,以及一个标记 13 号染色体长臂的 YAC 克隆,两个标记 21 号染色体的重叠黏粒克隆。图(b)为与上述探针杂交的未经培养的女性胎儿羊水细胞核,显示各染色体的正常数量。图(c)与图(b)一样,显示一个正常男性胎儿的上述染色体。图(d)与图(b)一样,显示一个患有 21 三体(唐氏综合征)的男性胎儿的上述染色体[摘自 Divane et al.,Prenatal Diagnosis,1994(14):1061-1069]。

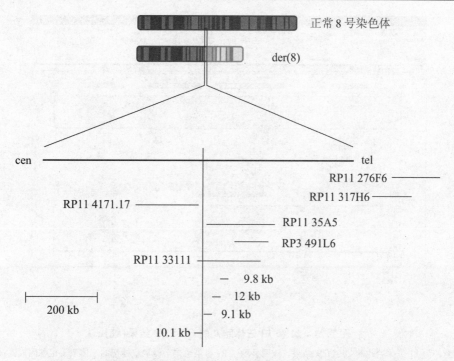

图 7.20　CHARGE 联合征受累的一对单卵双生子中发现由(8;13)平衡相互易位产生的 13 号衍生染色体

注:使用一系列 FISH 探针对 8 号染色体的断裂点进行定位,从而确定致病基因 *CHD*7。给出了 8 号染色体特异性 FISH 探针的相对位置,其中探针 RP11 33111 跨越了 8 号染色体上的断裂点;长垂直线右侧的若干克隆映射到 13 号衍生染色体和正常的 8 号染色体上;探针 10.1 kb(跨第 4、5 外显子)定位于正常的和衍生的 8 号染色体,而探针 9.1 kb(跨第 6、7 外显子)定位于衍生的 8 号和 13 号染色体[摘自 Johnson et al.,Journal of Medical Genetics,2006(43):280-284;转载经英国医学期刊出版集团许可]。

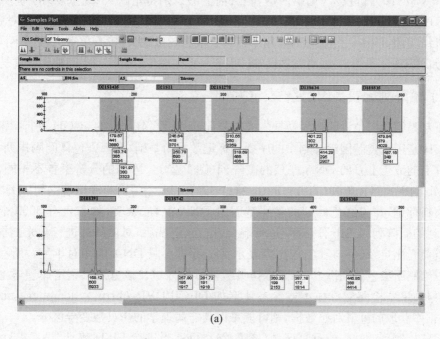

(a)

图 7.21　21 和 13 三体胎儿的 QF-PCR 结果

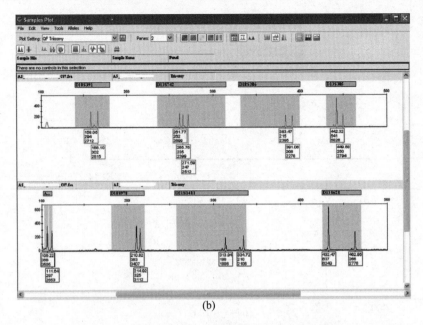

(b)

图 7.21　21 和 13 三体胎儿的 QF-PCR 结果(续)

注:图(a)为 21 三体胎儿的 QF-PCR 结果。该图显示了 21 号染色体上微卫星标记的三体双等位基因模式(两个峰的大小比例为 2∶1)或三等位基因模式,但 18 号和 13 号染色体具有大小近乎相同的正常双等位基因峰。在 18 号和 13 号染色体上也可以看到一个无信息提示的纯合子的标记(产生一个无意义的单峰),其源于一对具有相同数目重复序列的等位基因。图(b)为 13 三体胎儿的 QF-PCR 结果。

(二) 多重连接依赖性探针扩增(MLPA)

MLPA DNA 分析技术(见第四章)是目前能够识别特定缺失(或重复)的另一种方法。这种技术可以在几个小时内,在单次反应中对 40 多种不同的核酸序列进行相对定量(图7.22)。目前已生产出一系列试剂盒,用于筛选近端粒的微缺失、影响单个大基因不同区域的微缺失,如肌营养不良蛋白;或者筛选已知的引起一系列遗传综合征的中间缺失或重复。

(三) 微阵列比较基因组杂交(aCGH)

位于基因组任何位置的亚显微缺失或重复能够通过高分辨率的 aCGH 进行检测。

aCGH 是以人类基因组计划中的序列和标记数据为基础,沿着染色体间隔排列、被点样到载玻片上的成千上万的 DNA 序列的微阵列(图 7.23)。阵列的分辨率各不相同,从序列间的 1 Mb 到平铺路径阵列(Tiling Path Arrays)的 1 kb 不等。将受试者的测试 DNA 用绿色荧光染料标记,并与红色标记的参照基因组 DNA 混合、杂交,如与含有 3000 个基因组DNA 序列的微阵列(1 Mb 分辨率)进行混合、杂交、清洗后,对微阵列进行激光扫描。对每个点进行荧光测定,绿色与红色的比值表示受试者对参照 DNA 的相对丰度。所有斑点的比率可以绘制于染色体图谱上,以显示拷贝数变异的区域。该方法可鉴定病理学上的重复和缺失,但如果不检测父母样本或参考从诸如 DECIPHER (http://decipher. sanger. ac.uk)等数据库获取的种群对照数据,则可能难以与非病理学的拷贝数变异区分。

aCGH 检测到的缺失或重复区域(图 7.24),可适当进行 FISH 确认(图 7.25)。如今,aCGH 越来越多地用于鉴别具有不明原因的学习障碍和畸形特征患者的拷贝数变异的致病区域(图 7.26),也可用于检测染色体平衡易位患者在染色体断裂点处的类似改变。

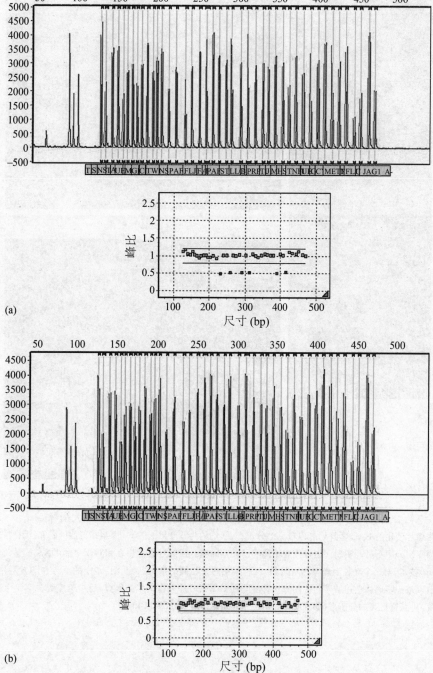

图 7.22 威廉姆斯(Williams)综合征的 MLPA 结果

注:图(a)为威廉姆斯综合征患者的 MLPA 结果。上图显示血液 DNA 的 MLPA 结果,下图显示每个探针的峰值比率。患者在一条 7 号染色体上有 1 个微缺失,可从位于缺失区域内的 6 个 DNA 探针序列的峰看出(比率约为 0.5 而非 1)。探针由分析软件按序列长度次序显示,而非按照它们在染色体上的顺序显示。MLPA 试剂盒由 MRC-Holland 公司提供。图(b)为 7 号染色体上威廉姆斯综合征区域的 MLPA 结果,以正常个体 DNA 为对照。

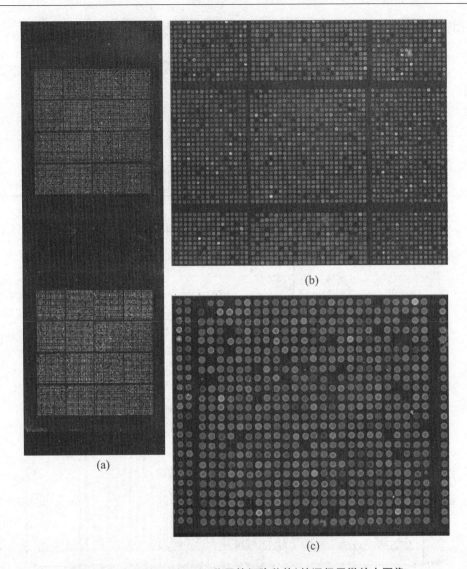

(a)

(b)

(c)

图 7.23　aCGH(BlueGnome 公司的细胞芯片)的逐级显微放大图像

注：这张切片使用的 BAC 微阵列能以更高的分辨率(平均约为 500 kb)进行基因组拷贝数的研究,而标准的核型分析(分辨率约为 4 Mb)则不可能实现。斑点代表不同的已知基因座。强信号示患者相对于对照 DNA 过量。使用染色交换(Dye-swap)技术,对每个玻片上患者和对照 DNA 样本的两个相同的杂交区域[图(a)中的上方和下方网格]进行相反的荧光标记,以进一步确认上述结果。使用寡核苷酸阵列 CGH(玻片上有更多的斑点,每个斑点都含有 1 个寡核苷酸而非 BAC 克隆)可获得更高的分辨率(如在临床重要的基因组区域中为 11～14 kb)。

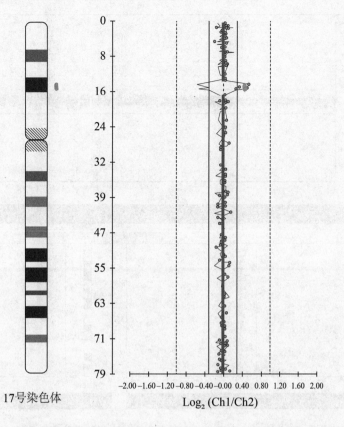

17号染色体

Log₂ (Ch1/Ch2)

图7.24 轻度遗传性运动感觉神经病(HMSN)患者的17号染色体aCGH结果

注:患者DNA(Ch1)与对照组(Ch2)的荧光变化比例清楚地显示了17p区域的微复制(染色体模式图附近的灰色短粗线)。显示反转比值的叠加染色交换谱可以确证上述异常。已知,编码外周髓鞘蛋白-22(PMP22)的基因在该区域(17p11.2)的重复是HMSN 1A型[也称1A型腓骨肌萎缩症(Charcot-Marie-Tooth)]的常见病因。如临床诊断有疑似病例,多通过MLPA检测该位点的重复。

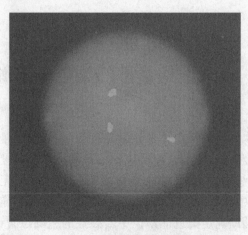

图7.25 间期FISH图像

注:利用杂交探针显示包含PMP22基因的17p11.2染色体区域具有3个信号,而非正常的2个信号。这确证了aCGH所示的该区域存在的微重复(图7.23)。由于中期分裂相中同一条染色体上的2个信号接近,这种重复很难在中期通过FISH清晰显示。

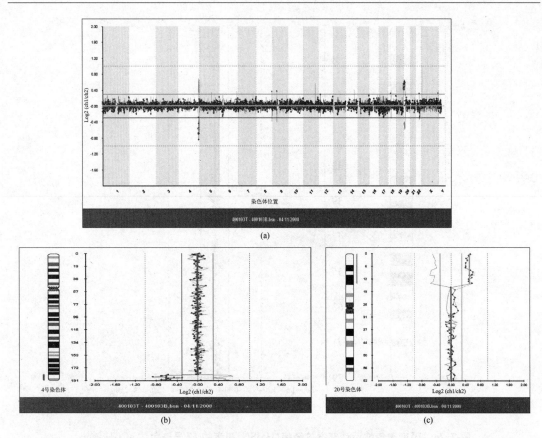

图 7.26 t(4;20)非平衡易位患者的 aCGH 分析

注:图(a)为使用 aCGH 显示患者与对照基因组 DNA 的比值,BAC 克隆的间距中位数一般为 565 kb,近端粒区为 250 kb,90 个特定已知疾病位点为 100 kb。在 4 号和 20 号染色体上发现了有临床意义的异常区域,这是由不平衡易位造成的。图(b)和图(c)中的个体 aCGH 染色体图谱显示,在图(a)所示的非平衡 t(4;20)患者中,4 号染色体长臂存在缺失,20 号染色体短臂存在重复。

第四节 复杂结构重排的染色体来源的鉴定

涉及数目和总体结构重排的染色体鉴定通常使用标准的 G 带即能明显可见。更小的重复和缺失的来源会更难确定,特别是新产生的不平衡类型的畸变。涉及多条染色体的复杂重排,如在一些恶性组织中发现,单靠染色体显带技术可能是无法确定的。对于这些情况,可以在分子原位杂交中,以 DNA 探针标记某异常染色体的特定片段,从而确定其来源。此外,DNA 探针可用于辅助确定染色体易位中断裂点的精确位置,对于特定条件下的基因鉴定是非常有价值的,如上文提到的 CHARGE 联合征(图 7.20)。许多类型的染色体特异性探针可用于此类研究,包括着丝粒特异性重复(人类着丝粒)探针;黏粒或酵母人工染色体(YAC)探针,它们包含一个足够大的插入序列,能够在大部分中期时相提供清晰的信号。包含荧光标记 DNA 探针的非同位素检测系统是最常用的。图 7.27 显示了在 FISH 实验中用于检测 X 染色体[德克萨斯红(Texas Red)标记]和 18 号染色体[异硫氰酸荧光素(FITC)

标记]的人类着丝粒重复探针,能清晰地识别两条染色体是处于中期还是间期。染色体特异性 DNA 探针可以根据整个染色体制作,并通过 FISH 涂染来源于该染色体的结构畸变部分(图 7.28)。染色体涂染探针可由染色体特异性基因组文库、单染色体体细胞杂交体或经荧光激活细胞分选仪(FACS)分选的 PCR 扩增染色体制成。所有这些探针在应用于 FISH 实验之前都需要一个预先退火的步骤来抑制重复 DNA 序列。

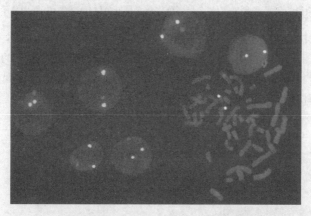

图 7.27　利用 FISH 鉴定处于中期和间期的 18 号染色体和 X 染色体

注:人类 18 号和 X 染色体的着丝粒重复探针分别用 FITC 和德克萨斯红标记,用碘化丙啶反染。核型为 46,XY。

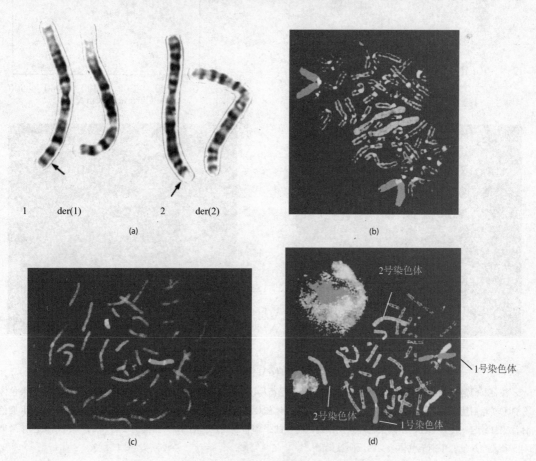

图 7.28　染色体特异性涂染实例

注:图(a)中涉及 1 号和 2 号染色体长臂远端的小片段的相互易位,很难通过 G 带区分。图(b)为用 1 号染色体特异性涂染(虚线圈出部分)和 2 号染色体特异性涂染(实线圈出部分)杂交显示同一易位。图(c)为用 Y 染色体特异性涂染探针(实线圈出部分)和 X 染色体特异性涂染探针(虚线圈出部分)对一男性的中期染色体进行涂染的结果。X 染色体上的 Y 染色体同源区(X 染色体短臂末端和 X 染色体长臂近端 1/3 处)或 Y 染色体上的 X 同源区(Y 染色体短臂末端)由于红、绿荧光的结合而呈现黄色(图中呈现为白色)。注意 X 染色体长臂末端的 PAR2 区域(在第六章中提及)因太小,不能产生信号。另外,Y 染色体长臂的异染色质区域没有可见的绿色信号,因为使用的杂交方法抑制了 DNA 的重复序列。图(d)为三色正向染色体涂染的例子:1 号染色体、2 号染色体和 6 号染色体(实为黄色,图中显示为白色)。

　　染色体涂染探针也可以来源于异常染色体,通过 FACS 分选、PCR 扩增并涂染于正常中期染色体上。如图 7.29 所示,染色体涂染探针揭示了异常染色体中的每个染色体片段的来源,同时也能确定每条染色体上的确切断裂点。这种反向涂染技术揭示了大多数新的重复是串联重复还是其他形式的染色体内重排。

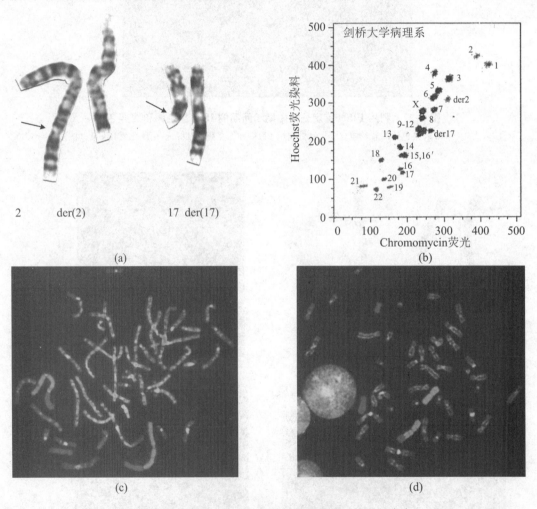

图 7.29　46,XX,t(2;17)(q31;q25)易位分析的反向涂染

注:图(a)为 G 带制片显示 2 号和 17 号染色体及某平衡易位携带者的衍生染色体。图(b)为流式核型,显示在染色体分选和扩增后用于制备染色体涂染探针的两条衍生染色体的位置。图(c)为 2 号衍生染色体涂染探针和 17 号衍生染色体涂染探针与一正常男性的中期染色体杂交以确认易位的来源和断裂点。图(d)为相同的 2 号和 17 号衍生染色体涂染与平衡易位携带者中期染色体杂交的反向涂染。

多色 FISH(M-FISH)是一项新近发展的、可同时使用几种 DNA 探针的技术。当用于染色体涂染时，可以使用不同的荧光染料组合，赋予每条染色体一种独特的颜色，对分析复杂的染色体重排很有用(图 7.30)。

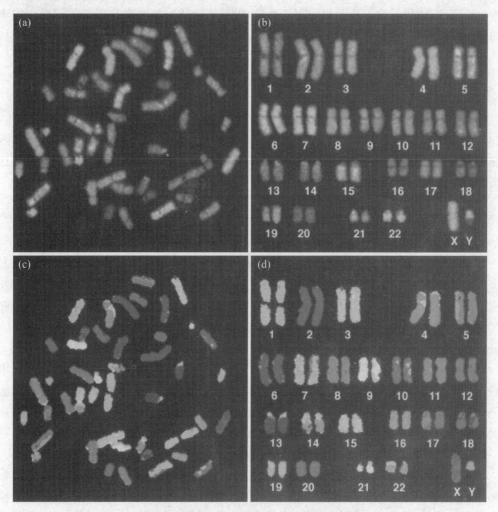

图 7.30　染色体涂染探针包含 24 种染色体特异性探针的多色 FISH

注:每一种都由 5 种不同的荧光染料组合进行标记，并通过光谱成像技术进行分析(转载经 Schröck 等人许可，Schröck et al.，Science，1996(273):494-497. 美国科学促进会)。

第五节　其他畸变

一、同源嵌合体

同源嵌合体(Mosaic)是指来源于同一个受精卵、拥有两种或更多细胞系的个体。例如，在 21 三体患者中，大约 1%是正常细胞和三体细胞系的嵌合，是在受精后产生的。通常最初的合子是 21 三体,正常的细胞系是在随后的有丝分裂过程中由于后期延滞产生的。较少见的情况是,初始受精卵是正常的,三体细胞系产生于随后的有丝分裂过程中的不分离染色体。这种情况下,也会产生一种 21 单体的细胞系,但往往会丢失。正常细胞系的存在可以改善临床表征,如果异常细胞系仅局限于性腺(性腺嵌合体),那么表征正常的父母生出不正常的孩子的风险可能会很高。

二、非同源嵌合体

非同源嵌合体(Chimaera)是指来源于两个独立的受精卵、拥有两种细胞系的个体,这可能是由异卵双生子受精卵的早期融合,即卵子和一个极体的双受精,还可能是由异卵双生子在子宫内进行造血干细胞的交换所致的。如果母方和父方等位基因的双重贡献能在这两种细胞系中得以证实,则嵌合现象即被确证。

三、单亲二体和同二体

正常情况下,双亲各贡献每对常染色体中的任一条染色体和一条性染色体,但偶尔某常染色体的一对同源染色体均来自同一个亲本,而缺少另一个亲本的相应同源染色体。这种情况可能发生在同源染色体的三体受精中,在早期细胞分裂中由于后期延滞导致受精卵丢失了一条同源染色体,而来自同一亲本的另外两条同源染色体保留下来[三体拯救(Trisomic Rescue)]。如果三体性是由第一次减数分裂时同源染色体不分离导致的,如上所述,携带额外染色体的配子含有来自父母一方的一对同源染色体(不完全相同的)。如果受精后,由于丢失了该染色体的第三个拷贝(即存在于父母另一方配子中的同源染色体)而出现三体拯救,则会导致患者出现单亲二体(Uniparental Disomy)。相反,如果三体性是由第二次减数分裂时染色体不分离导致的,那么二体配子中的两个同源染色体将是相同的,并且在三体拯救后患者将会出现单亲同二体(Uniparental Isodisomy)(图 7.31 和图 9.5)。

单亲二体和同二体会产生正常的核型,但可以通过 DNA 标记分析检出。它们的临床后果是,某些染色体区域的基因组印记(见第六章)导致这些区域的等位基因发生亲本特异性的表达。例如,普拉德-威利综合征(见第六章)通常是由 15 号染色体长臂近端的父方缺失引起的,但偶尔也有一些临床表现相同的患者没有缺失,而是具有 15 号染色体的母方单亲二体。单亲同二体还能导致相关染色体上突变基因的纯合性,从而出现仅父母一方为携带者的孩子罹患常染色体隐性单基因遗传病。

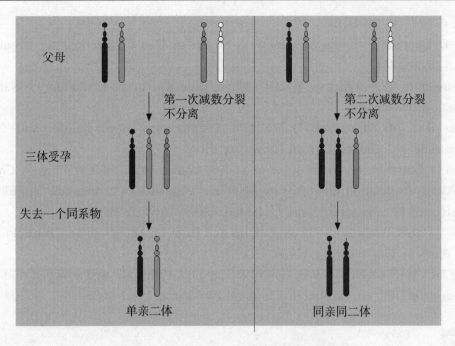

图 7.31　单亲二体和同二体的起源机制图示

章末小结

■　光学显微镜下,最小可见的染色体重复或缺失约为 4 Mb,通常包含许多基因。

■　多倍性(多倍体)是指染色体的异常数目(相对于非整倍性)是单倍体染色体数目的整数倍,其中人类染色体的单倍体染色体数目是 23。

■　同源嵌合现象(对非整倍体细胞系)可由细胞有丝分裂过程中染色体不分离而引起。

■　平衡易位携带者通常在临床表征上是正常的,但可能会生出染色体不平衡的后代。

■　研究复杂的染色体结构重排可单独或联合使用染色体特异性荧光 DNA 探针。

■　单亲二体指的是某常染色体的两条同源染色体都只来自于父母一方,如母亲。如果这两条同源染色体都来自于相同的祖父母,那么就应该称为单亲同二体。单亲二体的临床效应包括遗传印记疾病,单亲同二体一般是常染色体隐性遗传病。

■　MLPA 和 aCGH 是可用于检测亚显微缺失或重复区域的两种不同的 DNA 分析方法。

■　QF-PCR 是一种基于 DNA 的现代方法,通过该方法,染色体的非整倍体(如 21、18 或 13 三体)可在产前或新生儿期得以快速检测。

延伸阅读

Bugge M,Collins A,Hertz J M,et al. ,2007.Non-disjunction of Chromosome 13[J].Hum.

Mol. Genet. ,16:2004-2010.

Cimini D,Degrassi F,2005. Aneuploidy:A Matter of Dad Connections[J]. Trends Cell Biol. ,15:442-451.

Ferguson-Smith M A,Trifonov V,2007. Mammalian Karyotype Evolution[J]. Nat. Rev. Genet. ,8:950-962.

Gardner R J M, Sutherland G R, 2003. Chromosome Abnormalities and Genetic Counseling[M]. Oxford:Oxford University Press.

Johnson D,Morrison N,Grant L,et al. ,2006. Confirmation of CHD7 as A Cause of CHARGE Association Identified by Mapping A Balanced Chromosome Translocation in Affected Monozygotic Twins[J]. J. Med. Genet. ,43:280-284.

King R W,2008. When 2 + 2 = 5:the Origins and Fates of Aneuploid and Tetraploid Cells [J]. Biochim. Biophys. Acta. ,1786:4-14.

Tolmie J L, MacFadyen U,2006. Emery & Rimoin's Principles and Practice of Medical Genetics[M]. 5th ed. Edinburgh:Churchill Livingstone:1015-1037.

自测题

1. (多选)关于人类染色体,下列哪项是正确的?（　　）

A. 现代光学显微镜可以检测 4 kb 的 DNA 缺失

B. 可见的染色体畸变通常涉及许多基因

C. 三倍性是指存在额外单倍体数目的染色体,即人类共有 69 条染色体

D. 非整倍性是指染色体总数是单倍体数目的整数倍,并且超过了二倍体数目

E. 一条染色体的单体性可能是由后期染色体的不分离或染色体运动延滞所致的

2. (多选)关于染色体断裂,下列哪项是正确的?（　　）

A. 它们会导致结构畸变,如易位

B. 它们会产生不稳定的黏性末端

C. 它们的修复包括 BRCA1 蛋白

D. 电离辐射和范科尼(Fanconi)贫血会增加其频率

E. 它们是随机分布的

3. 下列关于染色体平衡相互易位的表述,哪一项是正确的?（　　）

A. 携带者通常有明显的学习障碍

B. 一些携带者有超过 10%的风险生出染色体不平衡的后代

C. 它们可能涉及短臂或长臂

D. 它们不涉及 X 染色体

E. 在携带者的配子发生过程中,染色体配对形成四价体,其中有两条染色体传递到每个子细胞

4.（多选）关于罗伯逊（着丝粒融合）易位,下列哪项是正确的?(　　　)

A. 它们发生在近端着丝粒染色体中

B. 它们通常是由于染色体在着丝粒处断裂而产生的

C. 典型的罗伯逊易位携带者共有 46 条染色体

D. 在配子发生过程中,减数分裂期间形成一个四价体

E. 13 号和 14 号染色体的着丝粒融合是最常见的人类染色体易位

5.（多选）关于染色体亚显微缺失,下列哪项是正确的?(　　　)

A. 它们可通过 FISH、MLPA 或 aCGH 进行检测

B. DNA 测序是一种有效的检测方法

C. 它们可能是由同一条染色体臂上的两个重复序列之间不均等的交叉互换而产生的

D. 一条染色体的两条臂的断裂会产生包含一个着丝粒的环状染色体

E. 它们比人类染色体的重复更常见

6.（多选）以下对单亲二体的描述哪项是正确的?(　　　)

A. 它产生于来自同一亲本的某一常染色体的两条同源染色体

B. 它总共产生 47 条染色体

C. 它会导致遗传印记疾病

D. 如果父母双方都是携带者,单亲同二体只能导致常染色体隐性遗传病

E. 单亲同二体是指两条同源染色体来自相同祖父母的情况

7. 在如图 7.32 所示的结果中,哪个是可能影响妊娠的染色体畸变?

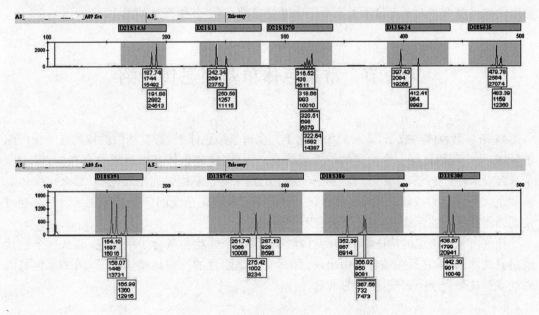

图 7.32　第 7 题图

（刘晓颖　安徽医科大学）

第八章　经典的孟德尔遗传

关键知识点

- 常染色体单基因遗传介绍
- 常染色体显性遗传
- 常染色体隐性遗传
- 性连锁遗传介绍
- X 连锁隐性遗传
- X 连锁显性遗传
- Y 连锁遗传（全男性遗传）

导言

　　单基因遗传病（孟德尔遗传病）是指由于一对常染色体等位基因中的一个或两个突变，或者 X 或 Y 染色体上的基因突变所导致的疾病（性连锁遗传）。这些疾病在家系中表现出典型的遗传模型。图 8.1 显示了家系图中常使用的符号（其他符号如图 12.1 所示）。

第一节　常染色体单基因遗传介绍

　　44 条常染色体构成了 22 对同源染色体。在每条染色体上，所有基因的排列有一个严格的顺序，每个基因占据一个特定的位置或位点。因此，常染色体基因是成对存在的，其中一个来自母亲，另一个来自父亲。如果一个基因的两个等位基因是完全相同的，那么该个体的基因座就是纯合的；如果不相同，那么该个体的基因座就是杂合的。正常等位基因的突变可使基因出现不同的形式，也可使其拥有不同的功能。

　　任何由基因决定的特征都被称为性状。如果一个性状在杂合子中出现，那么这个性状就是显性的；如果它只在纯合子中出现，那么它就是隐性的。在某些情况下，两个等位基因的性状都在杂合子中表现，则称为共显性性状。

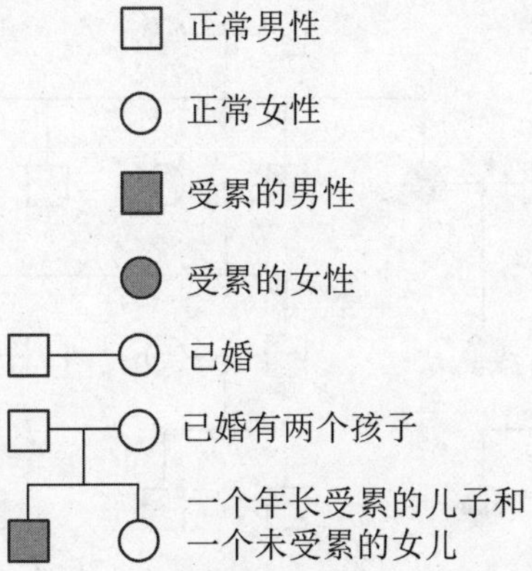

正常男性

正常女性

受累的男性

受累的女性

已婚

已婚有两个孩子

一个年长受累的儿子和
一个未受累的女儿

图 8.1　家系图中常使用的符号

第二节　常染色体显性遗传

我们来举个例子就能很好地理解何为常染色体显性遗传。图 8.2 中的患者手指肌腱上有胆固醇沉积（黄色瘤），并且有早发冠心病。他的家系（图 8.3）具有常染色体显性遗传的典型特征。男性和女性的患病人数大致相等。每一代中都有人患病，并且男性可以将这个性状特征遗传给男性或女性。而未受的族人不会将这个性状遗传给下一代。这个案例是家族性高胆固醇血症（Familial Hypercholesterolaemia，FH），该疾病是由 19 号染色体短臂上的一个基因突变所导致的。因此，这个家族中每个患者都是杂合子。由于他们都和一个未患病的人（正常纯合子）结婚，那么其后代中患病人数与未患病人数的预期比例如图 8.4 所示。

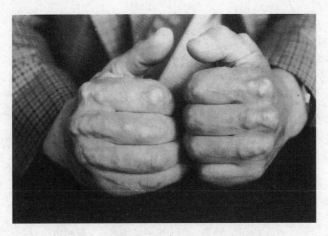

图 8.2　家族性高胆固醇血症中的肌腱黄瘤

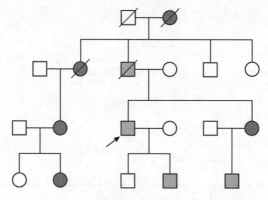

图 8.3　家族性高胆固醇血症家族的家系图

注:图中箭头所指为患者。

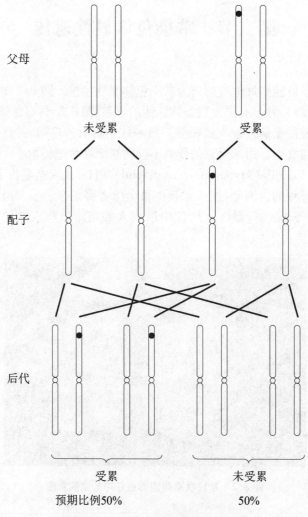

图 8.4　常染色体显性遗传图

每个孩子从患病父母那里遗传得到突变基因或者正常等位基因的可能性是相等的,因此,平均来说,一个杂合子父母的每个孩子都有 1/2 或者 50% 的概率患病。尽管每个受累的个体都具有相同的突变基因,但是肌腱黄瘤和血管性疾病在发病时间和严重程度上都存在差异。这种可变表达是常染色体显性性状的典型特征。虽然其理论基础尚不清楚,但可能是由其他基因调节所致的(见第九章)。

最重要的 FH 致病基因已经被克隆,并且已鉴定出 800 多种不同的突变。它翻译产生的蛋白,在循环低密度脂蛋白(Low-density-lipoprotein,LDL)颗粒中充当载脂蛋白 B 的受体。这些含有胆固醇的颗粒可以通过网格蛋白介导的内吞作用结合,然后被多种细胞内化。这种 LDL 受体的缺陷会引起清除缺失,从而导致 LDL 胆固醇水平升高(详见延伸阅读 Soutar,Naoumova,2007)。至少还有其他两个基因也已经被确定可以导致类似的表型。编码前蛋白转化酶 Subtilisin/Kexin 9 型(Proprotein Convertase Subtilisin/Kexin Type 9,*PCSK*9)的基因发生突变是导致严重高胆固醇血症的一种罕见原因,而相对轻微的表型(B 型高胆固醇血症)则是由编码载脂蛋白 B-100(Apolipoprotein B-100,*APOB*)的基因发生突变所致的。然而,与多种不同的 *LDLR* 突变相反的是,只有一个 *APOB* 突变在欧洲个体中占主导地位。

每 500 人中就有 1 人患有 FH,杂合子患者之间也曾有人结婚。在这样的婚姻中,平均 1/4 的后代不受累,1/2 的后代可能成为杂合子患者,1/4 的后代可能成为纯合子患者。纯合子患者体内没有正常的 LDL 受体,因此疾病的早发性和严重程度都会增加,在儿童期后期就会出现冠心病症状。对于高危家族,可以根据血脂指标、基因突变分析,或者利用 DNA 分析追踪每一个家族成员的缺陷基因。降低胆固醇的治疗包括调整饮食、使用他汀类药物(HMG-CoA 还原酶的竞争性抑制剂,HMG-CoA 还原酶是一种参与胆固醇合成的酶)和依泽替米贝(抑制肠道吸收胆固醇)。

另一个常染色体显性遗传的例子是肥厚型心肌病(Hypertrophic Cardiomyopathy,HCM)。和 FH 相似,大约每 500 人中就有 1 人患有 HCM。HCM 中心肌增大的患者会出现流出道阻塞和心腔减小的情况,会导致有效泵血功能下降。在大多数情况下,HCM 有很强的遗传基础,这与扩张型心肌病(Dilated Cardiomyopathy,DCM)形成了鲜明的对比。只有大概 30% 的 DCM 是家族性的(包括代谢异常、线粒体异常和肌节异常,以及肌营养不良)。在 HCM 中,遗传易感性由超过 12 个编码肌节蛋白的常染色体基因中的其中一个基因突变所致(详见延伸阅读 Marian,2010)。其中,大约 80% 的突变发生在这两个基因之中,即 β-肌球蛋白重链(*MYH*7)和肌球蛋白结合蛋白 C(*MYBPC*3)。不同家庭的外显率为 25%～100%,临床表现从进行性心力衰竭到心源性猝死,程度不等。他们的高危亲属需要接受心脏检查(包括心电图和超声心动图)。如果心脏检查异常,可以给予药物治疗或手术治疗,包括给心脏骤停高危者植入一个心脏复律除颤器(ICD)。

约翰霍普金斯大学维克托·麦库西克和他的同事编写了一份珍贵且全面的关于人类基因和遗传疾病的目录——在线人类孟德尔遗传(Online Mendelian Inheritance in Man,OMIM),该目录在互联网对外公开开放。OMIM 中的每一个条目都有一个六位数的参考号,其中第一个数字如果是"1",则代表常染色体显性基因座或表型,"2"代表常染色体隐性,"3"代表 X 染色体连锁,"4"代表 Y 染色体连锁,"5"代表线粒体,"6"代表 1994 年 5 月 15 日后发现的常染色体相关基因座或表型。目前人类已知的常染色体显性遗传性状至少有 4458 种。表 8.1 列出了其中一些较常见的以及在临床中非常重要的常染色体显性遗传性状。它们的家系模式都与 FH 相似。一般来说,显性遗传性状的临床表现没有隐性性状严重。隐性性状通常引起酶缺陷,而在显性性状条件下,结构蛋白、载体蛋白、受体蛋白或肿瘤抑制蛋白通常会改变。在很多显性性状中,如遗传性结肠癌,也就是家族性腺瘤性息肉病(Familial Adenomatous Polyposis,FAP),个体可能有突变基因,但其表型正常。这种情况称为非外显性,这是未受累者不遗传常染色体显性性状这一定律的一个重要例外。这些个体可以将这种非外显性性状传递给后代,因此中间就会产生未受累的一代。在其他一些显性性状中,如亨廷顿病,症状的出现(以及由此产生的外显率)是年龄依赖性的,因此直到他们年老时才能根据临床检查对高危家族成员进行排查,但是检测相关基因是否发生突变或许是可行的。在为具有常染色体显性遗传特征的家族提供遗传咨询时,可变表达和非外显率(总量和年龄相关)是重要因素。

表 8.1　常染色体显性遗传病

疾病	每千名婴儿的患病率
遗传性乳腺癌易感性	5～10*(女性)
遗传性结肠癌易感性	2～5*
显性耳硬化症	3
家族性高胆固醇血症	2
家族性肥厚型心肌病	2
血管性血友病	1
成人多囊肾病	1
多发性外生骨疣	0.5
1 型神经纤维瘤病	0.4
亨廷顿病	0.3
强直性肌营养不良症	0.2
先天性球形红细胞增多症	0.2
马凡综合征	0.2
结节性硬化症	0.1
家族性腺瘤性息肉病	0.1
显性失明	0.1
显性先天性耳聋	0.1
其他	0.8
总计(大致)	18～26

*表示估计值,包括由于低外显率癌症基因引起的家族性癌症。

　　当疾病性状完全是外显性的(如软骨发育不全),患儿的父母如果没有临床表现,那么他们的复发风险就会很低,但由于性腺的嵌合现象(见第九章),其复发风险也不能忽略不计。

这种受限于性腺而存在的突变会导致高复发风险(最高为 1/2 的概率),并且只有当此类父母又生了第二个有表型的患儿时才能被证明。因此,当给明显携带了新的基因突变的家族提供遗传咨询时,需要考虑这种可能性。

当基因突变不稳定时,遗传咨询也会出现问题。强直性肌营养不良是一种常见的成人肌肉营养不良的发病形式,该疾病是由不稳定的基因长度突变所致的。较小的长度突变引起的临床症状可能很小甚至没有,但连续几代不断的突变积累可能导致疾病程度的加重(见第九章)。

一些常染色体显性性状非常严重,通常会影响生殖功能(如 Apert 综合征和进行性骨化性肌炎)。在这种情况下,父母双方都不会受到影响,而受影响的患儿将表现出一个新的突变。如果这个孩子无法生育,那么这个突变基因就不会再遗传给下一代,这个家族里就只有一个人出现疾病性状。对于一些常染色体显性性状,包括 Apert 综合征、进行性骨化性肌炎、马凡综合征和软骨发育不全,新突变的发病风险会随着父亲年龄的增加而增加。对于一些显性疾病性状(如视网膜母细胞瘤和神经纤维瘤病),DNA 分析显示有过多的父源性新突变。

第三节　常染色体隐性遗传

镰状细胞病是一种常染色体隐性遗传病。患者体内典型的镰状红细胞如图 8.5 所示。这些变形的红细胞存活时间缩短,会引起严重的慢性溶血性贫血,因此患者需要反复输血。变形的红细胞还可能阻塞血管,导致血管反复梗死,特别是肺、骨和脾。

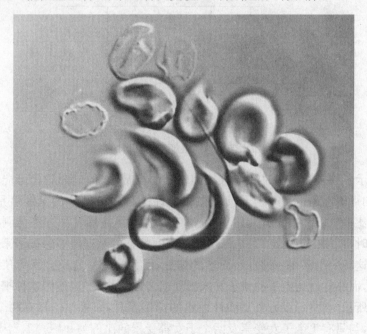

图 8.5　镰状血红蛋白(HbS)纯合子中的镰状红细胞

正常的成人血红蛋白 A(Haemo Globin A,HbA)有两个 α-珠蛋白多肽链和两个 β-珠蛋白多肽链。镰状细胞病是由于 β-珠蛋白中 11 号染色体上第 6 个氨基酸的密码子发生点突变,缬氨酸代替了原本的谷氨酸,由此形成异常的血红蛋白 S(Haemo Globin S,HbS)。这种异常会导致红细胞变形,特别是在氧张力降低的情况下(镰状实验的基础),还会改变蛋白质的电泳流动性(图 8.6)。受累的镰状细胞病患者有 2 个突变的 HbS 基因拷贝(HbS/HbS),是从父母双方一方各遗传 1 个突变拷贝。

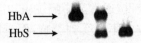

图 8.6　在碱性 pH 下进行血红蛋白电泳
注:以显示(HbS/HbA)或正常纯合子(HbA/HbA)的个体。

　　镰状细胞病的家系如图 8.7 所示。这个家庭的父母临床表型正常,但携带了突变 β-珠蛋白基因(HbA/HbS)的杂合子(携带者)。正常 β-珠蛋白基因可以产生足够的血红蛋白,防止疾病的发生。除了两名儿童外,家族中没有其他成员受到影响,我们可以通过血红蛋白电泳来确定家族成员是否是携带者。

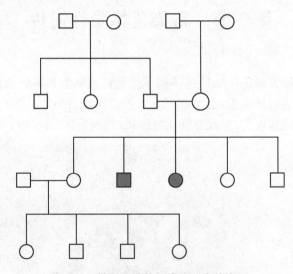

图 8.7　带有患镰状细胞病儿童的家系

　　图 8.8 显示了如果父母同时都是镰状细胞病的携带者,他们的后代可能的情况。平均来说,有 1/4 的可能性是正常纯合子,1/2 的可能性是杂合子,1/4 的可能性是异常纯合子。观察到的分离比率可以和预测分离比率相比较。但是,当使用这种方法推测疑似常染色体隐性遗传性状时,必须记住两点:一是任何一个家庭都不可能有足够的孩子来精确地给出这个比例。二是这其中也存在一种自然而然的偏见,因为一个家庭只会因为孩子出现遗传性状而去看医生,而那些碰巧生下的孩子并未出现遗传性状的父母,他们这种携带者将被会遗漏。如图 8.9 所示,当父母双方都是隐性性状的携带者时,如果他们只有两个子女,则子女中没有人受累,与只有 1 个子女受累及两个子女都受累的比例为 9∶6∶1。因此,每 16 对有风险夫妇中只有 7 对会去看医生。在确定分离比率时,需要通过不计入每个家庭中第一个受累的孩子来纠正这种偏差。

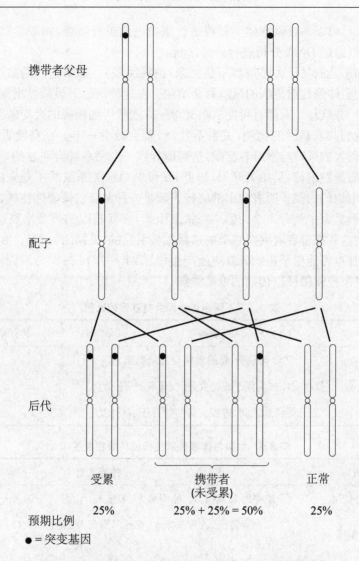

图 8.8　父母同时都是镰状细胞病的携带者,其后代可能的情况

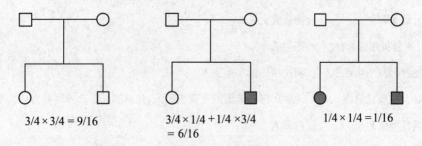

图 8.9　父母双方都是常染色体隐性遗传携带者且有两个
孩子时受累与未受累的后代的相对比例

　　对于患有镰状细胞病的父母,每个孩子都会遗传得到一个突变的等位基因。如果父母一方是正常纯合子(HbA/HbA),那么只会产生未受累的杂合子后代(HbA/HbS)。如果一个患有镰状细胞病的人碰巧与一个杂合子结婚,那么每个孩子平均有 1/2 的概率会受累。如果父母双方都患有镰状细胞病,那么他们的孩子肯定也患有镰状细胞病。

高危家族成员可以通过镰状体实验或血红蛋白电泳进行筛查,如果孕妇有镰状细胞病的危险,那么可以通过 DNA 分析进行产前诊断。

镰状细胞病患儿的父母大多数都不是血亲(血缘关系)。如果他们是血亲,那么患这种疾病和其他常染色体隐性遗传病的风险就会增加。在这种情况下风险性增加是由于父母拥有相同的祖父母,并且每个人都有可能从祖父母一方遗传得到相同的突变基因(表8.2)。家系中每隔一代他们共享基因的比例(关系系数,r)就会减少一半。在高度近亲繁育的群体中,受累的人有很大的风险与携带者交配,这可能导致一个家系具有明显的垂直遗传的常染色体隐性性状(假显性遗传,见第九章)。因此,父母的血缘关系虽然不是先决条件,但却是重要的线索,表明他们的孩子所表现出的临床表型是一种常染色体隐性性状。

每 40 个非洲黑人中就有 1 个人感染镰状细胞病,突变基因的携带率高达 1/3。这种高频率被认为是由这些携带者对疟疾感染的选择优势引起的(见第十一章)。在遗传隔离的人群中,种族相关性也可能由于建立者效应所产生(见第十一章)(表8.3)。因此,患者的种族也可能是诊断常染色体隐性遗传病的重要线索。

表 8.2　不同亲属之间共有基因的比例

关系级别	举例	共有基因比例(r)
1 级	父母与孩子,兄弟姐妹与兄弟姐妹	1/2
2 级	叔叔或婶婶与侄子或侄女,祖父母与孙子、孙女	1/4
3 级	表兄弟姐妹之间,曾祖父母与曾孙子、曾孙女	1/8

表 8.3　常染色体隐性遗传病的种族相关性

疾病	种族人群
β-地中海贫血	地中海人、泰国人、非洲黑人、中东人、印度人、中国人
镰状细胞病	非洲裔美国人、非洲黑人、亚洲印第安人、地中海人(特别是希腊人)、中东人
泰萨氏病	德系犹太人
戈谢病	德系犹太人
梅克尔-格鲁贝尔综合征	芬兰人
先天性肾上腺增生症	阿拉斯加的尤皮克人
严重联合免疫缺陷病	说阿萨巴斯卡语的土著美国人,包括纳瓦霍族和阿帕奇族印第安白人
囊性纤维化	白种人
白化病	霍皮族印第安人(美国西南部)

目前,人类已知的常染色体隐性遗传性状至少有 1730 种。表 8.4 列出了其中一些较常见的以及在临床上较重要的疾病。约 15% 的常染色体隐性遗传性状已经被证实存在酶缺陷,并且在其他性状中也可能存在酶缺陷。对于一些遗传性状,基因座上可能出现不止一个而是多个不同的等位基因突变(多等位性或等位异质性),其中一部分突变(但不是全部)导致了酶活性的充分降低,从而在纯合子状态下产生疾病。在一个基因座上有两个不同的等

位基因突变的个体称为复合杂合子或遗传复合物。

表 8.4　常染色体隐性遗传疾病

疾病	每千名婴儿的患病率
囊性纤维化	0.5
隐性学习障碍	0.5
$α_1$-抗胰蛋白酶缺乏	0.3
隐性先天性耳聋	0.2
苯丙酮尿症	0.1
脊髓性肌萎缩症	0.1
隐性失明	0.1
先天性肾上腺增生症	0.1
黏多糖病	0.1
其他	0.2
总计	2.2

许多曾被认为是单遗传病的情况现在被认为是遗传异质性（即有几个不同的遗传原因）。如果不同的遗传方式在家族中非常明显，或者常染色体隐性纯合子的子代未受累时，就要考虑是否是这种情况。这种遗传异质性可以通过证明存在不同的蛋白质或其各自的基因参与其中，或通过互补研究得到证实。在互补研究中，来自两位受累患者的细胞系在体外融合，以确定是否可以证明表型的异质交叉校正。有个比较相似的术语叫作基因座异质性，它特指不同基因（即在不同的基因座）的突变引起一个单一的遗传表型。例如，结节性硬化症是由两种不同的常染色体基因突变引起的，而另一种常染色体显性遗传病——成人多囊肾病也是如此。相反，临床异质性指的是完全相反的另一种相关性，即同一基因座的不同突变引起不同的临床表型（如同一雄激素受体基因的不同类型突变可导致雄激素不敏感或脊髓性肌萎缩和球部肌萎缩）。

表 8.5 总结了常染色体显性遗传和隐性遗传的典型特征。

表 8.5　常染色体显性遗传和隐性遗传的典型特征

常染色体显性遗传	常染色体隐性遗传
杂合子出现疾病表型	纯合子出现疾病表型
平均50%的子代受累	子代受累的概率低
男女发病的频率和严重程度相同	男女发病的频率和严重程度相同
父母年龄会影响新基因突变	杂合子优点可能保持相对较高的疾病等位基因频率
不同情况中有不完全的或与年龄相关的外显率	不同情况中有不完全的或与年龄相关的外显率
可变表达（即严重性）	一个家族中的表达更恒定
垂直谱系模式	水平谱系模式；血缘关系的重要性

第四节　性连锁遗传介绍

每个女性有两条 X 染色体:一条来自父亲,另一条来自母亲。然而,除了几个 X/Y 同源基因(见第九章)之外,其中一条 X 染色体在每个体细胞中失活(X 染色体失活,见第六章)。这种机制确保女性体细胞中大多数 X 连锁基因产物的数量和男性体细胞中产生的相同。在失活过程中,母源和父源 X 同系物之间的选择是随机的,这种随机选择一旦确定后,相同的同系物在女儿的细胞中失活。因此,女性实际上是一个嵌合体(Mosaic),细胞中有一定比例的父源活性 X 染色体,其余则为母源活性 X 染色体。每个儿子或女儿从他们的母亲那里遗传得到一条 X 染色体。

相反,男性只有一条 X 染色体,因此每个 X 连锁基因只有 1 个拷贝(有时称为半合子)。X 染色体在每个体细胞中都保持活性,因此 X 等位基因的任何突变都会在男性中表达。每个女儿都会遗传得到父亲的 X 染色体。每个儿子都会遗传得到父亲的 Y 染色体,而不是 X 染色体。因此,父亲不能将 X 连锁基因遗传给儿子。

在减数分裂过程中(见第六章),X 染色体和 Y 染色体仅在染色体臂远端配对(假常染色体区)发生联会(图 6.8)。剩下的 XY 二价体在粗线中浓缩,而在非配对区的交换通常会受到抑制。具有可辨识多态性的 DNA 序列已经在配对区被识别。其中,最接近(非配对)性决定区的 Yp 序列显示了部分性连锁,而那些最远端的 Yp 序列显示了 50%重组,因此它们似乎是作为常染色体序列而遗传给子代的。

性染色体上的其余基因在家族男女中分布不均。这种不均衡导致了突变基因的典型遗传模式,受累的男性和女性的数量存在明显差异。

谱系模式取决于携带突变基因的性染色体以及该性状是隐性的还是显性的。有时,这些谱系模式可能会与表现出性别限制的常染色体性状相似,它们之前的区别特征见表 8.6。如家族性乳腺癌一般是存在性别限制的常染色体显性遗传病(见第十三章)。特别是对于限于男性的常染色体显性遗传性状,如果受累的男性患者无法生育,那么其谱系模式就与男性无法生育的 X 连锁隐性遗传性状相同。在这种情况下,确认女性携带者体内 X 染色体失活是解析其正确遗传方式的重要线索。

表 8.6　限于男性的常染色体显性遗传、X 连锁隐性遗传、X 连锁显性遗传的典型特征比较

特征	X 连锁隐性遗传	X 连锁显性遗传	限于男性的常染色体显性遗传
谱系模式	骑士迁移(Knight's Move)	垂直	垂直
性别比例	男性≫女性	女性:男性=2:1	男性≫女性
男性遗传给男性	没有	没有	50%儿子受累
男性遗传给女性	所有女儿是携带者	所有女儿受累	≪50%女儿受累
女性遗传给女性	50%女儿是携带者	50%女儿受累	≪50%女儿受累
男性严重程度	一致	一致	严重不同
女性严重程度	一般	不同	较不同

第五节　X 连锁隐性遗传

严重的性连锁肌营养不良症,即杜氏肌营养不良症(Duchenne Muscular Dystrophy,DMD)是 X 连锁隐性性状的疾病。患者出现进行性近端肌无力,并且在儿童早期发病。第十五章将详细讨论该疾病。图 8.10 展示了一个受累家族的家系。该家系说明了 X 连锁隐性遗传的典型特征:性别比例存在明显差异,只有男性严重受累,且受累的男性病程相似(表现度变化小)。女性杂合子通常没有临床表型(携带者),但她可以将该性状遗传给下一代。这就导致了男性受累的 Knight's Move 式谱系模式。这种性状不会被未受累的男性遗传给子代。

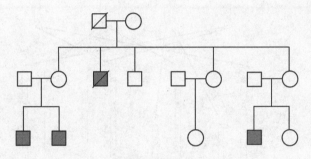

图 8.10　严重 DMD 的家系

图 8.11 展示了女性携带者和正常男性生出的后代中受累子代和未受累子代的预期比例。平均而言,一半的女儿可能会成为携带者,一半的儿子可能会受累。

女性携带者的临床表现通常是正常的。如果一个女性有一个受累的孩子和一个受累的兄弟,或者一个女性有一个以上受累的孩子,那么她是一个确定携带者,因为不太可能存在对多种新突变的其他解释。平均而言,对于确定携带者的每一个女儿来说,她有 1/2 的可能性也是携带者。DNA 分析可以帮助检测其是否是携带者,尤其是已知其家族患病成员存在 DMD 基因缺失或重复的情况下,或者是在可以进行连锁分析的情况下。另外,肌酸激酶(Creatine Kinase,CK)检测有助于确认携带者的状态。因为 X 染色体失活会导致 DMD 女性携带者的一部分肌肉细胞中活性 X 染色体发生等位基因突变。这些细胞会释放 CK,所以大约 2/3 的女性携带者血清 CK 水平会超出正常范围(图 8.12)。这有助于判定受检者是否是携带者,前提是排除了其他可能升高(运动、肌肉注射)或降低(妊娠)该酶水平的因素。

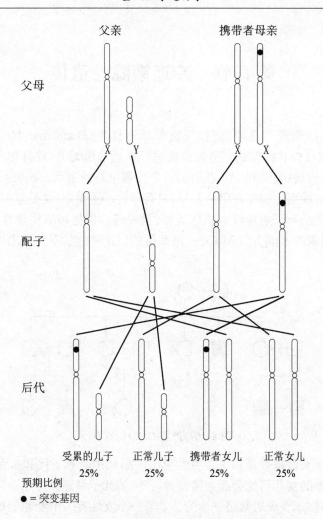

图 8.11　女性 X 连锁隐性杂合子后代的预期比例图

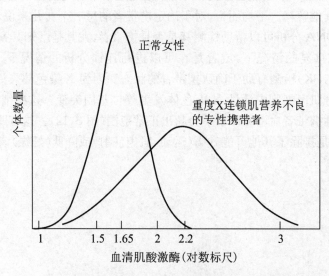

图 8.12　正常女性和 DMD 专性携带者血清 CK 水平的分布

注：本图由格拉斯哥大学道格拉斯·威尔科克斯提供。

有时,孩子是家庭中唯一受累的个体(图 8.13)。在这种情况下,母亲不是专性携带者。在大约 1/3 的病例中,孩子有一种新的突变,而在其余的病例中,母亲是携带者。肌酸激酶测试可能有助于判定这两种可能性。在本例中母亲有 8 个正常的儿子,这一事实将降低(但不是排除)她是携带者的可能性。

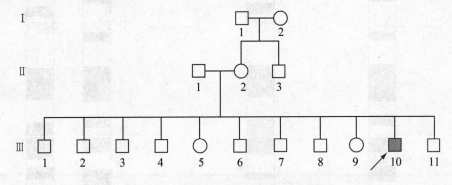

图 8.13　只有一个孩子患有 DMD 的家系

女性偶尔也会受到这种 X 连锁肌营养不良症的影响。有很多原因会导致这种情况:X 染色体倾斜性失活(形成了显示杂合子)、女性携带者正常 X 染色体上的新突变、特纳综合征携带者(45,X)、X 染色体常染色体易位。到目前为止,最常见的原因是 X 染色体倾斜性失活。当女性携带者的大部分肌肉细胞中正常 X 染色体失活时,就会出现疾病表现。这种显示杂合子的受累程度通常没有受累的男性那么严重。这种机制也被认为是女性单卵双胞胎的发病机制,其中一个是受累,而另一个是没有症状。从理论上讲,女性携带者可能会在另一条 X 染色体的同一位点产生新的突变,那么她受累的程度就会和受累的男性一样严重。患有特纳综合征的女性无法使其携带等位基因突变的唯一 X 染色体失活,因此她受累的程度与男性一样严重。最后,对于 X 染色体常染色体易位的女性,如果 X 染色体上的断裂点位于 DMD 基因座,那么她也有可能受累(图 8.14)。在 X 染色体常染色体易位中,核型正常的 X 染色体优先失活,否则所涉及的常染色体可能会出现部分单体。对每个因 X 染色体常染色体易位而患肌营养不良的女性来说,其断裂点位于 Xp21 带上,因此这就为 X 连锁肌营养不良的基因定位提供了重要的早期线索。该异常导致了 DMD 基因发生损伤,随后当正常 X 染色体失活时这个异常基因就会表达。

除了严重的 X 连锁肌营养不良症外,还有一种较温和的 X 连锁肌营养不良症,称为贝氏肌营养不良症(Becker Muscular Dystrophy,BMD)。该疾病是由包含 79 个外显子的编码肌营养不良蛋白的基因(跨越 2.2 Mb)上不同的等位基因突变所致的。在约 65% 的 X 连锁肌营养不良病例中,DNA 分析揭示了可变大小的缺失。该分析采用多重聚合酶链式反应(Polymerase Chain Reaction,PCR)或第四章中所描述的最新引入的多重连接依赖性探针扩增(Multiplex Ligation-dependent Probe Amplification,MLPA)技术(图 4.11 和图 4.12)。这种缺失通常会导致 DMD 的下游阅读框发生改变,但在 BMD 中并不会。在光镜下很少能看到这种缺失,偶尔也会有其他重要的相邻基因被包含在微缺失中。除了这些 X 连锁肌营养不良症外,常染色体显性和隐性的肌营养不良也是已知的(遗传异质性),因此在为肌营养不良症患病家族提供遗传咨询之前,确定准确的疾病类型是很重要的。

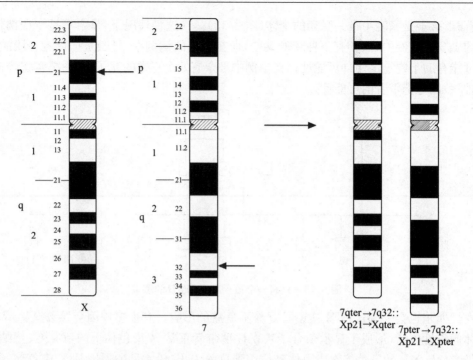

图 8.14 女性 DMD 患者的染色体易位 t(X;7)(p21;q32)

目前为止,人类已知的 X 连锁隐性性状有 515 个。表 8.7 列出了其中一些较常见的以及在临床上较重要的疾病。在不同的种族中,疾病的发病率也是不同的。如在某些人群中,尤其是在疟疾很常见的地方,葡萄糖-6-磷酸脱氢酶缺乏就像英国的色盲一样常见。

对于某些 X 连锁隐性遗传病,受累的男性可能会繁衍后代。在这种情况下,所有的女儿都是携带者(肯定携带者),所有的儿子都是正常的(图 8.15)。

一般来说,一个家族中男性患有 X 连锁隐性性状的严重程度都是一样的,但脆性 X 综合征(见第九章)是一个例外。脆性 X 综合征是由不稳定的长度突变引起的,小的长度突变可能在男性或女性中影响很小甚至没有症状,但较大的长度突变就可能导致子代出现明显的学习障碍,尤其是男性。

表 8.7 人类 X 连锁隐性性状

性状	英国每万名男性患病率
红绿色盲	800
脆性 X 综合征	2.5
非特异性 X 连锁智力低下	5
杜氏肌营养不良症	3
血友病 A(Ⅷ因子缺乏症)	2
X 连锁鱼鳞病	2
贝氏肌营养不良症	0.5
血友病 B(Ⅸ因子缺乏症)	0.3
X 连锁无丙种球蛋白血症	0.1

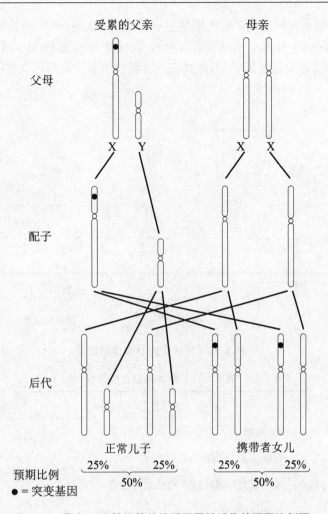

父母

配子

后代

受累的父亲　　　　母亲

X　Y　　　　X　X

正常儿子　　　　携带者女儿

预期比例　25%　　　25%　　　　25%　　　25%
　　　　　　　　50%　　　　　　　　50%

● = 突变基因

图 8.15　具有 X 连锁隐性状的受累男性后代的预期比例图

第六节　X 连锁显性遗传

抗维生素 D 佝偻病（或 X 连锁低磷血症）是 X 连锁显性遗传性状，因此男性和女性通常都会受累。虽然男女患者的疾病情况都很严重，但由于 X 染色体失活，女性杂合子受到的影响更不稳定。家系（图 8.16）与常染色体显性性状相似，但关键的区别在于 X 连锁显性性状不存在男性遗传给男性（表 8.6）。

Xg 血型也是 X 连锁显性遗传性状，其他以 X 连锁显性方式遗传的性状就很少见了（表 8.8）。另外 4 种疾病也值得注意：脱色性色素失禁症（早期出现水泡性皮疹，随后皮肤出现镶嵌状不规则的涡轮样色素沉着，受累的区域代表该区域上的正常染色体失活，通常是由 *NEMO* 基因的部分缺失所致的）；局灶性真皮发育不全（皮肤萎缩和线性色素沉着、手指异常、口腔异常、学习障碍以及骨的条纹状改变）；瑞特（Rett）综合征（6~18 个月时发病，表现为发育停滞，随后发育倒退，出现"洗手"等手的刻板动作，惊厥发作，10 岁以后需要依赖轮椅;由 *MECP*2 基因突变所致)和 X 连锁脑室旁异位症(癫痫,伴发侧脑室壁多发未钙化结节;由编码丝氨酸-A 的 *FLNA* 基因突变所致)。在这 4 种情况下,如果受累的是男性,性状会极其严重,胚胎通常会自然流产,因此我们所看到的患者一般都是女性(见第九章)。

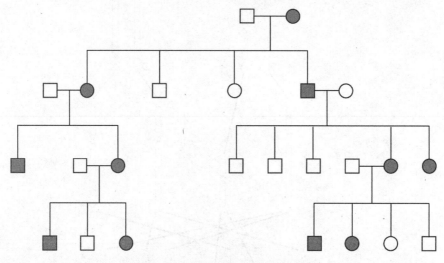

图 8.16　抗维生素 D 佝偻病家系

表 8.8　人类 X 连锁显性性状

显性性状
Xg 血型
抗维生素 D 佝偻病
X 连锁显性遗传性运动感觉神经病
颅额鼻综合征
X 连锁脑室旁异位症*
Conradi-Hünermann 综合征
脱色性色素失禁症*
局灶性真皮发育不全*
瑞特综合征*

* 表示对半合子男性是致命的。

第七节　Y 连锁遗传(全男性遗传)

性别决定区域 Y(Sex-determining Region Y,*SRY*)/睾丸决定因子(Testis Determining Factor,*TDF*)的遗传是 Y 连锁遗传的一个例子。男性会将 *SRY*/*TDF* 基因(及其 Y 染色体)遗传给所有的儿子,但不会遗传给女儿。Yp11.3 处 *SRY* 基因突变会导致 XY 染色体女性出现性腺发育不良［斯威尔(Swyer)综合征的一种类别］。这些个体在出生时似乎是正常女性，但在青春期时第二性征不发育，没有月经，有条索状性腺。他们的染色体为 46,XY。第六章讨论了 SRY/TDF 基因的正常生理作用。

其他人类 Y 连锁遗传病很少见，但包括无精子因子区域(AZFa、AZFb 以及最常见的 AZFc)的亚显微 Yq11 缺失，该类疾病可能导致严重的少精子症和男性不育。AZFc 区域包含 *DAZ*(Deleted in Azoospermia)基因，该基因编码高度保守的 RNA 结合蛋白，这些蛋白对正常精子的形成至关重要，并可能调节靶基因 mRNA 的翻译。睾丸取精后进行卵胞浆内单精子注射(Intracytoplasmic Sperm Injection, ICSI)，虽然可能会将异常基因传递给子代，但这种方法有助于治疗此类或其他因素导致的男性不育。在 Yq11 缺失的情况下，所有通过 ICSI 出生的儿子肯定会遗传得到同样的异常缺失。

章末总结

■　典型常染色体显性遗传特征包括：(a) 垂直谱系模式。(b) 发病率及疾病严重程度在男性、女性间基本相同。(c) 表现多变。

■　对于常染色体隐性遗传病，杂合子基本无临床表现，患者为纯合子或复合杂合子。

■　单个疾病可能由不同的遗传模式(遗传异质性)、不同基因的突变(基因座异质性)以及同一基因的不同突变(等位基因异质性)引起。相反，临床异质性指单个基因座处的不同突变导致不同的临床症状。

■　对于 X 连锁遗传病，不存在男性之间的传递。患病女性病情严重情况比患病男性更轻微，表现更多变。

■　很少的 X 连锁显性遗传病会引起男性早年夭折，余下存活的携带者均为女性。

■　Y 染色体连锁的临床病症比较少见，包括：(a) 性腺发育不全的 XY 染色体女性(可能由 *SRY* 基因突变引起)。(b) 由于 AZF 区的 Yq11 微缺失而导致的男性不育。

延伸阅读

Harper P S, 2010. Practical Genetic Counselling[M]. 7th ed. London: Hodder Arnold.

Marian A J, 2010. Hypertrophic Cardiomyopathy: from Genetics to Treatment[J]. Eur. J. Clin. Invest, 40: 360-369.

Soutar A K, Naoumova R P, 2007. Mechanisms of Disease: Genetic Causes of Familial Hypercholesterolemia[J]. Nat. Clin. Pract. Cardiovasc. Med., 4: 214-225.

网络资源

GeneReviews(专家撰写的疾病评论，在此站点选择"GeneReviews")：
http://www.geneclinics.org

在线人类孟德尔遗传(OMIM):

http://www.ncbi.nlm.nih.gov/sites/entrez? db=omim

自测题

1.（多选）以下哪些是常染色体显性遗传疾病的共同特征?（　　）

A. 表型多变和发病年龄不同

B. 一种或多种基因或环境因素影响疾病的严重程度

C. 代谢酶缺陷

D. 父母血缘关系对孩子的影响极为罕见

E. 母亲年龄与新发突变有关

2. 如果患有常染色体隐性遗传白化病的男人,他的伴侣是同种疾病的携带者,那么他们的第二个孩子患病的概率是?（　　）

A. 25%

B. 50%

C. 67%

D. 75%

E. 100%

3. 一位女性与她的曾祖母的妹妹拥有相同基因的比例为（　　）。

A. 1/2

B. 1/4

C. 1/8

D. 1/16

E. 1/32

4. 以下 4 个术语中的哪个与以下给出的各个定义最接近。

(1) 不同遗传模式的单一疾病。（　　）

(2) 同一位点有多个不同的突变等位基因,导致单一疾病或性状。（　　）

(3) 由不同基因或基因座突变产生的单一遗传表型。（　　）

(4) 一个基因座的不同突变导致不同的临床状况。（　　）

A. 等位基因异质性

B. 临床异质性

C. 遗传异质性

D. 基因座异质性

5.（多选）以下哪项是 X 连锁隐性遗传的共同特征?（　　）

A. 患病者性别比例不均等

B. 女性病情更重

C. 父子均为患者

D. 父母的血缘关系

E. 父亲患病且可以有后代时,女儿为携带者

6.(多选)女性受 X 连锁隐性疾病(如杜氏肌营养不良症)影响的可能原因包括以下哪些?(　　)

A. X 染色体失活偏移

B. 这个人可能是特纳综合征的携带者

C. X 常染色体易位,在易位 X 染色体上存在致病基因相关的基因拷贝

D. 另一条先前正常的 X 染色体上出现微缺失

E. 另一条先前正常的 X 染色体上存在移码突变

7.(多选)以下哪些疾病的遗传方式属于 X 连锁显性遗传?(　　　)

A. 抗维生素 D 佝偻病

B. 色素失调症

C. X 连锁鱼鳞病

D. 血友病 B

E. 瑞特综合征

（杜艳芝　上海交通大学附属仁济医院）

第九章　非经典孟德尔遗传

关键知识点

- ■ 遗传早现
- ■ 拟常染色体遗传
- ■ 性别限制的常染色体显性遗传
- ■ 伪显性遗传
- ■ 男性致死性 X 连锁显性遗传
- ■ 嵌合现象
- ■ 遗传修饰基因和双基因遗传
- ■ 单亲源二体
- ■ 印记基因疾病

导言

　　尽管许多单基因遗传病遵循上一章中所述的典型孟德尔遗传机制,但有几种遗传病具有非典型性,如遗传早现和拟常染色体遗传。另外,在许多孟德尔遗传病中,其表型不仅是由已知基因的致病突变序列导致的,也可能是其他修饰基因的序列变异的结果。这些非经典孟德尔遗传机制将在本章进行介绍。

第一节　遗　传　早　现

　　少数遗传病表现出遗传早现的现象。遗传早现指遗传病在世代传递过程中,疾病发作呈现出年龄越来越年轻并伴随症状不断加重的趋势。当前公认与遗传早现相关的特定疾病都包括神经系统症状。与几种常染色体显性遗传病一样,X 连锁隐性疾病、脆性 X 染色体综合征都具有遗传早现的特征。后者包括强直性肌营养不良、亨廷顿病和多种形式的脊髓小脑萎缩症(Spinocerebellar Atrophy,SCA),目前发现的 SCA 类型有 1、2、3、6、7、8、12、17型,以及一种被称为齿状核红核苍白球丘脑下部核萎缩(Dentatorubral-pallidoluysian Atrophy,DRPLA)的复杂类型。

　　这些情况都存在一个共同的内在分子机制。在疾病相关基因内或附近的三核苷酸重复单元序列内,随着减数分裂扩增而逐渐增加,一旦达到特定阈值时会变得不稳定。而且,在大多数个体中,三核苷酸重复序列是无害的,但是该序列扩增超过一定限度将会导致其成为致病突变。

在与亨廷顿病和 SCA(1、2、3、6、7 和 17 型)相关的基因中,CAG 重复序列位于编码序列内部,因此其扩增会引起编码的蛋白质内产生多余的谷氨酰胺氨基酸。相反,在脆性 X 综合征基因中,CGG 重复序列位于 5′端非翻译区(UTR)中,其扩增会导致转录抑制和蛋白质功能丧失。然而,对于强直性肌营养不良(1 型),19q13 染色体上的潜在 CTG 重复扩增位于强直性肌营养不良蛋白激酶基因(*DMPK*)的 3′端 UTR 内。突变的 *DMPK* mRNA 会导致某些基因的异常剪接(通过隔离重要的 RNA 结合蛋白),会导致不利的功能效应增加。与之类似,一般认为功能 RNA 的毒性增加与 SCA8 有关。在 SCA8 中,CUG 扩增存在于非编码 RNA 的 3′端;而在 SCA12 中,CAG 序列存在于相关基因的 5′端 UTR,在 2 型强直性肌营养不良中相对罕见。目前发现其是由 3q21 染色体上的锌指蛋白 9(*ZNF9*)基因的第一个内含子中的四核苷酸重复 CCTG 引起的(详见延伸阅读 Ranum,Cooper,2006)。

一、亨廷顿病

亨廷顿病表现为进行性舞蹈症和痴呆症,是常染色体显性遗传,由亨廷顿(Huntingtin,*HTT*)基因的不稳定长度突变引起。通常在编码序列内的第一个外显子中有 10～35 个(通常为 15～20 个,中位数为 18)CAG 重复序列的相邻拷贝。而在患病人群中,重复序列会增加到 36～120 个拷贝(通常为 40～55 个)。不完全外显率与 36～39 个重复拷贝有关。在频谱的另一端,少年型患者往往具有最多的扩增(通常超过 60 个 CAG 重复单元),但是对于任何特定的重复次数,观察到的发病年龄范围跨度都较广。重复区域的大小在母源传递时通常是稳定的,但在父源传递时重复序列往往会增加(图 9.1)。可通过直接 DNA 分析对尚未产生症状的携带者进行检测和产前诊断。多聚谷氨酰胺序列扩增的具体致病机理仍在研究中,但可能与有毒的不溶性 HTT 蛋白聚集体的产生有关。相邻的 HTT 蛋白分子的多聚谷氨酰胺片段之间存在氢键作用,或者突变体 HTT 产生了有毒的蛋白水解片段。更多详细内容将在第十四章中介绍。

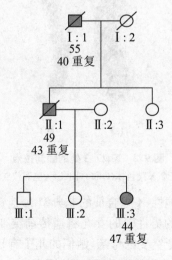

图 9.1　亨廷顿病家系

注:症状出现的年龄高于每个受累个体的 CAG 重复次数。在几代人中,发病年龄随着重复次数的增加而减少(即

典型的遗传预期)。

二、脆性 X 综合征

脆性 X 综合征是最常见的严重学习障碍型遗传病,在男性群体中患病率约为1/5000,由位于 Xq27.3 的 *FMR*1 基因的 5′端 UTR 区域内的三联体重复序列的扩增引起。

DNA 分析显示,在 *FMR*1 基因的 5′端 UTR 中 CGG 三核苷酸重复序列的突变长度常常不稳定(通常为 6~54 个重复序列,中位数为 30 个)。在完全性突变中,由于胞嘧啶甲基化,*FMR*1 被高度甲基化(与着丝粒 DNA 上形成异染色质的方式类似),转录被抑制且不产生 FMR 蛋白(FMRP)。一般认为正常 FMRP 的生理作用是通过 mRNA 结合来调节局部神经元蛋白质翻译。这种调节对于学习和记忆过程中神经元树突棘和突触的正常发育是必需的。与之相矛盾的是,预突变出现后(55~200 个重复序列),其长期的临床病理表现(详见下文和第十六章)可能是源于 *FMR*1 转录本的毒性作用而不是它的缺失(详见延伸阅读 Garber et al.,2008)。

脆性 X 综合征的名字来源于以下观察结果:在缺乏胸腺嘧啶核苷或脱氧胞苷的特殊培养条件下,对有学习障碍和完全脆性 X 突变的男性或女性患者进行细胞遗传学分析,发现在 10%~40% 的细胞中,在 Xq27.3 处表现为明显的缺口或染色体上有未染色区域,表现为一个脆弱的位点(图 9.2)。完全突变的女性携带者中有一半也存在脆性位点,而余下的一半和前突变阶段的携带者(包括男性和女性)具有正常的细胞遗传学表现。

前突变(小长度突变)的男性和女性携带者的智商通常在正常范围内。然而,已有报道说明其潜在的长期影响,包括在男性中的进行性脆性 X 震颤/共济失调综合征(Fragile X Tremor/Ataxia Syndrome,FXTAS),在女性中为更年期提前。完全突变的女性患者可能有正常表现,或者出现轻度(约 50%)、中度(1%)的学习障碍。完全突变的男性患者有明显的学习障碍,青春期后 50% 的男性会出现睾丸增大。

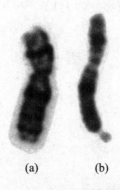

(a)　　　(b)

图 9.2　Xq27.3 处的脆弱位点

注:图(a)为正常 X 染色体(G 带),图(b)为脆弱位点的可见缝隙。

不稳定的突变长度会导致脆性 X 综合征的非典型 X 连锁遗传。例如,临床表型正常且具有前突变的男性("正常传播的男性")的女儿将遗传前突变,并可能全部或扩增为完全突变遗传给下一代。对于具有完全突变的母亲,她们的儿子有 50% 的概率患病,她们的女儿有 50% 的概率遗传完全突变(这些女孩中约有 50% 的概率发生一定程度的学习障碍)。对于具有前突变的母亲,减数分裂时扩增为完全突变的风险取决于母亲的前突变程度。这种情况将在第十六章中介绍。

三、1 型脊髓小脑性共济失调

1 型脊髓小脑性共济失调(SCA1)是一种遗传性、进行性、神经退行性疾病,其特征为共济失调、构音障碍和进行性延髓功能障碍。发病通常在 30～40 多岁,伴有进行性小脑共济失调和痉挛性轻瘫,临床表型的进展速度多变。针对 SCA1(以及其他 SCA 类型,包括 2、3、6 和 7 型)特定长度突变的 DNA 分析可用于临床诊断。

在 6p23 处的基因 *ATXN*1 编码区 CAG 多聚谷氨酰胺重复序列的不稳定长度突变,决定了该疾病为常染色体显性遗传。正常人有稳定的 19～36 个重复序列遗传,而在患者中重复序列增加到 42～81 个,并且在父系遗传时表现为不稳定的、有进一步扩展的强烈趋势。重复序列的多少与发病年龄成反比(即早发者具有更多的重复序列)。通过直接 DNA 分析可进行症状前诊断和产前诊断。

1 型是 SCA 的最常见形式(占病例总数的 50%),另外已知的还有至少 27 种具有常染色体显性遗传的变体。如上所述,至少 1、2、3、6、7 和 17 型 SCA 全部是由相应基因的编码序列内的 $(CAG)_n$ 重复序列的扩增引起的,并导致了聚谷氨酰胺片段增加。

四、强直性肌营养不良

强直性肌营养不良(Dystrophia Myotonica,DM)是一种常染色体显性遗传病,发病率为 1/7500,是最常见的遗传性神经肌肉疾病。强直性肌营养不良通常表现为进行性肌肉无力、肌强直和白内障,而且可能伴有心脏传导缺陷和全身麻木风险。遗传早现是该疾病的特征,其遗传基础是 *DMPK* 基因 $3'$ 端 UTR 内 CTG 重复序列的不稳定长度突变。一般认为,其产生的异常 *DMPK* mRNA 可剪切其他基因,如 *CLCN*1 基因,可间接导致细胞内的毒性作用,引起肌强直。扩增序列也会导致与 *DMPK* 相邻的基因表达水平降低。在正常人群中,在此区域内有稳定的微量长度变异(4～37 个 CTG 重复)。而在 DM 患者中常常存在更多的扩增(通常超过 100 个重复,也可能超过 2000 个重复),并且这些较大的重复区域并不稳定。重复序列的多少与临床严重程度之间多数(但不完全)存在相关性,先天性患儿通常拥有超过 1000 个 CTG 重复。

患病男性的后代中一半为患者,一半不患病。然而,与患病女性不同,出现新生患儿的概率很低。通过 DNA 分析可以进行症状前携带者检测和产前诊断。这一情况将在第十六章中详细介绍(更多的分子病理机制详见延伸阅读 Cho,Tapscott,2007)。

第二节　拟常染色体遗传

如第六章所述,人们观察到性染色体连锁遗传的一种特殊现象,称为拟常染色体遗传,即莱里-威尔(Léri-Weill)软骨发育不良,其致病基因位于 X 染色体短臂的拟常染色体区域内。X 染色体和 Y 染色体之间的重组只能在有限的区域内发生,分别位于拟常染色体区域

（Pseudoautosomal Region，PAR）Xp 臂尖部的 1 区和 Xq 臂尖部的 2 区，此区 X 染色体和 Y 染色体之间的序列紧密同源。由于位于 PAR 内的 29 个基因避免了 X 染色体失活（两个最接近的 PAR2 基因除外），并且同时存在于 X 染色体和 Y 染色体上，因此这些基因内的突变以常染色体（称为假常染色体）遗传。目前，已经明确只有一个位于 Xp 和 Yp 的 PAR1 内的 *SHOX* 基因与临床病症相关。该基因突变失活或缺失一个拷贝会导致莱里-威尔软骨发育不良综合征，其表现为身材矮小、桡骨弯曲及尺骨远端背侧脱位等腕部马德隆畸形（Madelung Deformity）。*SHOX* 基因突变失活的纯合子个体的临床表现更为严重，也被称为 Langer 肢中骨发育不良（Langer Mesomelic Dysplasia）。有趣的是，同一基因的染色单体功能不全被认为是导致特纳综合征中身材矮小和骨骼异常的病因。莱里-威尔软骨发育不良综合征中出现的骨骼特征与特纳综合征中出现的骨骼特征不同的原因尚不明确。特纳综合征中另一条 X 染色体基因的染色单体功能不全可能缓解了一部分缺乏 *SHOX* 基因的影响，或者在仅缺乏 *SHOX* 基因的女孩中（性腺功能正常），生长板上的雌激素作用可能加剧了 *SHOX* 基因染色单体功能不全的影响（详见延伸阅读 Blaschke，Rappold，2006）。

第三节　性别限制的常染色体显性遗传

　　在某些遗传条件下，其模式为常染色体显性遗传，但可能仅在男性或女性中出现表型。例如，在由 *BRCA*1 或 *BRCA*2 的突变遗传所致的家族性乳腺癌/卵巢癌中（见第十三章），通常只有女性患者，男性可以携带该突变而不出现表型。这种遗传机制被视为性别限制的常染色体显性遗传。反过来说，某些家族前列腺癌的遗传也遵循这一模式。

第四节　伪显性遗传

　　吉尔伯特综合征（Gilbert Syndrome）是最常见的遗传病之一，表现为伪显性遗传。它会导致轻度的间歇性非结合性高胆红素血症，通常由并发症引起。个体患病的深层次分子基础是 2 号染色体上的 *UGT*1*A*1 基因启动子区域内嵌入纯合性[A(TA)$_7$TAA]。由于这种嵌入在欧洲和北美的携带者中的概率约为 50%，因此这类人群中有很高的比例为纯合子。而且，由于患者的配偶有很高的概率为这种嵌入的携带者，他/她很有可能会产生患病后代（图 9.3）。因此，这种遗传机制以往通常被视为常染色体显性遗传。尽管现已阐明其分子遗传学基础，并将患病个体确定为纯合子，但是其真正的遗传机制是常染色体隐性遗传。因此，用术语"伪显性"描述这种情况及其他类似的情况。有趣的是，同一基因 *UGT*1*A*1 编码区内的突变会导致蛋白质失活，而不仅仅是降低启动子的活性，这会导致罕见的、更为严重的常染色体隐性遗传病，如表现为严重的非结合性高胆红素血症的 1 型克里格勒-纳贾尔综合征（Crigler-Najjar Syndrome Type 1）。

　　伪显性遗传也出现在其他疾病中，如弗里德希氏共济失调（Friedreich Ataxia）和最近发现的弹性假黄瘤病（尽管频率更低）。在有血缘关系的家庭中会更容易看到这一现象。

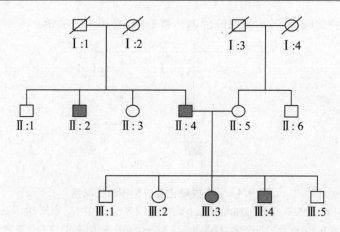

图 9.3　吉尔伯特综合征遗传家系

注:这种情况在两代人中发生且有明显的男性对男性的传播,可能提示存在常染色体显性遗传。然而,现在已知这种情况是以常染色体隐性方式遗传的,但其载频如此之高,可能会在一代以上的时间内产生受累的个体。如果进行突变分析,将显示Ⅰ:2、Ⅱ:4、Ⅲ:3和Ⅲ:4中存在两个 UGT1A1 突变等位基因,以及个体Ⅱ:5(载体)中的单个突变 UGT1A1 等位基因。

第五节　男性致死性 X 连锁显性遗传

在色素失禁症(Incontinentia Pigmenti,与 NEMO 基因有关)、瑞特综合征(Rett Syndrome,与 MECP2 基因有关)、X 连锁脑室旁异位症(Periventricular Heterotopia,与 FLNA 基因有关)和局灶性真皮发育不全等综合征中,被诊断为该病的个体几乎全部为女性(杂合子),患病男性因在宫内死亡而导致早期流产。因此,对于患病女性来说,活产后代中有 1/3 的概率为女性患者,1/3 的概率是未患病女性,1/3 的概率是未患病男性。未患病的父母生下患病的孩子很可能是由于新的突变,因而未患病的父母再次产下患病孩子的风险较低(见第八章及延伸阅读 Franco,Ballabio,2006)。

第六节　嵌　合　现　象

嵌合现象是由在受精后有丝分裂期间发生遗传异常所导致的。受累个体同时具有正常的细胞系和遗传异常细胞系。其临床结果是该个体只有某些细胞表现出特定遗传病的表型特征。例如,在 1 型节段性神经纤维瘤病(Segmental Neurofi Bromatosis Type 1,节段性 NF1)中,仅在身体的某些部位出现疾病表征。当然,患者性腺中也可能存在嵌合现象,结果可能会导致后代遗传突变,继而该突变会出现在后代的所有细胞中。

此外,嵌合现象似乎仅影响性腺,因此表型健康个体的部分生殖细胞中可能存在遗传异常。这种性腺嵌合的结果是,结节性硬化症或杜氏肌营养不良症等遗传病可能发生在未患病个体的多名后代中(图 9.4)。因此,当面对曾产下明显新发突变的常染色体显性遗传或 X

连锁遗传病孩子的父母,进行再发风险的遗传咨询时,必须十分谨慎。

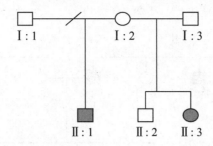

图 9.4　结节性硬化症(TS)家族的家系

注:在这个家庭中,第二个受累的孩子是由临床上未受累的母亲所生,即Ⅰ:2。血液 DNA 的突变分析可能会显示Ⅱ:1 的 TS 基因突变,但在他的父母中却没有。然而,由于Ⅰ:2 的性腺嵌合体,在Ⅱ:3 的血液 DNA 中也会出现同样的突变。

第七节　遗传修饰基因和双基因遗传

一、遗传修饰基因

对于许多明显的单基因孟德尔遗传病,单基因位点的基因型和表型之间仅有很弱的相关性,因此可能导致此类疾病表型出现的其他因素还包括环境因素和遗传修饰基因。修饰基因会影响疾病表型的遗传变异,如发病年龄、症状的范围或严重程度,以及疾病的进展速度。相反,易感基因则被认为会影响疾病发生的倾向性,而不是改变疾病表型。修饰基因的产物可以通过多种方式影响远处基因的表达,包括转录、剪切、翻译和对编码蛋白的翻译后修饰、转运、分泌、激活和降解。

越来越多的人认识到,既往被认为的单基因遗传病实际上是寡基因型遗传病,其临床表现的严重程度或范围是多个遗传基因座共同影响的结果。可能有许多遗传病用这种方式描述更准确,而不是被过度简化地分类描述为单基因遗传病或复杂的多因素疾病。

例如,常染色体显性遗传性亨廷顿病的发病年龄在一定程度上是由编码 HTT 蛋白的基因的第一个外显子中的多聚谷氨酰胺编码(CAG)$_n$ 片段中的 CAG 三联体重复单元的数目决定的。但是,如前所述,对于任何特定的重复单元数量,发病年龄范围都很广。从最近的研究中可以发现,其他几种基因可能参与决定发病年龄,而 CAG 重复序列数量的多少仅决定 70% 左右。目前,这种情况的候选修饰基因被认为是编码转录抑制子的基因,即在核内与 HTT 蛋白相互作用的核心抑制子 C 端结合蛋白(CtBP)、谷氨酸受体基因 *GRIK*2 以及编码泛素羧基末端水解酶 L1 的 *DCHL*1 基因。

许多研究已经在其他主要的单基因遗传病中进行,以鉴定修饰基因。例如,在常染色体隐性遗传性囊性纤维化中,影响肺部病症严重程度的一个修饰基因是转化生长因子 β1(详见延伸阅读 Drumm et al. ,2005)。此外,现在已知 *BRCA*2 突变携带者患乳腺癌的风险可由种系 DNA 中 *FGFR*2 单核苷酸多态性的存在或不存在而改变。

二、双基因遗传

双基因遗传是指两种不同的基因相互作用可能引起临床疾病的情况。一个例子是常染色体隐性遗传性非综合征性耳聋。尽管这通常是由连接蛋白26基因的突变(特别是白种人中常见的35delG突变)引起的,但这种情况也可能是由该基因中单个突变的遗传同时伴有连接蛋白的30基因缺失所致的。有趣的是,两个基因都位于同一条染色体上,即13号染色体,相距35 kb。也许它们的蛋白质产物具有相互作用的功能,共同参与了耳蜗中多亚基半通道的形成,成为调节内耳钾离子所必需的条件。

关于双基因三倍体遗传在巴尔得·别德尔综合征(Bardet-Biedl Syndrome, BBS)中的作用一直存在一些争论。这种疾病的表型包括躯干肥胖、生殖腺发育不全、肾功能不全、多趾畸形、视网膜营养不良和学习障碍。BBS中蕴藏的细胞缺陷位于纤毛内。缺陷主要影响重要的小球内转运系统,该系统负责将颗粒从基体运输到纤毛末端。迄今为止,已鉴定出至少12个引起BBS的基因。在大多数患病个体中,单个基因的两个等位基因(通常是 *BBS*1)的突变似乎足以引起该疾病。但是,在少数情况下(大概<10%),在患者中检测到3个突变BBS等位基因(最常见的突变等位基因为 *BBS*2 或 *BBS*6)。因而,这种明显的双基因三等位体遗传也可视为外显率可变的常染色体隐性遗传。

第八节　单亲源二体

如第六章所述,一个孩子很少能从同一亲本处遗传同一染色体的两个拷贝,这被称为单亲源二体(Uniparental Disomy, UPD)。通过"三体的救援"(Trisomic Rescue)过程,可以在胎儿的早期阶段丢失另一亲本的同源染色体,从而避免形成三倍体。当染色体的两个遗传拷贝不仅来自同一亲本,而实际上来源于同一祖父母(即同源染色体的两个拷贝)时,则称为单亲源同二体型。换言之,当染色体的两个拷贝来源于同一亲本但是不同的祖父母时,则称为单亲源异二体型(图9.5)。单亲源二体的后果之一是儿童可能会患有印记基因性疾病,如普拉德-威利综合征、天使综合征、贝克威思-威德曼综合征(Beckwith-Wiedemann Syndrome)(详见下文和表9.1),对于某些特定的基因,亲本起源可决定基因是否表达。此外,在单亲源同二体型中,即使只有一个亲本是突变的携带者,也可能在后代中出现常染色体隐性遗传病。如7号染色体的单亲源同二体有极低的可能性导致囊性纤维化发生。

表 9.1　UPD 导致的遗传病示例

疾病	UPD 病因
天使综合征	UPD15,父源性
普拉德-威利综合征	UPD15,母源性
贝克威思-威德曼综合征	UPD11,父源性
拉塞尔-西尔弗综合征(Russell-Silver Syndrome)	UPD7,母源性

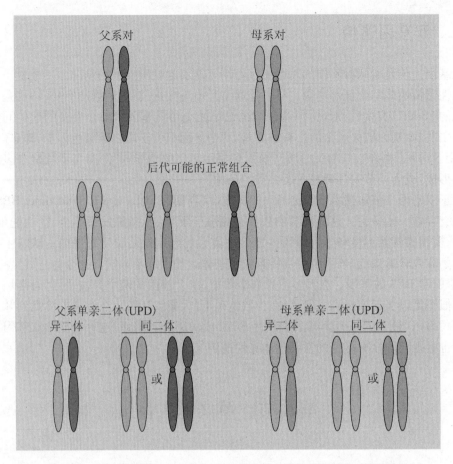

图 9.5　父亲或母亲的 UPD 如何分别由父亲或母亲的染色体对遗传产生

注:单亲源异二体指的是遗传的两个染色体继承于父母,而单亲源同二体指的是遗传两个相同的副本,只有一个亲本染色体。

第九节　印记基因疾病

　　一些常染色体上代表父源或母源拷贝的等位基因的改变可导致某些遗传病。一个等位基因的转录抑制是印记的结果,即两个基因拷贝的差异甲基化取决于这个等位基因的来源亲本。例如,在天使综合征、普拉德-威利综合征(见第六章)和贝克威思-威德曼综合征中即为这种遗传模式。这是一种胎儿过度生长综合征,具有轻微的畸形,且会使胎儿对包括维尔姆斯瘤(Wilms Tumor)在内的某些肿瘤的易感性增加。在天使综合征和普拉德-威利综合征中,这种情况分别来自母本或父本正常表达基因的拷贝缺失。更多有关天使综合征及普拉德-威利综合征位点的详细信息,详见第十六章。理论上说,由于父亲在染色体 15q 上的天使综合征或普拉德-威利综合征关键区域遗传的缺失,患有普拉德-威利综合征的女性患者的孩子若遗传了这种缺失将有可能患有天使综合征。实际上,尽管普拉德-威利综合征患者的生育力极低,但仍可能出现上述情况(如图 9.6 所示;详见延伸阅读 Schulze et al.,2001)。

在贝克威思-威德曼综合征中,其疾病分子机制多样且复杂,常涉及一个或多个单一等位基因的双表达,如 *IGF2* 基因和未翻译的 *KCNQ1OT1* 基因。它们是其他相邻基因的转录抑制子,包括细胞周期蛋白依赖性激酶抑制剂 1C(*CDKN1C/p57KIP2*)。因此,在贝克威思-威德曼综合征中,蛋白质水平上的重要分子结果通常是生长因子 IGF2 的表达异常升高,或细胞周期抑制子 CDKN1C/P57(KIP2)的表达异常降低。

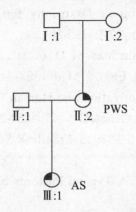

图 9.6　由 Schulze 等人于 2001 年报告的家系

注:个体Ⅱ:2 从她父亲那里继承了 15q11～15q13 位点的缺失,因此患了普拉德-威利综合征。Ⅱ:2 的女儿随后继承她的缺失,因此患了天使综合征。

章末小结

■　遗传早现是指连续几代人中某些疾病的严重程度不断升高,发病年龄逐步下降。这可能是由减数分裂时,位于编码序列之外的一段三核苷酸重复序列的数量增加所致的。

■　Y 染色体上同样存在许多位于 X 染色体末端的基因。这些基因避免了 X 染色体失活,此类基因的突变可能导致以常染色体显性方式(即假常染色体)遗传的疾病(尤其是莱里-威尔软骨发育不良综合征)。

■　某些常染色体隐性遗传病(如吉尔伯特综合征)的携带者概率很高,以致这些疾病最初似乎以常染色体显性方式遗传。随后的 DNA 测序发现伪显性遗传其实为患病个体内存在两个突变等位基因。

■　在色素失禁症和瑞特综合征中发现的具有男性致死性 X 连锁显性遗传导致唯一存活的患病儿童为女性,如果父母未患病,则很可能是新突变的结果。

■　嵌合体是由受精后的遗传异常引起的,其结果仅影响个体的一部分细胞,并可能影响性腺,但不会对身体产生明显的表型影响。因此,当新发突变儿童的父母进行基因遗传咨询时,必须谨慎对待。

■　在许多单基因孟德尔遗传条件下观察到,修饰基因的遗传变异可能导致表型和基因型(在特定位点)之间的关联性相对较弱。

■　单亲源二体(UPD)是指一个孩子从单一亲本处遗传了同一染色体的两份拷贝。如果染色体包含临床上的重要基因,其起源亲本决定了它们是否具有转录活性,则其后果可能包括印记基因疾病。此外,单亲源同二体型遗传方式可能会表现为常染色体隐性遗传病。

延伸阅读

Blaschke R J, Rappold G, 2006. The Pseudoautosomal Regions, SHOX and Disease[J]. Curr. Opin. Genet. Dev., 16:233-239.

Cho D H, Tapscott S J, 2007. Myotonic Dystrophy: Emerging Mechanisms for DM1 and DM2[J]. Biochim. Biophys. Acta, 1772:195-204.

Drumm M L, Konstan M W, Schluchter M D, et al., 2005. Genetic Modifiers of Lung Disease in Cystic Fibrosis[J]. N. Engl. J. Med., 353:1443-1453.

Franco B, Ballabio A, 2006. X-inactivation and Human Disease: X-linked Dominant Male-lethal Disorders[J]. Curr. Opin. Genet. Dev., 16:254-259.

Garber K B, Visootsak J, Warren S T, 2008. Fragile X Syndrome[J]. Eur. J. Hum. Genet., 16:666-672.

Gropman A L, Adams D R, 2007. A Typical Patterns of Inheritance[J]. Semin. Pediatr. Neurol., 14:34-45.

Harper P S, 2010. Practical Genetic Counselling[M]. 7th ed. London: Hodder Arnold.

Ranum L P, Cooper T A, 2006. RNA-mediated Neuromuscular Disorders[J]. Annu. Rev. Neurosci., 29:259-277.

Rappold G, Blum W F, Shavrikova E P, et al., 2007. Genotypes and Phenotypes in Children with Short Stature: Clinical Indicators of SHOX Haploinsufficiency[J]. J. Med. Genet., 44:306-313.

Schulze A, Mogensen H, Hamborg-Petersen B, et al., 2001. Fertility in Prader-Willi Syndrome: A Case Report with Angelman Syndrome in the Offspring[J]. Acta Paediatr., 90:455-459.

网络资源

在线人类孟德尔遗传(OMIM):
http://www.ncbi.nlm.nih.gov/sites/entrez? db=omim

自测题

1.（多选）遗传早现是以下哪种疾病的共同特征？（　　　）
   A. 1 型强直性肌营养不良
   B. 2 型脊髓小脑萎缩
   C. 齿状核红核苍白球丘脑下部核萎缩
   D. 弗里德希氏共济失调
   E. 脆性 X 综合征

2. 以下哪种情况会出现拟常染色体遗传？（ ）

A. 杜氏肌营养不良症

B. 贝氏肌营养不良症

C. 莱里-威尔软骨发育不良综合征

D. 甘油激酶缺乏症

E. 血友病 A

3. （多选）关于伪显性遗传，下列哪项是正确的？（ ）

A. 在吉尔伯特综合征患病家庭中可观察到

B. 在仅有一种突变遗传时即可引起个体患病

C. 在 1 型克里格勒-纳贾尔综合征患病家庭中可观察到

D. 当携带者概率高时更可能出现

E. 可以通过使用多态性 DNA 标记的分子遗传学研究来确认

4. （多选）男性致死性 X 连锁显性遗传是以下哪种疾病的特征？（ ）

A. 瑞特综合征

B. 抗维生素 D 佝偻病

C. 血友病 B

D. 局灶性真皮发育不全

E. 色素失禁症

5. （多选）下列哪种单亲源二体（UPD）与遗传疾病同时出现？（ ）

A. 普拉德-威利综合征和父源 15 号染色体 UPD

B. 天使综合征和母源 15 号染色体母体 UPD

C. 贝克威思-威德曼综合征和父源 11 号染色体 UPD

D. 拉塞尔-西尔弗综合征和母源 7 号染色体 UPD

E. 囊性纤维化（Cystic Fibrosis，CF）和 7 号染色体父源同二体型，父亲是 CF 携带者

（杜艳芝 上海交通大学附属仁济医院）

第十章　非孟德尔遗传

关键知识点

- 多因子遗传病
- 体细胞遗传病
- 线粒体病

导言

除了染色体病(见第七章)和单基因(孟德尔)病(见第八章和第九章)之外,遗传疾病还有另外 3 个重要的亚类,即多因子遗传病、体细胞遗传病和线粒体病。

第一节　多因子遗传病

多因子(即复杂或部分遗传性)性状可分为不连续的(具有不同的表型,如糖尿病)或连续的(表型之间缺乏显著区别,如身高),但每种性状是由众多不同位点的微效基因相互作用累加所决定的,且受环境因素的影响。对于不连续的多因素性状,患病家庭中亲属患病的风险要高于普通群体,但低于孟德尔性状,并且随着亲缘关系的渐远会迅速降低至普通群体水平。所以,在临床上,具有不连续多因素性状的先证者(家庭中最初引起医学关注的病人)通常是该家庭中唯一的病人。

因此,不同于孟德尔遗传病,家系分析不能证明多因子遗传性,但用于研究双生子对(双胞胎,译者注)一致性和家庭相关性则是可以的。

一、双生子对一致性研究

双生子对可分为同卵双生(单合子)或异卵双生(双合子)。同卵双生具有相同的遗传物质,因为他们来自同一个合子,其在母亲怀孕的前 13 天,原条产生前分裂形成了两枚胚胎。目前,医学界尚未找出同卵双生的可能原因,其人群的发生频率为 3‰～4‰。异卵双生是两个卵子分别受精发育的结果,因此大致有一半的基因是相同的,在遗传上等同于兄弟和姐妹(姊妹)。异卵双生的发生频率会随着母亲的年龄、胎次和家族史的增加而增加,且与母亲的高大身材有关。日本人和亚洲人异卵双生的频率低,为 2‰～7‰;非洲黑人的频率高,为

45‰～50‰（欧洲人为 9‰～20‰；美国人为 7‰～12‰）。

　　如果用于研究，鉴别双生子对的合子类型（Zygosity）不能仅仅基于其相似的外观，用高度多态性 DNA 标记进行 DNA 指纹分析（见第四章）是最为可靠的方法。另外，查看出生记录，核查胎膜特征也有助于鉴别。所有异卵双生都有两个羊膜囊和绒毛膜。绒毛膜可以进行继发性融合，但各自胎盘的循环通常会保持分开。同卵双生胎盘膜的特征取决于胚胎分开的时间。75% 的同卵双生只有一个供胎盘循环的绒毛膜，可借以诊断为同卵双生。剩下的 25% 也有两个绒毛膜，因此，不能借助胎盘绒毛膜的特征来鉴别双生子对的合子类型（图10.1），需要采用 DNA 指纹分析来进行鉴别。

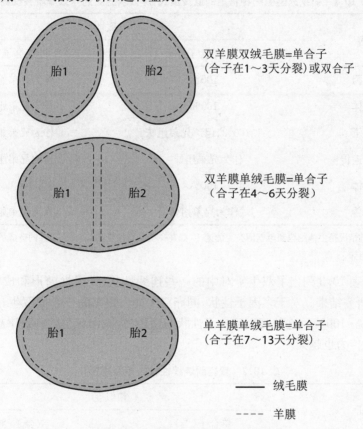

双羊膜双绒毛膜=单合子
（合子在1～3天分裂）或双合子

双羊膜单绒毛膜=单合子
（合子在4～6天分裂）

单羊膜单绒毛膜=单合子
（合子在7～13天分裂）

―――― 绒毛膜

- - - - 羊膜

图 10.1　从胎盘膜的外观判断合子

（一）一致性确定

　　如果双生子对均表现出一种不连续性状，则它们是一致的；如果仅有一个表现出了不连续性状，则它们是不一致的。医学文献多倾向于报告一致的双生子对，所以，在解释双生子对研究结果时应考虑可能出现的偏差。对于连续性状，双生子对可以直接比较其性状表现程度，如身高。由于双生子对通常生活在相似的家庭环境中，因此，很难区分环境（养育）和遗传（天性）对一个多因素性状的影响程度。因此，在婴儿期分开而在不同环境下抚养的同卵双生的一致性研究就变得非常重要。

（二）双生子对研究结果

同卵双生具有完全相同的基因型，而异卵双生只是等同于普通姊妹（兄弟姐妹）。如果一种疾病与遗传因素无关，如意外伤害，那么两种双生子对的一致率应该是相同的。对于单基因病或染色体病，同卵双生的一致率为 100%，而异卵双生的一致率则小于 100%，且等同于普通姊妹的一致率。对于受遗传和环境双重影响的不连续多因素性状，同卵双生的一致率虽然低于 100%，但仍大于异卵双生的一致率（表 10.1）。

表 10.1　如果只遵循一种特定的遗传模式，那么双胞胎的一致率就会提高

疾病	一致性	
	单合子	双合子
单基因	100%	作为兄弟姐妹
染色体	100%	作为兄弟姐妹
多因子	<100%，但>兄弟姐妹	作为兄弟姐妹
体细胞遗传	作为兄弟姐妹*	作为兄弟姐妹
线粒体	100%	100%
非遗传	作为兄弟姐妹	作为兄弟姐妹

＊表示如果这种情况是由体细胞和单基因突变的遗传（如在一些家族性癌症综合征中）共同造成的，则其概率要高于单卵双生子的兄弟姐妹。

表 10.2 和表 10.3 列出了双生子对中的一些连续性状、先天性畸形和成年人常见疾病进行调查后的研究结果。对于多因子性状，同卵双生的一致率高于异卵双生，但其实际的一致率跨度为 6%～100%。这种跨度反映了性状的遗传力，同卵双生的一致率越高，其遗传的贡献度越大，遗传力也越大。

表 10.2　双胞胎连续性状的相似程度

特征	相似度	
	单合子（%）	双合子（%）
身高	95	52
智商（IQ）	90	60
指嵴纹数	95	49
舒张压	50	27

表 10.3 某些不连续性状的孪生一致性

特征	一致性	
	单合子(%)	双合子(%)
过敏性疾病	50	4
癌症	17	11
唇裂有/无腭裂	35	5
单独腭裂	26	6
先天性髋关节脱位	41	3
糖尿病(胰岛素依赖型)	30～40	6
糖尿病(非胰岛素依赖型)	100	10
癫痫	37	10
胆结石	27	6
高血压	30	10
甲状腺机能亢进	47	3
缺血性心脏病	19	8
麻风病	60	20
躁狂抑郁症	70	15
智商<50 的学习障碍	60	3
多发性硬化	20～30	6
银屑病	61	13
幽门狭窄	15	2
类风湿性关节炎	30	5
结节病	50	8
精神分裂症	45	12
老年痴呆	42	5
脊柱裂	6	3
马蹄内翻足	32	3
肺结核	87	26

二、家庭相关性研究

亲属之间会共享一部分基因(表 10.4)。因此,如果一种性状是由多因素遗传方式决定的,则其亲属表现出与遗传相似度成比例的性状。这实际上是双生子对研究思路的延伸,不同亲属间的相似度称为相关性,以 0~1 来表示,其中 1 代表完全相同。亲属亲缘关系越近,受遗传决定性状之间的相关性就越高。

表 10.4　亲属共有的基因比例

关系程度	示例	共同基因比例
一级	父母与子女,兄弟姐妹与兄弟姐妹	50%
二级	祖父母与孙子,侄子或侄女与姑姑或叔叔	25%
三级	表亲	12.5%

如果父母不是血缘亲属,那么在遗传上其子女可视为群体的随机成员。于是,他们那些受遗传决定的性状的相关性就应等于群体平均值。但实际上,由于在婚配过程中对诸如身高和智力等特征选择的结果(组合婚配),许多性状的相关性会略微超过平均值。

表 10.5 列举了某些连续性状的家族相关性。身高、智商和指嵴纹数的家族相关性与根据群体基因频率预测的非常接近。表 10.6 列举了病人亲属中某些不连续性状的发生频率。其频率会随着群体中基因频率的降低而下降,但在所有亲属中均高于普通群体的发生频率。

表 10.5　某些连续性状的家族相关性

特征	一级亲属关系	
	观测值	预期值
身高	0.53	0.5
智商(IQ)	0.41	0.5
指嵴纹数	0.49	0.5
舒张压	0.18	0.5

表 10.6　不同亲缘关系程度的不连续性状频率

特征	频率(%)			
	一级亲属	二级亲属	三级亲属	人口频率
唇裂	4	0.6	0.3	0.1
脊柱裂/无脑	4	1.5	0.6	0.3
幽门狭窄	2	1	0.4	0.3
癫痫	5	2.5	1.5	1
精神分裂症	1	0 4	2	1
躁狂抑郁症	15	5	3.5	1

因此,无论是连续或不连续性状,双生子对的一致性和家庭相关性研究可以为多因素遗传性状提供支撑。此外,从亲属中观察得到的频率可为多因子病的遗传咨询提供基础(经验风险)。

四、连续多因子性状

许多正常人类的特征都由连续多因子性状决定(表 10.7)。顾名思义,这些性状呈连续梯度分布。因此,如身高,就是一个范围,从非常高到特别矮,英国成年男性的平均身高为 169 cm,标准差为 6.5 cm(图 10.2)。从图 10.2 中可以看出,人的身高呈正态分布,大多数人的身高集中在平均值附近。这种分布是连续多因子性状的特征(但非诊断性的)。

表 10.7　人类连续多因子性状的例子

人类特征	与其相关的因素
身高	红细胞大小
体重	血压
智力	皮肤颜色
总指嵴数	

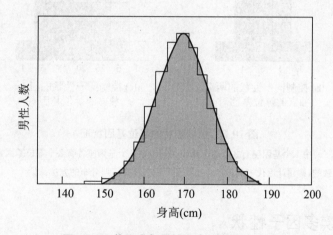

图 10.2　英国成年男性身高的高斯分布图

多位点的相互作用即可产生渐变性状,假如分别有 1、2 和 3 对决定皮肤颜色的等位基因位点,则可产生其相互作用的颜色深度范围(图 10.3)。因此,在理论上,仅需相对较少的位点即可形成几乎连续的性状分布。

身高高于平均水平的父母,其孩子的身高往往高于平均水平,但不一定像父母一样高。这是因为孩子只接受父母双方一半的基因,如果身高只取决于遗传因素,那么预期达到父母平均身高的相关系数为 0.71(即 $\sqrt{0.5}$)。然而,环境因素也很重要。由于父母不可能操控出相同的环境和遗传因素组合,这就导致了向均值回归的趋势。这种规律同样适用个子矮的家庭,在父母差异极端时最为明显。实际上,基因组广泛的相关研究(详见下文)已经证实有 18 个单核苷酸多态性(SNP)位点可说明 2.6% 的成年身高变异,另有数百个相关的 SNP 有待发现。其他连续的复杂性状也可得出类似的结论。

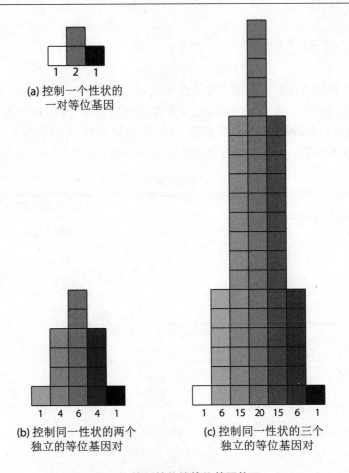

(a) 控制一个性状的
一对等位基因

(b) 控制同一性状的两个
独立的等位基因对

(c) 控制同一性状的三个
独立的等位基因对

图 10.3　控制性状的等位基因状况

注：如果性状是由图(a)中 1 个基因座有 2 个等位基因、图(b)中 2 个基因座各有 2 个等位基因，以及图(c)中 3 个基因座各有 2 个等位基因导致的，则预计后代中的颜色分布如图所示。注意高斯分布的方法。

五、不连续多因子性状

如今，已知的不连续多因子性状已经超过了 20 个，表 10.8 列出了一些医学上重要的常见性状。大体上，这些性状可分为成人常见疾病和先天性畸形。

表 10.8　不连续多因子性状的例子

成人常见疾病	先天性畸形
类风湿性关节炎	唇腭裂
癫痫	先天性心脏病
精神分裂症	神经管缺损
躁狂抑郁症	幽门狭窄
多发性硬化	
糖尿病	
早发性血管病	
甲状腺机能亢进	

　　唇腭裂是一种先天畸形,按照多因子性状方式遗传(图 10.4)。单纯的单侧唇裂是最轻微的类型,而双侧唇裂且完全腭裂最为严重。图 10.4 中患儿的父母未患病,且无唇腭裂家族史,但带病患儿出生的事实,说明其父母均携带形成唇和腭的低活性基因。然而,由于他们形成了完整的唇和腭,因此说明他们拥有足够多的正常活性基因来代偿以达到平衡。对于这些不连续性状,至关重要的是低活性基因与正常活性基因间的数量平衡。只要平衡偏移超出了阈值,就会发生畸形,超出阈值越多,畸形就越严重。因此,易患性(包括遗传和环境因素)可以表示为正态分布(图 10.5)。阈值如图 10.5 所示,该阈值右侧人群所占比例(0.1%)与人群中唇腭裂发病率相似。对于患病儿童的父母(一级亲属)来说,易患性曲线向右平移,可以预计其父母及其一级亲属中的这种畸形发生概率会增加(4%)(图 10.6)。随着亲属级别降低,易患性曲线回归到普通人群状态,患者亲属的易患性会相应降低(表 10.6)。

　　患病儿童的畸形越严重,其父母的易患性曲线越向右平移,亲属的发病率越高。因此,如果是双侧唇裂且完全腭裂,其一级亲属的发病率为 5%;而如果是单侧唇裂且不完全腭裂,则发病率只有 2%。

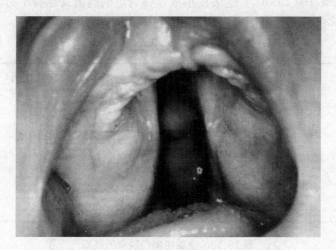

图 10.4　唇腭裂

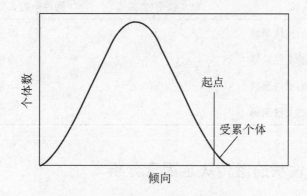

图 10.5　唇腭裂的一般人群倾向曲线

179

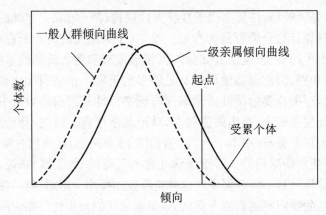

图 10.6　唇腭裂先证者一级亲属倾向曲线

　　一些多因子性状表现出性别比例的差异（表 10.9）。男性幽门狭窄的发生率为 5‰，女性仅为 1‰。男性患者其亲属发病率会增加，但女性患者的亲属发病率增加更为显著［卡特效应（Carter Effect）；表 10.10］。这表明形成这种畸形的阈值女性高于男性，即女性患者的父母需要携带更多的低活性基因，使易患性曲线位移更多。

表 10.9　性别比例不平等的多因子条件

情况	性别比率（男女比例）
幽门狭窄	5∶1
先天性巨结肠病	3∶1
先天性髋关节脱位	1∶6
畸形足	1∶6
类风湿性关节炎	1∶3

表 10.10　亲属中幽门狭窄的频率

关系	频率（%）	同性一般人群风险增加
男性患者的男性亲属	5	10 倍
男性患者的女性亲属	2	20 倍
女性患者的男性亲属	17	35 倍
女性患者的女性亲属	7	70 倍

六、多因子性状的遗传决定因素分析

　　目前，人们对多因子性状的遗传决定因素分析非常感兴趣。已经使用的方法包括连锁分析、姊妹配对分析、微卫星标记关联分析与候选基因突变分析，以及最新引入的 SNP 全基因组广泛关联分析。

　　连锁分析是分析单基因遗传病的标准方法，但在多因子性状中更为困难，尤其是连续分布性状。该方法若与实验动物中的选择繁殖并用,则分析成功的机会更大。

姊妹间大约有一半的基因是相同的,因此,就某个特定的基因位点而言,有 1/4 的姊妹会拥有 2 个相同的等位基因,1/2 的姊妹共享 1 个等位基因,1/4 的姊妹拥有不同的等位基因。患病姊妹配对研究可检测预期 1∶2∶1 比例的偏移,而这种共享等位基因带来的偏移是一个线索,说明其基因位点与疾病的起因有关。

可以通过比较患病组和未患病对照组之间某位点的特定等位基因频率来进行关联分析(如使用微卫星标记)。差异可能为寻找遗传决定因素提供线索,因为它反映了所研究的遗传标记与致病突变之间的连锁不平衡。最新的进展是在全基因组广泛关联研究中的比较基因型频率,每个人至少有 500000 个可识别的 SNP,在数千个病例和数千个对照者之间进行比较。这些不断增加的研究报道采用了人类基因组计划和 HapMap(人类基因组单体型图)项目提供的数据(见第二章和第十一章)。最近发表的几项此类研究,包括对冠心病、2 型糖尿病、乳腺癌、类风湿性关节炎、骨关节炎、白癜风和克罗恩病等疾病进行的分析(详见延伸阅读 Hunter,Kraft,2007)。研究结果表明,可遗传的 DNA 序列变异与特定性状和疾病最为显著相关,但这类分析通常不能提供这些变异导致疾病发生发展的精确机制的相关信息。这种变异可能直接改变蛋白质中的氨基酸。或者它可能位于基因的非编码区域,影响基因的转录或剪接,或者它与附近的另一突变紧密连锁,后者是关联性状发生的原因。

前述方法可识别特定的染色体区域,并通过对患者中该区域的候选基因的突变分析进行进一步分析。

第二节　体细胞遗传病

当在受精卵阶段发生突变时,这种突变将会传递给所有子细胞。然而,如果是在第一次细胞分裂后出现的突变,那么其突变只会在身体的部分细胞中被检出,成为嵌合体(在一个个体中存在两个或多个不同的基因型)。突变可能局限于性腺细胞(性腺嵌合体)或体细胞(体细胞嵌合体),也可能同时发生于两者。不管个体中初始突变的分布如何,都不会有先前出现的家族史,但如果性腺中部分生殖细胞包含了突变,则有可能会给其后代带来风险。

现在我们知道,即使不是全部,但大多数癌症是(至少部分是)体细胞遗传病。一些家族性癌症具有生殖细胞的突变,若体细胞进一步突变,则会向恶性肿瘤发展(见第十三章)。事实上,即使遗传了生殖细胞突变,在具有侵袭性的癌症形成之前,体细胞通常会产生导致癌症发生的其他基因的额外遗传学改变。此外,当一个肿瘤抑制基因(TSG)的等位基因发生突变时,该等位基因上的另一个正常(野生型)拷贝必须经历一个体细胞致瘤效应事件,使该基因失活。这是由于 TSG 的突变效应通常使其编码蛋白质的功能丧失(或失活),但另外的正常拷贝仍有功能,且足以阻碍肿瘤发生。因此,该 TSG 第二拷贝失活(如通过缺失或重组)通常可通过比较肿瘤和血液 DNA 检测到,称为杂合性缺失。

第三节　线粒体病

　　每个细胞的细胞质中有数百个线粒体,每个线粒体中大约包含了 10 个环状线粒体染色体拷贝(见第五章)。线粒体(及其染色体)实际上都来源于母亲,因此,这些染色体突变导致的线粒体疾病表现出特征性的遗传模式,由患病的母亲遗传给其所有孩子,而男性患者的后代则没有风险(图 10.7)。线粒体 DNA 的突变率很高,其点突变和长片段突变的发生率都是核 DNA 的 10 倍。表型效应取决于突变的位置和类型,也取决于突变线粒体染色体所占的比例。异质性普遍存在于所有线粒体病中,即每个线粒体中都存在正常的和突变的线粒体染色体,由于在随后的细胞分裂中,各细胞和组织会累积不同比例的突变和正常线粒体 DNA,一个家族呈现广泛的表型范围。线粒体 DNA 复制分离的过程会倾向于使细胞中所有线粒体 DNA 成为突变的或正常的(同质化)。线粒体 DNA 的高突变率意味着体细胞突变的存在通常与衰老有关,并可能是其体细胞效应的原因。此外,高突变率可能加速因线粒体突变所致的遗传异质性病人的疾病呈现。

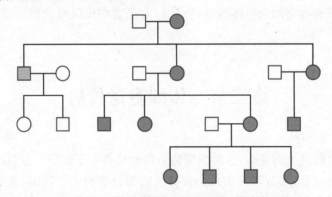

图 10.7　Leber 遗传性视神经病变的家系

注:血统可显示突变携带者,并非所有携带者都有症状。

　　线粒体是提供能量的重要细胞器,不同的组织因对能量依赖的差异而影响不同。中枢神经系统、心脏、骨骼肌、肾脏和内分泌腺对其特别依赖,因此是线粒体病主要发生的器官和组织(表 10.11)。如今已经发现了至少 59 种线粒体病,均为罕见病。其中一个例子是Leber 遗传性视神经病变(Leber Hereditary Optic Neuropathy,LHON)。此病表现为急性或亚急性的视力丧失,可发生在任何年龄段,但多发于 20～30 岁。通常表现为双侧中心视力进行性丧失。此外,还可伴有心脏传导系统缺陷。该病呈现线粒体遗传模式,在线粒体DNA 中,可检测到呼吸链复合体Ⅰ亚基编码基因的特异性突变。在大约 95% 的 LHON 病人中,其线粒体 DNA 中可检测到 3 种特异性定点突变中的 1 种。病人的这些突变通常已经同质化,但并不是所有携带突变的个体都会出现症状。影响外显率最重要的因素是性别和年龄。同质化携带者出现症状的终生风险男性约为 40%,女性约为 10%,其外显率与年龄相关。此外,还存在尚未确定的环境因素。

表 10.11　线粒体遗传的例子

线粒体遗传例子
DIDMOAD［尿崩症、糖尿病、视神经萎缩和耳聋(线粒体形式)］
卡恩斯-塞尔综合征(Kearns-sayre Syndrome)(慢性进行性眼外肌麻痹)
LHON(Leber 遗传性视神经病变、Leber 视神经萎缩)
MELAS(线粒体肌病、脑病、乳酸酸中毒和中风样发作)
MERRF(肌阵挛性癫痫伴不规则红色纤维)
皮尔逊(Pearson)骨髓/胰腺综合征(全血细胞减少、乳酸酸中毒和胰腺外分泌功能不全)

　　许多线粒体蛋白质不由线粒体 DNA 编码,而是源自核内基因。因此,越来越多的证据证明线粒体病是由核内基因组的遗传突变引起的,以常染色体或 X 连锁的方式遗传,而不是以线粒体病的方式遗传。例如,致命性婴儿心脑血管病(伴有肥厚型心肌病和乳酸酸中毒)是由缺乏细胞色素 c 氧化酶(复合物Ⅳ,呼吸链末端酶)引起的,通常表现为常染色体隐性遗传。特别有趣的例子是在成人期发病的外眼肌无力的疾病,称为进行性眼外肌麻痹,是由线粒体 DNA 缺失引起的,但实际上表现为常染色体显性遗传。这是因为线粒体 DNA 缺失其实是由编码聚合酶 γ 催化单元的核内基因(POLG)异常引起的,聚合酶 γ 是负责线粒体 DNA 复制的酶复合物(详见延伸阅读 Hudson,Chinnery,2006)。

　　最后,Krishnan 等人于 2008 年(详见延伸阅读)提出了一个有趣的可能性,即线粒体 DNA 缺失(特别是体细胞发生的缺失)可能存在于线粒体 DNA 修复过程中,而不是在复制过程中。

章末小结

■　多因子遗传性状受遗传和环境因素的共同影响。

■　双生子对一致性研究和家庭相关性研究可为确定多因子遗传性状提供依据。观察到的亲属发病率可为多因子病的遗传咨询提供经验风险评估。

■　连续多因子性状(如身高)具有连续的梯度分布,而非连续多因子性状(如其个体可出现患病或不患病的性状)只有当遗传因素累积达到一定阈值时才表现出影响。

■　对于双生子对,单绒毛膜的胎盘膜表示同卵双生,而双绒毛膜可为同卵双生,亦可为异卵双生。DNA 指纹技术是确定同卵双生或异卵双生最可靠的方法。

■　同卵双生有相同的遗传组成(即 DNA 水平),而异卵双生在遗传相似性上与普通姊妹相同。

■　现在,全基因组分析技术可用于多因子性状的遗传决定因素分析。即通过分析病例组和对照组之间成千上万的 SNP 的出现频率间的相关性来确定。

■　癌症通常因体细胞遗传突变积累而发展形成。此外,在家族性病例中,可能已经有一个强烈的癌症易患基因的突变遗传于其父母。

■　由线粒体 DNA 异常引起的线粒体病属于母系遗传,患病的母亲会遗传给所有子女,但父亲患病时不受影响。然而,已知少数线粒体病是核内 DNA 突变的结果。

延伸阅读

Barnholtz-Sloan J S,Shetty P B,Guan X,et al.,2010.FGFR2 and Other Loci Identified in Genome-wide Association Studies Are Associated with Breast Cancer in African American and Younger Women[J].Carcinogenesis,31:1417-1423.

Frayling T M,2007.Genome-wide Association Studies Provide New Insights into Type 2 Diabetes Aetiology[J].Nat.Rev.Genet.,8:657-662.

Hudson G,Chinnery P F,2006.Mitochondrial DNA Polymerase-γ and Human Disease [J].Hum.Mol.Genet.,15(2):244-252.

Humphries S E,Drenos F,Ken-Dror G,et al.,2010.Coronary Heart Disease Risk Prediction in the Era of Genome-wide Association Studies:Current Status and What the Future Holds[J].Circulation,121:2235-2238.

Hunter D J,Kraft P,2007.Drinking from the Fire Hose-statistical Issues in Genome-wide Association Studies[J].N.Engl.J.Med.,357:436-439.

Ikegawa S,2007.New Gene Associations in Osteoarthritis:What Do They Provide,and Where Are We Going?[J].Curr.Opin.Rheumatol.,19:429-434.

Jin Y,Birlea S A,Fain P R,et al.,2010.Common Variants in FOXP1 Are Associated with Generalized Vitiligo[J].Nat.Genet.,42:576-578.

Krishnan K J,Reeve A K,Samuels D C,et al.,2008.What Causes Mitochondrial DNA Deletions in Human Cells?[J].Nat.Genet.,40:275-279.

Plant D,Flynn E,Mbarek H,et al.,2010.Investigation of Potential Non-HLA Rheumatoid Arthritis Susceptibility Loci in A European Cohort Increases the Evidence for Nine Markers[J].Ann.Rheum.Dis.,69:1548-1553.

Steele M P,Brown K K,2007.Genetic Predisposition to Respiratory Diseases:Infiltrative Lung Diseases[J].Respiration,74:601-608.

Wellcome Trust Case Control Consortium,2007.Genome-wide Association Study of 14000 Cases of Seven Common Diseases and 3000 Shared Controls[J].Nature,447:661-678.

自测题

1. 下列哪些属于多因素不连续性状?(　　　)

A. 囊性纤维化

B. 血压

C. 体重

D. 糖尿病

E. 头围

2. (多选)下列哪些属于人类多因素连续性状?(　　　)

A. 智商

B. 红细胞体积

C. 唇裂

D. 神经管缺陷

E. 身高

3.（多选）下列关于双生子对的描述,哪些是正确的?（　　）

A. 超过 95% 的同卵双生为单绒毛膜

B. 异卵双生之间平均共享基因的比例与姊妹间相同

C. 异卵双生源自一个卵子被两个精子受精

D. 同卵双生源自单个合子在原条形成前分裂成了两个胚胎

E. 合子的类型可以通过高度多态性 DNA 标记的 DNA 指纹技术来确定

4.（多选）下列哪些疾病已知属于常染色体遗传?（　　）

A. 致命性婴儿心脑血管病

B. Leber 遗传性视神经病变（LHON）

C. MELAS

D. MERRF

E. 进行性眼外肌麻痹

5. 平均而言,近亲有多少相同的基因（或等位基因）?（　　）

A. 50%

B. 33%

C. 25%

D. 12.5%

E. 6.7%

（范立青　中信湘雅生殖与遗传专科医院）

第十一章　医学群体遗传学

关键知识点

- ■ 单基因遗传病的选择
- ■ 单基因遗传病的建立者效应和遗传漂变
- ■ 单基因遗传病的突变率改变
- ■ 连锁分析和国际人类基因组单体型图计划
- ■ 人类群体进化和迁移

导言

相对于前面的章节聚焦于受累家庭层面不同类型的遗传病,本章将重点关注影响遗传病群体频率的因素,及利用 DNA 标记分析人类进化与群体迁移。某一遗传病的患病率(Prevalence)是指在任何时间点,每 1000 个限定人口中本病患者的数量(如每 1000 个新生儿中有 10 个患者),而遗传病的发病率是指在某一特定时间段,每 1000 个限定人口中本病新增患者的数量(如每年每 1000 个成年人中有 10 个新患者)。

迄今,大多数群体遗传学的信息都与单基因遗传病相关,出生患病率总计每 1000 人中有 20～30 人(色盲除外)。单个单基因遗传病的群体患病率可能受 3 个主要因素影响:选择(Selection)、建立者效应(Founder Effect)和突变率的改变(Alteration to the Mutation Rate)。其他可能发挥作用的因素还有遗传漂变(小群体)和群体迁移(迁入移民拥有不同的等位基因频率)。

第一节　单基因遗传病的选择

在达尔文之前,人们认为不同的物种一旦被完全创造出来就被固定下来。达尔文对此观点提出了挑战,他认为正如处于有利环境中的动物在繁殖方面更加成功,处于有利环境中性状的频率往往也会增加。相反,有害的性状会阻碍繁殖,因此其频率也会降低。这种自然选择作用于表型,而表型又由基因型决定,进化作为选择的结果是简单的基因频率的改变,因此遗传变异成为进化的先决条件。

对于单基因遗传病而言,选择是改变基因频率的一种重要手段,它能够降低(通过负向选择)或者增加(通过正向选择)某特定表型乃至基因型。选择作用于个体的表型,或利于或阻碍个体的繁殖乃至个体基因型的传播。许多群体的规模往往会随着时间推移而增大,但在没有选择等干扰因素的情况下,其相对基因频率趋于保持恒定,可以通过数学方法证明[哈迪-温伯格平衡(Hardy-Weinberg Equilibrium),见附录三]。在负向选择的情况下,疾病的相对频率及基因频率将下降;反之,在正向选择的情况下,疾病的相对频率将上升(图11.1)。

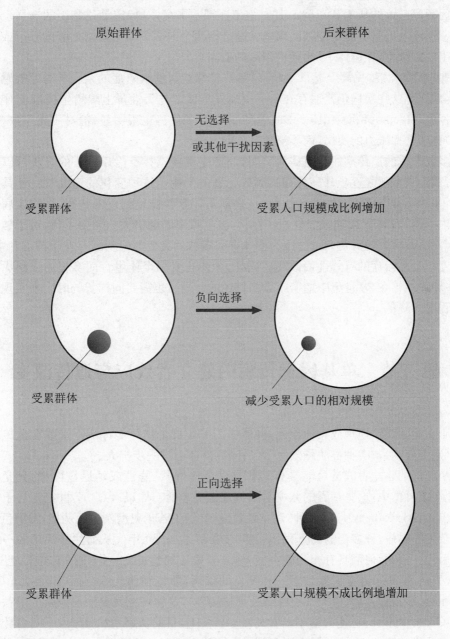

图 11.1 选择对群体中疾病频率的影响

例如,镰状细胞病(Sickle-cell Disease)是一种常染色体隐性遗传病,尽管携带者父母无症状,但患病的后代有严重的慢性贫血,在全世界许多地方,患者常在成年(和生育)之前死亡。鉴于纯合子患者所受的影响,携带者的出生频率预计较低。但在赤道非洲地区,患病个体的出生频率是 1/40，并且有 1/3 的人口携带突变基因。这么高的基因频率的出现是由于突变基因携带者对恶性疟原虫疟疾具有选择优势。疟疾是赤道非洲地区人群的主要死亡原因之一，而镰状细胞对其具有杂合子优势，即受感染的红细胞能更快地被清除，因而从疟疾感染中恢复的机会也更大。而这种选择优势在疟疾已被根除的地区不再发挥作用，选择压力的消除导致基因频率下降。因此，对于 10 代前已移民美国的非洲黑人后代来说，其镰状细胞基因频率已大约从 1/3 降至 1/10。由于连锁不平衡，对特定等位基因的选择也会影响相邻紧密连锁基因座上的等位基因频率。这是指两个或两个以上紧密相邻的标记或等位基因一起出现的频率（在群体中）比随机预测的要高。

β-地中海贫血症（见第十七章）和葡萄糖-6-磷酸脱氢酶缺陷症的杂合子对疟疾感染也有选择优势，因此这些疾病仍普遍存在于疟疾高发地区。先天性肾上腺增生携带者对 B 型流感嗜血杆菌（Haemophilus Influenzae）感染的杂合子优势也很明显，但对于大多数存在（或曾存在）自然选择压力的疾病，尚不清楚其机制。

大多数严重的遗传病往往阻碍繁殖，从而产生负向选择。治疗方法的进步可以扭转这一劣势，基因频率随之逐步升高进而达到一个新的平衡。这种变化的速度取决于具体的遗传方式，如对于常染色体显性遗传性状，从之前不能繁殖恢复到正常状态，将使疾病的频率在单代内翻倍；而对于 X 连锁隐性遗传性状，出生频率的翻倍大约需要 4 代；对于常染色体隐性遗传性状，将大约需要 50 代，因为群体中大多数的突变等位基因存在于携带者中，其生殖适合度不会因治疗的有效性而改变。同样，为防止受累个体生育而实施的强制优生计划（如那些导致纳粹在 20 世纪中期实施恐怖行径的计划），也需要同样长的时间来实现疾病频率相当程度的降低。

第二节　单基因遗传病的建立者效应与遗传漂变

由于疾病、宗教、地理或其他原因，群体中的一小群个体可能存活下来或在遗传上与群体隔离（遗传隔离），在"种群瓶颈效应"之后隔离群体会进一步扩大。

该小群体的建立者成员可能具有某些常染色体性状（隐性或延迟显性）的突变等位基因，因此在该群体中，这些基因的频率自然高于普通群体（表 11.1）。17 世纪定居于南非的阿非利卡人（Afrikaners）即为这种"建立者效应"提供了若干典型例证。例如，常染色体显性遗传的杂色卟啉病，许多当前的基因携带者均是 17 世纪 80 年代从荷兰移民来的一对夫妻的直系后代。因此，他们具有相同的突变，建立者效应的特征之一即致病突变的范围很窄。此外，人们认为，某个建立者导致了一种罕见的疾病，即埃利伟氏综合征（Ellis-van Creveld Syndnome）（多指趾畸形、先天性心脏病及身材矮小），这种病在宾夕法尼亚州的旧秩序阿米什（Old Order Amish）社区人群中异常高发。事实上，目前从家系和分子水平对含致病突变的基因拷贝研究已证实，该群体中所有受累个体的突变等位基因都来自一个共同的祖先，即本群体的最初建立者之一，他是在 18 世纪中期移民到美国的。

表 11.1　某些具有相对高频率单基因遗传病的遗传隔离实例

隔离群体	疾病
巴拿马的库纳印第安人	白化病
霍皮印第安人	白化病
芬兰人	先天性肾病综合征
阿非利坎人	变异性卟啉病，家族性高胆固醇血症
宾夕法尼亚州的旧秩序阿米什人	埃利伟氏综合征

除了建立者效应，遗传漂变（Genetic Drift）也能够改变特殊遗传病频率的波动。遗传漂变是指由于特定等位基因在世代间传递过程中传递频率的随机差异造成的群体基因频率的变化，即孟德尔分离的机会效应。这类通常相对较小的波动往往对小群体影响更大。这类似于将一枚硬币抛 10 次与抛 100 次的预期比值都是 50∶50（正面∶反面），但我们可能看到抛 10 次比抛 100 次有更大的偏差。在实践中，只有当繁殖群体小于 100 个个体时，遗传漂变才会普遍导致快速显著的疾病频率差异。

第三节　单基因遗传病的突变率改变

突变率（μ）通常表示为每代产生的每百万配子在一个基因座的突变数目。突变基因频率反映了引入群体的新突变基因与因患病个体无法生育致突变基因从群体中丢失之间的平衡。如果生殖能力正常，则生物适合度（f）为正常（1% 或 100%）；如果无生殖能力，则生物适合度为 0。突变率改变对单基因遗传病频率的影响取决于其遗传方式（表 11.2）。

表 11.2　单基因遗传病出生频率预测方程

单基因遗传病	出生频率预测方程
常染色体显性遗传病	出生频率 $= 2\mu/(1-f)$
常染色体隐性遗传病	出生频率 $= \mu/(1-f)$
X 连锁隐性遗传病	出生频率 $= 3\mu/(1-f)$

如果无生殖能力（$f=0$），则可以计算出常染色体显性遗传病、常染色体隐性遗传病和 X 连锁隐性遗传病的出生频率分别为 2μ、μ 和 3μ。因此，突变率的改变对 X 连锁隐性性状的影响最大，而对常染色体隐性性状的影响最小。几种常染色体显性性状和一些 X 连锁隐性性状的研究显示，突变率的改变随父亲年龄的增长而增加，且因化学诱变剂的暴露而增加。突变率很难确定，大多数涉及常染色体显性性状和 X 连锁隐性性状的信息显示，不同的基因座上每代每百万配子有 1～100 个（平均 10～20 个）突变。

第四节　连锁分析和国际人类基因组单体型图计划

　　谱系模式分析可以确定一种疾病是以常染色体还是性连锁性状遗传的。当尚不能确定这类疾病的致病基因时,下一步的研究工作是确定基因座在染色体上的具体区域。对于病理生理学不明确的单基因遗传病,这种定位一般通过家系连锁分析来完成,以探测某一性状与已知位点遗传标记的共分离;随后从已知的人类基因组数据库中,对明确连锁染色体区域内的候选基因进行突变筛选。

　　在实践中,使用间隔超过 25 Mb 的标记基因座很难检测到连锁,因此对基因组(3280 Mb)的连锁搜寻至少需要 131(3280/25)个间隔良好的多态标记。所幸的是,可用于此类分析的标记鉴定工作已取得了很大进展。早在 1996 年,5000 多个高度多态性微卫星 DNA 标记(AC/TG)$_n$ 被鉴定并绘制了图谱(促成了之后利用单个家庭信息定位许多未知致病基因)。此外,自此已鉴定出数百万个单核苷酸多态性(Single-nucleotide Polymorphism, SNP)(http://www.ncbi.nlm.nih.gov/projects/SNP/),从而提供了几乎遍及每条染色体的每个区域的高密度标记。而且,如下文所述,通过大量病例和对照研究表明,整个基因组中这些高密度的多态性标记也可用于鉴定多种与多基因遗传病易感性相关的个体基因变异。与微卫星标记相比,SNP 因其丰度高、突变率低及易于高通量基因分型而更适用于全基因组疾病关联研究。

　　此外,如果基因座非常接近,那么它们之间几乎不可能重组,这些基因座上的等位基因将通过家系一起遗传下去。这样一组紧密连锁的等位基因被称为单体型(Haplotype)。由于连锁不平衡,单体型在临床上很有用,通过预测与疾病密切相关的基因突变存在与否,对致病基因尚不明确的受累家庭进行分析。连锁不平衡反映了最初突变发生时邻近 DNA 标记的背景模式:因与基因邻近而无中间重组,邻近的标记倾向于以突变特异性单体型与基因保持关联。因此,分析特异的邻近标记序列可作为一种有用的间接手段来跟踪特殊家族中的问题基因。

　　"国际人类基因组单体型图计划"(以下简称单体型图计划)(http://www.hapmap.org)于 2002 年 10 月启动,旨在比较不同个体的 DNA 序列,鉴定个体间具有相同遗传变异的相似区域。项目的研究对象来自世界各地的 4 个不同群体:非洲血统群体(尼日利亚)、亚洲血统群体(北京和东京)和欧洲血统群体(美国)。项目的第一阶段于 2005 年完成,提供了 130 万个 SNP 数据;第二阶段于 2007 年完成,编目分类的 SNP 总数高达 310 万个。目前完成鉴定的 SNP 已超过 400 万个。数以百万计的 SNP 变异加在一起,尚不足个体间存在差异的人类基因组的 0.1%(也可以参见相关网站:SNP-cataloguing 1000 Genomes Project)。

　　有趣的是,由于重组位点位于特定区域,而非均匀分布于整个基因组,现代人类基因组的序列变异往往以高度连锁不平衡的离散"单体型区块"(Haplotype Blocks)形式出现。因此,单体型图计划对单体型的识别不仅通过广泛的 SNP 分析,而且通过识别所谓的"标签" SNP,因其可唯一代表每一个单体型区块从而被识别(如图 11.2 所示;详见延伸阅读 Kruglyak,2008)。通过对多个 SNP 进行分析,使我们能以更高的分辨率来定义连锁不平衡区域,并可由电脑以不同的放大倍数在线自动显示(图 11.3)。如上所述,这些信息已极大地促进了全基因组关联研究,最近已成功鉴定出与几种常见多基因遗传病相关的基因变异,如冠状动脉病、2 型糖尿病和类风湿关节炎(详见延伸阅读 Humphries et al.,2010;Plant et al.,2010)。然而,对于导致诸如精神分裂症、双相情感障碍等多基因遗传病的基因变异,目前尚未研究清楚(详见延伸阅读 Porteous,2008)。事实上,单个等位基因可以影响一个人对两种或两种以上疾病的易感性,例如,与 2 型糖尿病易感性降低相关的 *TCF*2 基因变异会增加前列腺癌的风险,其可能是由细胞退化或增殖潜能改变所致的(详见延伸阅读 Gudmundsson et al.,2007)。

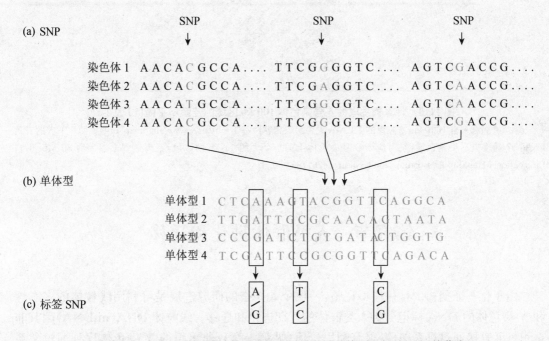

图 11.2 国际人类基因组单体型图计划对多种单体型和标签 SNP 的鉴定

注:图(a)中单个 SNP 以灰色显示以便将之与周围的非变异染色体 DNA 序列区分开来。这些 SNP 连同周围其他的 SNP,可以作为单体型进行分组和检测。图(b)中,从这些单体型来看,个体的标签 SNP[图(c)]可被选作代表单体型,而其出现与否能够预测邻近的 SNP 的基因型(本图经修改、重绘,引自 International HapMap Consortium,2003. Nature,426:789-796.)。

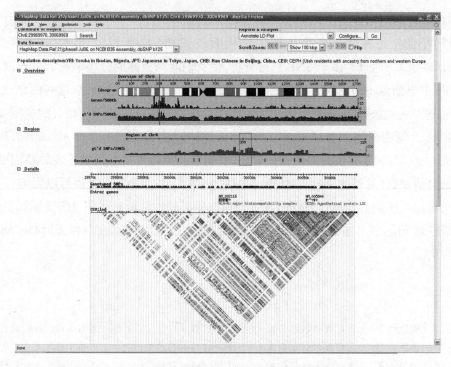

图 11.3　计算机生成的 6 号染色体 100 kb 区域的连锁不平衡(LD)图

　　注：其中包含来自 HapMap 数据库的 HLA-A 主要组织相容性基因（http://www.hapmap.org）。图片下方的三角形是一个强连锁不平衡区域，它对应于 6 号染色体上的一个大约 14 kb 的区域，距离短臂末端大约 30 Mb［引自 International HapMap Consortium，2003.Nature，426：789-796.］。

第五节　人类群体进化和迁移

　　由于化石证据稀少且往往不完整，一项令人兴奋的研究进展是可利用线粒体的多态性和 Y 染色体的 DNA 标记分析人类群体的近期进化和迁移。线粒体 DNA(mtDNA)因其非重组性及直接通过母系遗传，很有利用价值（见第十章）；非重组的 Y 染色体序列通过父系连锁遗传，也发挥了重要的作用。现已将对这些序列的分析应用于世界各地许多现代人群的 DNA 样本中，建立系统发生树，以推测不同群体间的祖先关系。当把这些数据与计算得出的研究序列的突变率相结合，可推测出人类史前早期事件发生的时序。此外，结合系统发生树或网络上已知的谱系或群体的地理分布（产生所谓的"谱系地理学"），可以推测人类过去在不同地区间的迁移状况（图 11.4）。一项由私人资助的大型研究项目（基因地理计划）目前正在进行中，采集了世界各地多达 10 万名原住民的 DNA 样本，以更详尽的 DNA 证据研究这些群体的迁移（详见延伸阅读 Behar et al.，2007；the Genographic Project 网站）。

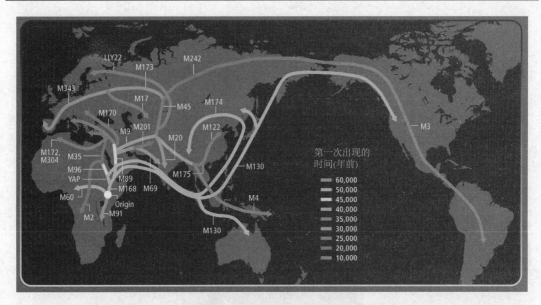

图 11.4　通过大量分析存活个体的 Y 染色体 DNA 标记的变异而推测出的人类迁移路线图

注：每个标记都有编号（如 M343），可用来追踪个体的男性血统，谱系的大致年代及最早出现的地方均在图中展示［引自 Stix，2008（详见延伸阅读）,已获得自然出版集团（Nature Publishing Group）许可］。

现已获得了数百个完整的 mtDNA 基因组序列。通过对本土群体的现代人（Homo Sapiens Sapiens）的 mtDNA 样本进行研究，为人类进化的近代非洲起源模型提供了支持。此假说认为，由撒哈拉以南非洲地区的直立人（Homo Erectus）进化而来的现代人在近古时期对世界进行了殖民，而后在 5 万至 6 万年前开始向世界各地迁移；而直立人最早出现于大约 180 万年前。这一"走出非洲"的单一起源说（图 11.5）不同于早期的多起源说，后者认为全世界多个不同地区的直立人分别独立进化为现代人，这种说法现在已经不那么流行了。这些研究在一定程度上受到 DNA 本身有限寿命的限制，如从直立人标本中提取 mtDNA 极其困难；另一受限因素为突变率的变异。"走出非洲"模型也陆续从 Y 染色体标记分析、近期的全基因组 SNP 分析，甚至从移民者携带的幽门螺杆菌等微生物的 DNA 分析中得到支持。这种迁移的结果是，非洲原住民的遗传多样性远高于远距离迁移的群体，如美洲原住民。这是因为在人类迁移的每个阶段，只有一个亚群体脱离了原有群体，并只带走了现存遗传多样性的一小部分。

然而，目前已经能够从尼安德特人的骨骼样本中获得足量的细胞核和线粒体 DNA 进行基因分析。事实上，近期已经能够利用最新的测序方法测定 3.8 万年前尼安德特人标本的整个 mtDNA 序列（详见延伸阅读 Clark，2008）。尼安德特人的 DNA 序列与现代人相比差异非常显著：研究者认为，尼安德特人是单独进化的（在 66±14 万年前偏离了进化为现代人的谱系），在 3 万年前就已经灭绝了，对我们没有贡献任何 mtDNA 和 Y 染色体 DNA。事实上，现代人和尼安德特人之间的序列差异程度，大约是我们和黑猩猩之间差异的一半，而我们大约在 650 万年前就从黑猩猩谱系中分离了出来。

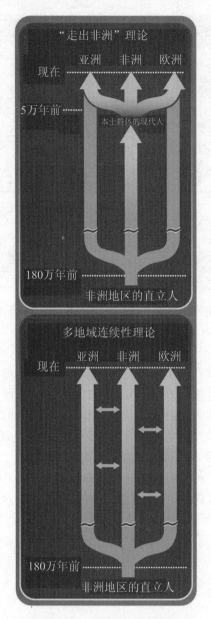

图 11.5 "走出非洲"理论

注:"走出非洲"理论现在已经很大程度上取代了多起源说,成为现代人类殖民世界的模式。"走出非洲"理论认为,智人起源于非洲,然后在大约 6 万年前开始走出非洲,取代了更早的原始人(如 180 万年前殖民世界其他各地的直立人)[引自 Stix,2008(详见延伸阅读),已获得自然出版集团许可]。

利用一种称作联合分析(Coalescence Analysis)的技术,可以通过进化回溯到一个共同的祖先。据估计,所有抽样个体的线粒体 DNA 的最新共同祖先(MRCA),即"线粒体夏娃",约于 17.1 万年前生活于东非(详见延伸阅读 Clark,2008)。她的 mtDNA 中有一个新的基因改变,可能诞生于一群现代人即一个新物种(智人),从此从非洲现存的直立人中分离了出来。同样,Y 染色体序列的 MRCA("Y 染色体亚当")也可被确定。一般来说,由不同的基因组位点合并分析所计算出的 MRCA 存在差异。当然,其他个体也很有可能在那个时候就已经存在了,只是他们没有把 DNA 传递给任何现存的群体,即他们的谱系没有幸存下来。

章末小结

■ 影响个体单基因遗传病患病率的 3 个重要因素分别是选择、建立者效应和突变率的改变。

■ 建立者效应（有限范围内的致病突变）是由一个遗传隔离群体中某一原始"建立者"成员拥有一个或多个突变等位基因而产生的。疾病的基因频率也可因遗传漂变即孟德尔偏斜分离，在非常小的群体中迅速发生改变。

■ 当某一特定基因的突变尚未被鉴定时，紧密连锁的等位基因（如单体型中）之间存在的强连锁不平衡，可以通过分析邻近的多态性标记来间接追踪突变。

■ 数以百万计的 SNP 的发现促进了大规模的全基因组关联研究，促成了与若干多基因遗传病相关的基因变异的鉴定。

■ 对近代人类进化和群体迁移的研究得益于对线粒体和非重组 Y 染色体 DNA 序列的分析，二者分别直接通过母系遗传和父系连锁遗传。

■ 这类研究普遍支持"走出非洲"模型，即认为现代人类是从撒哈拉以南非洲的直立人进化而来，然后（大约起始于 5 万至 6 万年前）迁移到世界各地，最终取代了全世界的直立人。

■ 联合分析是一种通过回溯进化过程，估计一个群体的最近共同祖先（MRCA）的技术。

延伸阅读

Rosset S，Blue-Smith J，Balanovsky O，et al.，2007. The Genographic Project Public Participation Mitochondrial DNA Database[J]. PLoS Genet.，3：104.

Clark A G，2008. Genome Sequences from Extinct Relatives[J]. Cell，134：388-389.

Gudmundsson J，Sulem P，Steinthorsdottir V，et al.，2007. Two Variants on Chromosome 17 Confer Prostate Cancer Risk，and the One in TCF2 Protects Against Type 2 Diabetes[J]. Nat. Genet.，39：977-983.

Humphries S E，Drenos F，Ken-Dror G，et al.，2010. Coronary Heart Disease Risk Prediction in the Era of Genome-wide Association Studies：Current Status and What the Future Holds[J]. Circulation，121：2235-2248.

Kruglyak L，2008. The Road to Genome-wide Association Studies[J]. Nat. Rev. Genet.，9：314-318.

Plant D，Flynn E，Mbarek H，et al.，2010. Investigation of Potential Non-HLA Rheumatoid Arthritis Susceptibility Loci in A European Cohort Increases the Evidence for Nine Markers[J]. Ann. Rheum. Dis.，69：1548-1563.

Porteous D,2008.Genetic Causality in Schizophrenia and Bipolar Disorder:out with the Old and in with the New[J].Curr.Opin.Genet.Dev.,18:229-234.

Stix G,2008.Traces of A Distant Past[J].Scientific American,299(1):56-63.(对人类迁徙研究的可读性强、插图清晰且描述具有趣味性)

Strachan T,Read A P,2011.Human Molecular Genetics[J],4th ed. London:Garland Science.

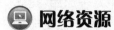 **网络资源**

千人基因组计划:

http://www.1000genomes.org/

国际 HapMap 项目(HapMap Project):

http://www.hapmap.org/

基因地理计划:

https://genographic.nationalgeographic.com/genographic/index.html

NCBI SNP 数据库主页:

http://www.ncbi.nlm.nih.gov/projects/SNP/

维康基金桑格研究所人类遗传学和生物信息学网站:

http://www.sanger.ac.uk/

美国能源部人类基因组计划信息:

http://www.ornl.gov/sci/techresources/Human_Genome/home.shtml

自测题

1.(多选)下列哪些因素会显著改变人群中个体单基因遗传病的患病率?(　　)

A. 选择

B. 建立者效应

C. 突变率的变化

D. 人口数量的增加

E. 疾病对生育能力影响的变化

2.(多选)关于单核苷酸多态性(SNP),以下说法哪项是正确的?(　　)

A. 它们可能影响基因表达水平

B. 它们会影响蛋白质的氨基酸序列

C. 它们几乎是彼此独立变化

D. 它们可能促进全基因组关联研究

E. 它们可能对基因的功能没有明显的影响

3. (多选)多态性标记分析在以下哪些分析中特别有用?(   )

A. 人口迁移

B. *FGFR*3 基因内罕见高外显致病性突变的精确定位

C. 人类进化

D. 连锁不平衡区域在染色体上的分布

E. 2 型糖尿病相关基因

(刘晓颖 安徽医科大学)

第二篇　临　床　应　用

第十二章 遗传评估、遗传咨询和生育选择

关键知识点

- 医患交流
- 咨询中的特殊要点
- 产前诊断
- 羊膜穿刺术
- 绒毛活检
- 脐带穿刺、胎儿皮肤活检和胎儿肝脏活检
- 超声检查
- 母体循环中的胎儿细胞
- 胎儿游离 DNA 和 RNA 检测
- 胚胎植入前遗传学诊断

导言

遗传咨询是提供有关遗传病的适当信息和建议,以便患者做出知情的生育选择。这一章描述了在临床上获取、记录和解释相关遗传信息的方式,以及遗传咨询的重要方面。此外,还讨论了用于产前诊断的各种有创和无创技术。这些技术不仅包括绒毛活检(CVS)、羊膜穿刺和超声扫描,还包括胚胎植入前遗传学诊断和最近发展起来的游离核酸检测技术。

第一节 医 患 交 流

遗传咨询是关于遗传病的信息和建议的沟通交流,寻求这种建议的人被称为咨询者。这一过程包括病史和家系构建、检查、诊断、咨询和随访。

一、病史和家系构建

首次寻求医学建议的受累咨询患者称为先证者。先证者通常是一个孩子,但他或她也可能是咨询者本人或咨询者的一个远亲。先证者和家庭中任何其他患者都需提供一份标准的患病史。

下一步是家系图的绘制,标准的遗传家系图使用的是一组标准化的符号(图 12.1)。父亲通常被放在左边,同一代的其他所有成员都被放在同一水平面上。罗马数字用于每一代,从最早一代开始,阿拉伯数字表示一代中的每一个人(从左边开始编号)。因此,在图 12.2 中,Ⅲ:4 是先证者,其寻求咨询的父母是 Ⅱ:5 和 Ⅱ:6。在绘制家系图时,建议从页面底部开始绘制最小的一代并向上绘制。每组父母的后代按出生顺序呈现,最年长的在左边。家系的每个成员都包括姓名和年龄。对于大家系的研究,还应记录需要联系的每个人的全名、年龄、地址和电话号码。而有关流产、新生儿死亡、残疾或身体畸形儿童与其父母的血缘关系,除非特别询问,否则可能无需提及。应询问父母双方的家族史(而不只是遗传给先证者的父母一方),这样有助于发现在同一个家族中可能单独遗传而患者以前可能不甚了解的其他遗传病。最后,如下文所述,可能有必要明确受累亲属的诊断结果(特别是前几代死亡成员的诊断结果),以便更准确地确定病情的性质。

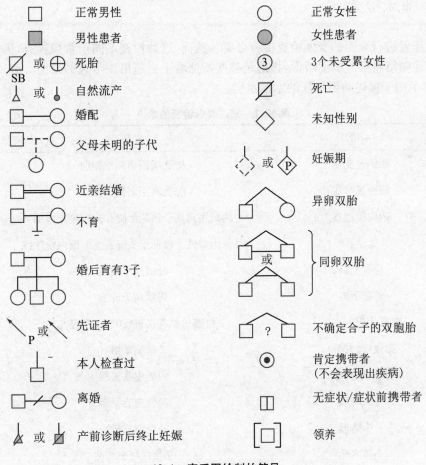

12.1 家系图绘制的符号

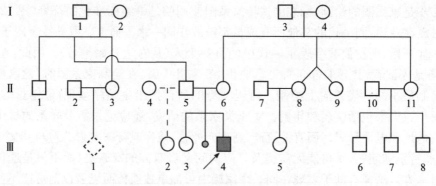

12.2　家系图示例

二、临床检查

对先证者进行全面的身体检查很有必要。然而,这种检查不同于常规检查,因为通常需要准确描述畸形特征。所谓畸形,指的是某些特征看上去超出正常人的范围。表 12.1 和图 12.3 给出了用于描述畸形特征的术语示例。

表 12.1　描述畸形特征的术语

术语	含义
眼距过宽症	瞳孔间距离高于预期
眼距过窄症	瞳孔间距离低于预期
内眦距过宽	内眦距离高于预期但瞳孔间距离未增加
低位耳	耳朵附着处上缘低于头部直立时眼内眦连线
睑裂上斜	外眦高于内眦
睑裂下斜	内眦高于外眦
布鲁什菲尔德斑	虹膜边缘苍白斑(20%正常婴儿)
猿线(通贯手)	单横掌褶
眼内眦赘皮	内眦皮肤皱褶
短头畸形	颅骨前后径短
长头畸形	颅骨前后径长
小指内弯	小指向桡侧弯曲
多指畸形	多余的手指或脚趾
并指	手指或脚趾融合
蜘蛛指	指趾过长而细
短指	指趾过短

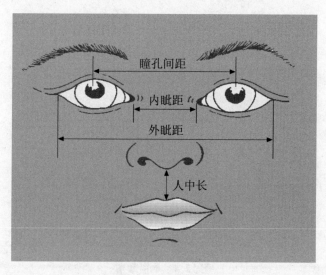

图 12.3　面部标志

　　临床情况可能会对诊断产生误导,所以对于一些特征,如宽眼距或不成比例的身材矮小等进行准确的测量很重要。表 12.2 列出了这方面的一些常用测量值。每个正常范围将随年龄和性别而变化,畸形的标准见下文(详见延伸阅读 Hall et al.,2006)。通常每个测量值都有接近相同的百分位。如果不是,则反映存在异常。例如,如果身高和头围测量值在第 10 百分位,但瞳孔间距在第 90 百分位,那么尽管瞳孔间距实际测量值在正常范围内,但瞳孔间距是相对增宽的。

表 12.2　可能有诊断价值的测量值

测量参数	含义
身高	
臂距	
重量	
下半身	从地面到耻骨上缘
上半身	身高减去下半身
坐高	
瞳孔间距	如图 12.3 所示
内眦距	如图 12.3 所示
头围	枕额最大周长
睾丸体积	使用帕莱德(Prader)睾丸测量计标准进行评估

　　手部检查尤其重要,不仅可能会发现与唐氏综合征(以及许多其他更罕见的综合征)相关的单横掌褶(图 12.4),而且还可以发现手指的异常。这些包括手指的融合(并指)和数目、长度或曲率的异常。应该记住,在 4% 的正常人群中存在一只手的单横掌褶,而在 1% 的正常人群中存在双手的单横掌褶。

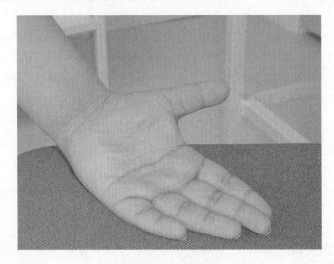

图 12.4　单横掌褶

注：本图由格拉斯哥约克希尔（Yorkhill）医院的玛戈·怀特福德（Margo Whiteford）友情提供。

对于具有多发畸形的患者，有必要考虑可识别的综合征。综合征（来自希腊语，意为同时发生）是指在同一个体中非随机出现的两个或两个以上与病因相关的身体异常。大多数综合征的特征多样，由于很少有普遍存在的或病理组织学的特征，所以一般患者不会拥有教科书中列出的该综合征的所有特征。此外，有些异常是非特异的，如在任何原因导致的严重学习障碍中都可能看到身高降低和高弓腭。

畸形或其他特征的模式通常比单一的体征更重要，而且由于一些畸形特征与年龄相关，在未来进行复查可能会有帮助。很多综合征现在都已有描述，除了一些图文并茂的书（详见延伸阅读），计算机数据库［如 London（Winter-Baraister）Dysmorphology 数据库、POSSUM数据库和 Phenomizer 数据库（在线、免费，但不是专家策划的）］也有助于这些综合征的鉴别与诊断。

三、确诊

在临床医学中，没有什么比获得准确的诊断更重要，因为没有它，遗传建议可能会完全被误导。病史和身体检查可能有助于做出可靠的诊断或提示需要进一步检查。由于遗传病的广谱性，可能需要进行广泛的检查（表 12.3）。染色体和 DNA 分析的适应证见表 12.4。染色体异常可能会产生不同的形态异常特征和畸形，如果这些存在，尤其是伴有学习障碍时，应考虑染色体分析。

偶尔会存在患者死亡或无法进行评估的情况，应当尝试获得可能有助于明确诊断的医院记录或其他记录。例如，对于那些较早死于未明确诊断的神经系统疾病或突发性心脏病（可能是继发于遗传性心肌病）的患者亲属来说，准确的诊断通常特别重要。同样，恶性肿瘤的准确类型通常很难获悉。例如，"胃"或"腹部"癌实际上可能起源于结肠、胃、胰腺甚至卵巢。这些准确的诊断可从医院记录、癌症登记处或其他可靠的家系来源获得（经恰当知情同意后）。

四、咨询

准确的诊断对于有意义的遗传咨询来说至关重要,因此咨询不应先于上述诊断步骤。父母双方都应接受咨询,应在适宜的环境中给予足够的时间咨询。很少有夫妇能在30分钟内完成咨询,医院病房或拥挤的诊所角落也是不合乎需求的。此外,在新近的丧亲之痛或重病诊断的打击之后过早地进行咨询是不适当的。

表 12.3　遗传病诊断

类型	诊断检查
染色体疾病	染色体分析(或 13、18 和 21 三体的荧光定量 RCR),以及日益增加的、用于检测亚显微染色体缺失或重复的多重连接依赖性探针扩增技术或微阵列比较基因组杂交技术(见第七章)
单基因遗传病	家系分析
	临床检查
	生化分析
	DNA 分析
	其他检查(影像、功能研究等)
多基因遗传病	临床检查
	生化分析
	DNA 分析(在某些情况下)
	其他检查(影像、功能研究等)
线粒体病	家系分析
	临床检查
	DNA 分析
	其他检查(影像、功能研究等)
体细胞遗传病	组织病理学
	DNA 分析(病灶的)
	染色体分析(病灶的)
	其他检查(影像、功能研究等)

表 12.4 染色体或 DNA 分析的适应证

染色体分析	DNA 分析/储存
提示染色体综合征的畸形特征	已知或疑似单基因遗传病(患者)
不明原因的学习障碍*	已知的单基因遗传病(如果需要连锁分析,则为家庭成员)
结构性染色体异常的家系研究	疑似患有代谢性疾病的新生儿死亡
多发性先天畸形	某些多基因遗传病
不明原因的死胎	已知或疑似线粒体病
不明原因的身材矮小的女性	
反复流产	
原发性不孕症	
性别发育异常	
某些类型的癌症	
疑似相邻基因病	

* 表示同时进行 DNA 分析以排除脆性 X 综合征,并考虑使用多重连接依赖性探针扩增技术(见第七章)和/或可能的微阵列比较基因组杂交技术以检测微缺失和微重复。

此类分析随后也可酌情在先证者亲属中进行,以确定有风险的人,包括识别一些携带者,如染色体平衡易位或结肠癌易感基因突变的携带者。

咨询需要包括疾病的所有方面,并以一种夫妇双方容易理解的方式进行,可以从概述该病的临床特征、并发症、自然史、预后和治疗/有效管理开始。然后,也许要借助一张图表,对这种情况的遗传基础作一个简单的解释,并预测出咨询者的复发风险。将这种复发风险与一般人群的疾病风险和其他常见的出生缺陷风险进行比较通常是有用的(表 12.5)。一般来说,医学遗传学家认为超过 1/10 的风险是高的,低于 1/20 的风险是低的,但是必须考虑与残疾程度有关的风险。

表 12.5 一般人群风险

疾病	风险
自然流产	1/6
围产期死亡	1/30～1/100
新生儿死亡	1/150
婴儿猝死	1/300
重大先天畸形	1/33
严重的精神或身体残疾	1/50
成人癌症	1/3～1/4

咨询者经常感到非常内疚或耻辱,因此认识到这一点并缓解这样的情绪是很重要的。关于遗传的常见误解可能也需要消除(表 12.6)。

表 12.6 关于遗传的常见误解

常见误解
没有其他家庭成员患病意味着疾病不是遗传病,有其他家庭成员患病意味着疾病是遗传病
出生时出现的任何疾病都一定是遗传的
孕妇在精神和身体上的焦虑烦躁会导致胎儿畸形
所有的遗传病都是无法治疗的
如果家里只有男性或女性患病,则意味着性连锁遗传
有 1/4 的风险意味着,在生出 1 个患儿后,接下来的 3 个孩子将不受影响
所有的遗传病及其携带者的状态都可以通过染色体分析检测出来
混淆风险的概率、分数和百分比

现在可以讨论夫妇们的生育选择(图 12.5)了。在许多咨询中,夫妇们的担心是没有道理的,他们可以放心地怀孕,其遗传病风险与一般人群中的其他夫妇没有区别。在风险增加的地方,特别是在疾病负担显著的情况下,则需要考虑其他选择。在这里,疾病负担指的是咨询者对疾病成本(生理、情感和财务)的感知。需要考虑对该病进行产前诊断的可能性,因为如果产前诊断可行,通常能鼓励夫妇再次生育,否则他们将不愿考虑。如果这对夫妇决定不再怀孕,咨询师必须确保避孕措施充分,并提及其他家族延续方式。大约 1% 的供精人工授精是由于遗传因素,如丈夫具有常染色体显性性状,或父母双方都是无法进行产前诊断的严重常染色体隐性疾病携带者。尽管这大大降低了胎儿患常染色体隐性疾病的风险,但一些风险仍将与人群总体携带率成比例出现。

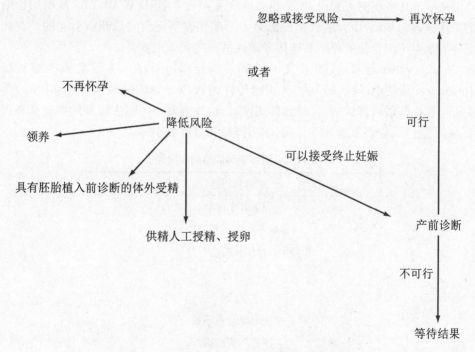

图 12.5 在诊断出遗传性疾病后可行的生育选择

咨询必须是非评判性的和非指导性的。其目的是提供一个基于事实的权衡版本,使咨询者能够就他们的生育前景做出自己的决定。

在某些情况下,如染色体平衡易位、常染色体显性性状和 X 连锁隐性性状,需要进行扩展性家系研究,在接洽其他有疾病风险的家庭成员时,争取寻求咨询者的帮助是有用的。

五、随访

许多咨询者可以就诊一次就完成充分的咨询,但有些需要后续随访。我们的原则是遵循咨询意见,给咨询者一封信,信中总结了提供的信息,并邀请他们在出现新问题时再次前来咨询。此外,如果出现新的机会(如改进的携带者筛查和产前诊断检测技术),我们可以通过区域遗传登记处联系咨询者,并提供回访预约。临床遗传学家的作用通常还包括为处于危险中的个人制定适当的临床监测方案。这可能包括对有心脏病风险的人进行常规心电图和/或超声心动图检查,对有乳腺癌高风险的人进行磁共振成像扫描,对有肠癌倾向的人进行结肠镜检查。此外,重要的是如果可以的话,可对其亲属进行基因检测,如果合适的话,可对其早期临床症状进行临床筛查。

第二节 咨询中的特殊要点

对于从事遗传咨询的人来说,如果粗心就会落入几个陷阱(表 12.7)。准确的诊断是有意义的遗传咨询的基础,而大多数错误都是由不准确或不完全的诊断所引起的。对相关文献的充分了解对于综合征的评估和遗传异质性的判定尤为重要。

在 GeneReviews 等网站,费思(Firth)和赫斯特(Hurst)的《牛津案头参考》(*Oxford Desk Reference*)或哈珀(Harper)的《实用遗传咨询》(*Practical Genetic Consulting*)等书中都有关于个别疾病的咨询详情(详见延伸阅读)。这些书就一些临床问题的调查和咨询提供了详细的实践建议,如严重的儿童耳聋、学习障碍和身材矮小等。

表 12.7 遗传咨询的陷阱和问题

陷阱和问题
先证者无诊断
诊断不正确或不完整
遗传异质性
不外显
表型变异
相关文献知识不足
既往不明疾病
性腺嵌合
不稳定突变

一、单基因遗传病

第八章、第九章和第十五章讨论了常染色体和 X 染色体连锁疾病遗传咨询的一般原则。这些章节还描述了与之相关的潜在陷阱,包括不完全外显、表型变异、遗传早现、嵌合、印记、假常染色体遗传、位点异质性和 X 染色体非随机失活。可从前面提到的网站和参考书上获得更多相关资料。

二、多遗传基因疾病

对于不连续分布的多因子性状,可使用经验性复发风险进行预测。患者不同亲属的复发风险是观察到的(而不是计算得出的)。严格来说,经验性复发风险只适用于被观察的人群。

三、近亲结婚

一对近亲夫妇患常染色体隐性遗传病和多基因遗传病的风险增加,包括一些先天畸形。如果家族之前没有近亲关系,一个表亲结婚后发生严重疾病或重大畸形的风险是 1/20(即人口风险的 2 倍)。近亲家庭中表亲结婚的风险是 1/11,而乱伦结婚的风险是 1/2。寻求孕前咨询的近亲夫妇应考虑进行携带者筛查,筛查内容包括囊性纤维化以及其他一些基于种族和家族史的可能检查。因此,除了囊性纤维化筛查外,血红蛋白病(地中海贫血和镰状细胞贫血)携带者检测可以提供给地中海或印度/东南亚血统的夫妇,而泰萨氏病(Tay-Sachs)携带者检测则可以提供给阿什肯纳兹犹太夫妇。此外,在怀孕期间,可以考虑对胎儿畸形进行详细的超声扫描。对于亲属中有常染色体隐性疾病的近亲结婚,复发风险可根据共享基因的比例计算(见附录二)。

第三节 产 前 诊 断

产前诊断包括胚胎和胎儿诊断的各个方面。目前遗传病的产前诊断应用于约 8% 的孕妇中,而对于那些患严重遗传病风险增加的夫妇而言,产前诊断为他们提供了保障,否则许多人将拒绝怀孕。实际上,93% 的产前检查为相关夫妇提供了保障,只有 7% 的夫妇选择终止妊娠。英国法律不允许因与严重胎儿畸形风险无关的胎儿指征而终止妊娠,特别是不允许产前诊断仅用于通过终止妊娠来选择子代性别。

高危妊娠可在怀孕前或怀孕期间确定(表 12.8)。无论检查的原因是什么,重要的是要总结适当检查的局限性,并提醒她们,没有一个检查甚至一个组合可以排除所有异常。如果检测呈阳性后终止妊娠,最重要的是将终止妊娠后的完整流产物送到实验室进行确诊。

产前诊断技术可分为两大类:有创性和无创性(表 12.9)

表 12.8　高危妊娠的鉴定

		染色体病	单基因遗传病	多发性先天畸形
怀孕前可识别的因素	母亲高龄	+	−	−
	围产期死亡	−	+	+
	种族	−	+	（+）
	阳性家族史	+	+	+
	母源疾病或用药	−	−	+
	人群携带者筛查	−	+	−
怀孕期间可识别的因素	异常超声表现	（+）	（+）	+
	甲胎蛋白筛查	（+）	（+）	（+）
	其他生化筛查检测	（+）	−	−
	羊水过多/羊水过少	（+）	（+）	（+）
	母体接触致畸物质	−	−	+

注：+表示相关；（+）表示可能相关；−表示不相关。

表 12.9　产前诊断技术

有创	无创
羊膜穿刺术*	超声检查*
绒毛活检*	其他类型成像
脐带穿刺术	母体循环中的游离胎儿 DNA 或 RNA
胎儿皮肤活检	
胎儿肝脏活检	

*表示最常用的技术。

表 12.10　羊水细胞和上清液检测

检测类型
胎儿性别鉴定*
胎儿核型分析*
胎儿酶测定†
羊水生化
胎儿 DNA 诊断†

*表示绒毛取样可能比羊膜穿刺术更可取；†表示绒毛取样通常优先于羊膜穿刺术。

第四节　羊膜穿刺术

羊膜穿刺是指羊水的抽取。这通常在怀孕 16~18 周时进行,此时有大约 180 mL 的液体,并且活细胞与非活细胞的比率最大。在先前的胎盘超声定位后,于无菌条件下并在超声引导下通过母亲腹壁将针头插入羊膜腔,抽出体积为 10~20 mL 的液体,可用于多种不同的检测(表 12.10)。如果在穿刺针管中使用穿刺针芯,并且丢弃抽出羊水的前几滴,那么母源细胞污染的概率就会大大降低。

一、胎儿性别鉴定

作为使用 DNA 或生化分析之前的一个初始步骤,鉴别出受累男性对于患有严重 X 染色体连锁疾病的女性携带者来说是十分重要的。历史上,巴氏小体的染色(在 50%~80% 的细胞中)通常让我们能够在 3 h 内从羊水细胞中进行胎儿性别鉴定(图 12.6)。Y 荧光可能与荧光常染色体异态相混淆,或者在具有异态小 Y 染色体的患者中可能丢失。此外,最近引入的一种基于 DNA 的方法——荧光定量聚合酶链反应(QF-PCR,详见下文),使用 X 和 Y 染色体特异性多态性 DNA 标记可以鉴定胎儿性别。包括用 PCR 分析 X/Y 同源区 *AMEL* 基因的内含子 3。在后者中,X 染色体上的等位基因存在 6 个碱基的缺失,而 Y 染色体上的等位基因没有缺失,因此可以确定胎儿的性别。

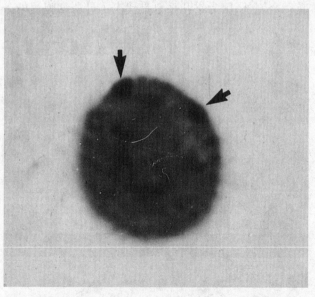

图 12.6　用巴氏小体鉴定羊水细胞的性别

注:在本例中,存在 2 个巴氏小体(箭头),表明存在 3 个 X 染色体。全染色体分析显示 47,XXX。

二、胎儿核型分析

胎儿核型分析(或 QF-PCR,详见下文)用于检测非整倍体高风险(见第十七章),如在母亲年龄的基础上结合一些产前筛查异常、前一个孩子为非整倍体、父母之一有平衡易位的妊娠,以及在 X 连锁疾病的情况下确认胎儿性别。

一般情况下,母亲的年龄不应单独作为胎儿进行核型检查的指标,因为一旦将母亲血清筛查和孕早期超声检查的结果进行共同分析,计算出的胎儿非整倍体的风险可能会大大降低。这些筛查程序将需要通过羊膜穿刺或绒毛活检(CVS)进行侵入性检测的孕妇数量减少了 75% 左右(从而降低流产风险),同时显著提高了唐氏综合征的检出率(见第十七章)。

羊水细胞经培养生长后,胎儿核型的结果在 2~3 周内可用。约有 1.5% 的样本无法培养出羊水细胞,尤其是当羊水严重血染、体积小于 5 mL、运送到实验室延迟或使用局部麻醉剂时,更可能发生羊水细胞培养失败的情况。在有经验的实验室中,胎儿羊水细胞不太可能受到母体细胞的污染,但如果细胞培养需要比通常更长的时间才能生长,并且主要是成纤维细胞而不是上皮样细胞,则应怀疑存在母体细胞污染。

染色体嵌合可能会带来诊断困难的问题。在真正的嵌合现象(即胎儿或胎盘嵌合)中,异常细胞系通常存在于从原始样本建立的几种不同的培养物中,而在假性嵌合(即体外细胞培养过程中产生的畸变)中只涉及一种培养物。如有疑问,应考虑通过脐带穿刺获取胎儿血样或重复做羊水穿刺。图 12.7 显示了 20 号染色体的一个额外拷贝,它存在于 25% 的羊水细胞中。因为在本例中嵌合细胞系仅限于胎盘,所以胎儿血液取样显示核型正常,婴儿的身体也正常。在所有羊膜穿刺术中,0.25% 存在真性嵌合,其中约 1/4 表型是异常的。46,XX/46,XY 嵌合体是一个例外,因为它几乎总是代表了母源细胞污染。

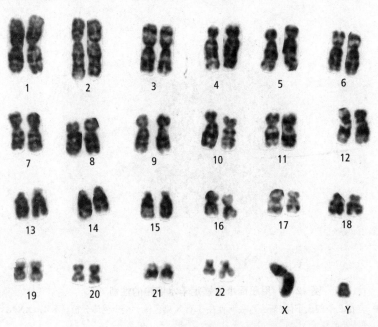

图 12.7　来自羊水的核型显示了 20 号染色体的一个额外拷贝

注:它存在于来自几种培养物的 25% 的细胞中(真性嵌合现象)。

　　大约从 1% 的羊膜穿刺术中可发现在一个培养物里的多个细胞中有假性嵌合。可能需要重复羊膜穿刺术或胎儿血液取样,特别是如果可供分析的细胞很少,并且在活体婴儿中发现异常,那么更应如此。大约在 3% 的羊膜穿刺术中会发现单细胞假性嵌合(不包括单细胞亚二倍体),由于这种情况下真正嵌合的可能性小于 1%,一般不会采取进一步措施。

　　胎儿核型分析是非常耗时耗力的,为了避免这种情况,并缩短诊断时间,已经做了很多尝试。其中一个进展是利用间期细胞遗传学,包括用非放射性标记探针进行原位杂交(图 7.19 和图 12.8)。一种在英国实验室快速检测 13 号、18 号、21 号、X 和 Y 染色体非整倍体的有效方法是 QF-PCR,此方法可在未培养羊水样本上进行,通过 PCR 对代表这些染色体的 4 个或多个微卫星(通常为四核苷酸)DNA 标记进行扩增(图 7.2 和图 7.20)。PCR 引物被荧光标记,以便在自动 DNA 测序仪上进行检测,结果输出(或电泳图)每个标记的等位基因峰的大小之比通常应约为 1∶1。如果代表其中一条染色体的标记给出 2∶1 的峰值大小比,或导致 3 个峰值而不是 2 个,则可能是非整倍体(见第七章)。然而,遗憾的是,QF-PCR 可能检测不到低水平的嵌合现象(不到 20% 的细胞异常)。如上所述,利用性染色体特异性标记,用 QF-PCR 检测胎儿性别也是可能的。

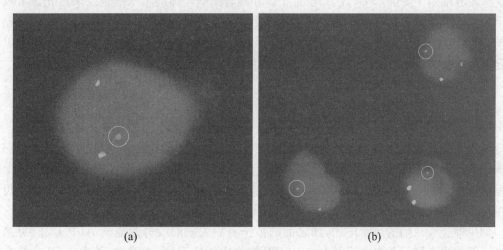

(a)　　　　　　　　　　　　　(b)

图 12.8　在未培养的羊水细胞上进行 FISH 的结果

注:图(a)为使用红色 22q11.2 特异探针(设计用于检测与腭心面综合征相关的微缺失)结合绿色 22q 特异对照探针标记的结果。图片显示了一种异常的信号模式(一个红色和两个绿色信号;图中圈出部分为红色信号,未圈出部分为绿色信号),正如在大多数细胞中观察到的那样,提示 22 号染色体上存在 22q11.2 微缺失。图(b)为使用由绿色 X 着丝粒特异探针和红色 Y 着丝粒特异探针组成的组合探针标记的结果。其中 2 个细胞核显示 2 个绿色信号和 1 个红色信号(图中圈出部分为红色信号,未圈出部分为绿色信号),而另一个显示 1 个绿色信号和 1 个红色信号,表明胎儿是一个 XXY/XY 嵌合体。本图由格拉斯哥约克希尔(Yorkhill)医院的诺尔玛·莫里松友情提供。

表 12.11　产前可诊断的先天性代谢缺陷的例子(疑似)

先天性代谢缺陷	例子
脂质代谢	泰萨氏(Tay-Sachs)病、戈谢(Gaucher)病、尼曼匹克(Niemann-Pick)症、家族性高胆固醇血症、肾上腺脑白质营养不良、异染性脑白质营养不良
黏多糖病	无

续表

先天性代谢异常	例子
氨基酸代谢	甲基丙二酸血症、同型胱氨酸尿症、胱氨酸病、枫糖尿症、精氨酸琥珀酸尿症
碳水化合物代谢	半乳糖血症、糖原累积症(某些类型)
其他	自毁容貌症、腺苷脱氨酶缺乏症、着色性干皮病、尿素循环障碍、有机酸尿症

三、胎儿酶学检测

目前,产前诊断可用于 100 多个先天性代谢缺陷,并可用于高危妊娠(表 12.11)。羊水细胞需要在培养基中培养约 2 周,以便为检测适当的酶提供足够的细胞。如果可能的话,可将这些培养细胞中酶的水平与已知正常个体和纯合患病个体的羊水细胞及来自先证者及其父母的成纤维细胞数据进行比较。这些酶许多在绒毛膜中表达,如果是这样,可实现早期的产前诊断,因为不仅可以在怀孕早期(The First Trimester)进行检测,而且绒毛膜还可以产生足够的检验物质,无需事先培养即可进行检测。

四、羊水生化检测

羊水中糖胺聚糖的双向电泳(除对培养的羊水细胞进行酶检测外)可用于某些类型黏多糖病的产前诊断。另外,在患有失盐症、21-羟化酶缺陷、先天性肾上腺增生综合征(肾上腺生殖综合征)的孕妇中,可以检测羊水中 17α 羟基孕酮水平,特别是在产前 DNA 测试不可行时可使用该方法。

如果神经管缺陷的风险增加,如之前的孩子有相关缺陷或母亲血清 AFP 升高(见第十七章),偶尔也会进行羊水中甲胎蛋白(AFP)的测定。然而,在实践中,羊水 AFP 分析在英国现在很少进行,因为胎儿超声通常就可以确定是否存在神经管缺陷。

五、单基因遗传病的胎儿 DNA 诊断

目前胎儿 DNA 诊断的主要指征见表 12.12,许多较少见的单基因遗传病也可以用这种方法进行诊断。从羊水细胞中能提取少量 DNA,可用于靶向 PCR 和测序。然而,羊水细胞可能需要培养 1~3 周才能获得足够的 DNA 进行分析。诊断的确定可通过直接显示分子缺陷或偶尔利用基因内(或紧密连锁)DNA 标记间接追踪突变基因。由于无需事先培养就可以可靠地从绒毛膜样本中提取足够的 DNA,而且由于实验在怀孕早期进行,CVS 通常是获得胎儿组织进行 DNA 分析的首选技术。

表 12.12   目前单基因疾病胎儿 DNA 诊断的主要指征

DNA 诊断主要指征
α-地中海贫血
β-地中海贫血
囊性纤维化
脆性 X 综合征
血友病 A
亨廷顿病
肌营养不良（杜氏和贝氏）
强直性肌营养不良
脊肌萎缩症

注:胎儿 DNA 也可以通过 QF-PCR 检测三体性(如果存在 X 染色体连锁的风险,还可以进行性别鉴定)。

六、穿刺的风险

羊膜穿刺术导致流产的风险很小。在一项对 4000 多名妇女进行的随机对照实验中,这种风险估计为 1%。此外,任何怀孕 16 周的孕妇,自然流产的概率为 2.5%。如果羊膜穿刺术的指征是母亲血清 AFP 升高,那么自然流产率为 7%,因为 AFP 在许多非活产孕妇中升高。孕产妇的穿刺风险可以忽略不计。

先兆流产史不是羊膜穿刺术的禁忌证,而是一个附加的适应证。26% 的 21 三体婴儿的母亲有持续的妊娠早期出血史,而对照组只有 1%。

第五节 绒毛活检

胎儿绒毛活检是从怀孕 10 周开始的,现在在大多数主要的产科中心都有这种检测。活检通常在超声引导下经腹进行。每次活检获得 5～30 mg 的组织,可用于胎儿性别鉴定、胎儿核型分析、生化研究和 DNA 分析。但是,鉴于绒毛活检样品的嵌合性问题,应在 2～3 周后对样品中的培养细胞进行染色体分析(5 mg 的样品应足以进行染色体分析)。DNA 分析或生化测试可以在 1～2 周内完成,通常不需要培养细胞,如果在这些测试之后有必要终止妊娠,那么可以在怀孕早期进行。在这个阶段进行堕胎比在怀孕中期进行堕胎更简单,与胎儿的亲子关系更少,且只有夫妇和医务人员知道怀孕的情况。怀孕 10 周以上自然流产率为 7%。在大多数注定流产的孕妇中,超声显示有一个空孕囊或死胎(图 12.9)。如果胎儿在这个阶段的超声检查是活的,母亲在 35 岁以下怀孕,随后的自然流产率是 1%～2%。CVS 可使自然流产率增加 2%。可通过给予抗 RhD 免疫球蛋白,预防 Rh 阴性未致敏母亲发生异型免疫反应。

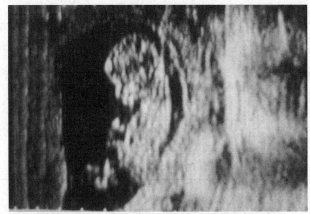

(a) 怀孕10周的正常胎儿

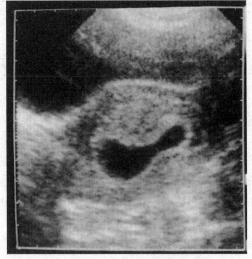

(b) 怀孕10周的空孕囊

图 12.9　怀孕 10 周的正常胎儿及空孕囊

如果 CVS 的指征仅是母亲年龄过大，则 4%～6%的孕妇会出现染色体异常，而出现其他非染色体指征的孕妇为 2%。这些数字反映了怀孕早期染色体异常的高频率（表 18.8），这就要求更为谨慎地分析所有 CVS 样本的核型（如果样本量允许），无论它的主要指征是什么。

在进行 CVS 的时候，65 个孕妇中就有 1 个是双胞胎。这超过了分娩频率（见第十章），这种差异被认为反映了双胞胎之一或者一对双胞胎的自然流产。如果一对双胞胎染色体异常，那么这对双胞胎很可能在子宫内死亡（"消失的双胞胎"），并且 CVS 可能显示为嵌合体。在 0.66%的 CVS 培养物和 1.26%的直接分析中会发现嵌合现象（相比之下，羊膜穿刺术中的真性嵌合比率为 0.25%），大多数 CVS 嵌合都局限于胎盘（"局限性胎盘嵌合"），并不反映胎儿嵌合，但随后的羊膜穿刺术将有助于 1%～2%的孕妇证实这一点。

第六节　脐带穿刺、胎儿皮肤活检和胎儿肝脏活检

在超声引导下,细针可以经腹进入胎儿胎盘根部的脐带,以便采集胎儿血液样本或进行宫内输血。脐带穿刺术从怀孕18周开始就能做,与手术相关的胎儿流失率约为1%。随着Rh免疫的发展或增强,也存在胎儿-母体出血的风险。表12.13概述了采用这种方法进行胎儿血液取样的主要适应证。

表12.13　胎儿血液取样的可能适应证

可能适应证	如果无法进行 DNA 诊断,胎儿有以下风险
胎儿感染	血友病 A 或 B
疑似嵌合	β-地中海贫血
Rh 同种免疫的宫内输血	镰状细胞贫血
不明原因的胎儿水肿	重症联合免疫缺陷
羊水细胞培养失败或预约晚	
潜在可治疗的先天畸形	
不明原因的严重胎儿生长迟缓	

一些严重的皮肤病(如大疱性表皮松解症)可以通过胎儿镜进行胎儿皮肤活检来诊断,对于一些偶发性的代谢性疾病,胎儿肝脏活检是诊断的必要手段。

第七节　超声检查

超声检查对母亲和胎儿都没有危险。有经验的超声医生能诊断超过280种不同的先天畸形(表12.14)。超声适用于这些疾病风险增加的妊娠。无脑畸形最早可在怀孕10~12周时通过超声检查发现,但对于大多数异常,16~18周是最佳时间。有时可能需要连续扫描,特别是检测胎儿头部或四肢等的异常生长。

虽然胎儿的生殖器可以在怀孕16周时观察到,但对于严重的遗传病,单独的超声检查是不足以对胎儿进行性别鉴定的。

表 12.14 通常可以通过超声诊断的先天畸形的示例

系统/器官	畸形
中枢神经系统	无脑儿、脊柱裂、脑积水*、小头*、脑膨出
肢体	严重短肢侏儒症、多指畸形、严重成骨不全、短肢畸形
心脏	严重先天性心脏病
肾脏	肾发育不全、膀胱流出道梗阻、婴儿型多囊性疾病
胃肠道	十二指肠闭锁、前腹壁缺损、膈疝

* 表示在怀孕最后 3 个月之前可能无法在所有情况下检测到。

第八节 母体循环中的胎儿细胞

一种无创的产前诊断方法,与目前的方法相比有明显的优势。有很好的证据表明,少量有核胎儿细胞在怀孕期间进入母体循环。这些细胞包括胎儿白细胞、有核红细胞和滋养层细胞。为了通过 DNA 分析(PCR)或荧光原位杂交(FISH)进行产前诊断,人们尝试在母体血液样本中富集胎儿细胞。然而,这项技术还没有被证明足够可靠。

第九节 游离胎儿 DNA 和 RNA 检测

近年来,人们越来越清楚地认识到,除了胎儿细胞外,在母体循环中也可以发现游离的胎儿 DNA。最有可能的来源是胎盘细胞的凋亡(细胞程序性死亡),在怀孕 7 周的孕妇血清和血浆中就能发现胎儿 DNA。人们对这种 DNA 的潜在临床应用非常感兴趣,特别是在无创检测胎儿 RhD 血型和 X 连锁隐性疾病携带者怀孕时胎儿性别测定(如使用 *SRY* 基因的 PCR 扩增)方面,这两个测试被证明是迄今为止最有用的。由父亲传给胎儿的突变也可以从母体血浆中识别出来,这在常染色体显性遗传病,如亨廷顿病的胎儿诊断中可能有实际用途。近年来,对胎盘 mRNA 等位基因特异性标记的研究为唐氏综合征等非整倍体的无创诊断提供了希望(详见延伸阅读 Wright,Chitty,2009)。

第十节 胚胎植入前遗传学诊断

胚胎植入前遗传学诊断(PGD)在英国和其他地方的应用越来越多。在第一章讨论的这项技术中,在体外受精后的第 3 天,可以从 6~10 个细胞的胚胎中取出单个细胞。用 PCR 或 FISH 检测胎儿性别(在与性别相关的疾病中),并检测特定的突变、与突变相关的单倍型或染色体异常。然后将 1 个或 2 个未受影响的胚胎植入子宫，允许继续妊娠。

　　这项技术已成功地用于检测许多胚胎中超过 200 种不同的与单基因遗传病相关的突变，如囊性纤维化、脆性 X 综合征、强直性肌营养不良和亨廷顿病，以及由父母染色体易位所引起的各种不平衡染色体异常。尽管有 1000 多个婴儿采用这种技术出生，但目前每次取卵手术成功出生的概率只有 20% 左右（这个数字根据遗传条件和所涉及的医学中心而变化）。此外，该过程对心理和身体都有要求，而且只在少数几个医学中心提供，且理论上对后代有产生长期影响的可能性。目前只有少数夫妇决定进行 PGD 治疗，而不是其他的生育选择。更多相关信息可从 Guy's and St Thomas' NHS Foundation Trust 网站上获得，该网站提供了详细的可下载（PDF 格式）的指南。

章末小结

　　■　准确诊断畸形综合征对遗传咨询很重要。

　　■　识别明显异常的临床特征并使用计算机数据库，如 London Dysmorphology 数据库和 POSSUM 数据库等，或参阅相关书籍，如《史密斯的可识别人类畸形模式》（*Smith's Recognizable Patterns of Human Malformation*）（详见延伸阅读），有助于症状诊断。

　　■　遗传咨询应该是非指导性和非判断性的。

　　■　可讨论的与复发风险相关的生育选择包括产前诊断（通过 CVS、羊膜穿刺术或超声检查，如适用的话）、捐赠者人工授精、卵子捐赠、收养，也许还有 PGD。

　　■　对于常染色体显性性状，遗传咨询师必须了解表型的变异程度、不外显、遗传早现以及未明显受累的亲本发生性腺嵌合体的可能性。

　　■　母体循环中胎儿游离的 DNA 或 RNA 分析是一种具有临床价值的无创性胎儿性别产前检测方法（可能还有遗传诊断）。

延伸阅读

Firth H V, Hurst J A, 2005. Oxford Desk Reference：Clinical Genetics[M]. Oxford：Oxford University Press.

Hall J G, Allanson J E, Gripp K W, et al. , 2006. Handbook of Physical Measurements[M]. Oxford：Oxford University Press.

Harper P S, 2010. Practical Genetic Counselling[M]. 7th ed. London：Hodder Arnold.

Jones K L, 2006. Smith's Recognizable Patterns of Human Malformation[M]. 6th ed. London：Saunders.

Reardon W, 2007. The Bedside Dysmorphologist：Classic Clinical Signs in Malformation Syndromes and Their Diagnostic Significance[M]. London：Oxford University Press.

Wright C F, Chitty L S, 2009. Cell-free Fetal DNA and RNA in Maternal Blood：Implications for Safer Antenatal Testing[J]. BMJ, 339：161-164.

🖥️ 网络资源

GeneReviews：

http://www.genetests.org

Guy's and St Thomas' NHS Foundation Trust 中的 PGD 信息：

http://www.guysandstthomas.nhs.uk/services/womensservices/acu/pgd/pgd.aspx

Phenomizer 数据库(一个新的、免费的、可公开访问的临床诊断数据库)：

http://compbio.charite.de/Phenomizer/Phenomizer.html

自测题

1. 羊膜穿刺术后胎儿核型的 46,XX/46,XY 嵌合体的发现通常反映了以下哪一种情况？(　　)

A. 同卵双胞胎

B. 非同卵双胞胎

C. 胎儿两性畸形

D. 母源细胞污染

E. 染色体核型分析中的性染色体误判

2. 在既往没有近亲结婚的家庭中，一个表亲婚姻的孩子患有重病或严重畸形的概率为(　　)。

A. 50%

B. 25%

C. 10%

D. 5%

E. 2%

3. (多选)QF-PCR 对下列哪些项有用？(　　)

A. 13 号染色体三体的检测

B. 18 三体的检测

C. 21 三体的检测

D. 未知染色体平衡易位的检测

E. 胎儿性别的测定

4. 以下哪一项最接近绒毛活检(CVS)的自然流产增加率？(　　)

A. 20%

B. 10%

C. 7%

D. 5%

E. 2%

5.（多选）胎儿 DNA 分析通常用于检测以下哪些项？（　　）

A. 常染色体三体

B. 母亲是 X 连锁隐性遗传携带者的胎儿性别

C. 肾发育不全

D. 父母都是已知携带者的胎儿囊性纤维化

E. 无脑儿

（吴丽敏　中国科学技术大学附属第一医院）

第十三章 癌症家族史

关键知识点

- 基本原理
- 抑癌基因
- DNA 修复机制相关基因
- 癌基因
- 其他癌症相关基因
- 与癌症相关的遗传咨询
- 常见的家族性癌症易感综合征

导言

在这一章中,我们描述了与癌症易感性相关的几个重要的一般原理及抑癌基因(Tumor Suppressor Gene,TSG)和癌基因的特性,并且提供了在遗传学诊所中相对常见的家族性癌症易感综合征的详细情况。例如,常染色体显性遗传性乳腺癌和卵巢癌,遗传性非息肉病性结直肠癌和家族性腺瘤性息肉病,以及常染色体隐性遗传 *MUTYH* 相关性息肉病。

第一节 基 本 原 理

与许多其他涉及基因突变的疾病不同,对于大多数癌症来说,主要的基因改变通常不是遗传的,而是成年后在体细胞中发生的,通常是由于暴露于环境致癌物中所致的。随着组织病理学的进展,癌细胞往往累积多个突变。与癌症相关的突变通常涉及两种类型的基因:TSGs 和原癌基因。许多 TSGs 和原癌基因(癌基因的正常细胞形式)通常参与细胞生长和增殖的调控,这种调控的中断是癌症的一贯特征。此外,还有一组参与 DNA 修复机制的癌症基因(即稳定基因,如 *MLH*1,详见下文)。通常认为这些基因实际上是 TSGs 的一个亚类,因为它们的突变会导致其编码蛋白的功能丧失(详见下文)。在癌症形成中,有多个突变参与可能是因为肿瘤发生过程中细胞不仅要增殖而且要克服几种细胞保护机制。肿瘤的这些特征已由哈纳汉(Hanahan)和温伯格(Weinberg)(详见延伸阅读 Hanahan,Weinberg,2000)进行了详细的描述,包括凋亡(细胞程序性死亡)和复制衰老(不可逆的细胞周期停滞,导致非干细胞可实现的细胞分裂次数有限)。

在一小部分（2%～5%）常见癌症（如乳腺癌和结肠癌，下文将详细讨论）病例中，特别是在某些不常见的癌症综合征中，肿瘤的遗传源于起主要效应的单个基因。因此，在这些家庭中，亲属患癌症的风险很高。在那些似乎符合孟德尔遗传定律的家庭中，这种遗传模式多数情况属于不完全外显的常染色体显性遗传（而且可能存在性别局限，见第八章）。在这样的病例中，第一个致病突变是遗传的，且最常位于 TSGs 中。然而，对于绝大多数出现在群体中的癌症来说，只存在相当微弱的（虽然可能有多种）遗传因素，因此亲属的患病风险要低得多。

现在，临床遗传学咨询服务与其他医学专科和初级保健的主要工作对象是有个人或家族病史的癌症患者。对少数家庭来说，鉴定出可能导致癌症发生风险增高的突变将十分重要。在这些家庭中，对未受累的亲属进行临床监测，并进行广泛的突变分析将是最有益的。为此，已经制定了指导方针（详见延伸阅读），以协助医生筛选那些最适合转诊至临床遗传服务中心的患者。当然，在评估这类家庭时，详细的病史记录是必不可少的。此外，尽可能获得有关亲属的癌症发病年龄和肿瘤类型的正确信息也很重要。例如，胃癌实际上可能被诊断为结直肠癌（甚至是卵巢癌），这对家庭性疾病的诊断有明显的不同意义。

第二节 抑癌基因

目前，已经发现了大约 90 个抑癌基因。TSGs 所编码的蛋白质正常发挥功能时可负向调节细胞周期进程，可将 DNA 损伤识别与细胞周期控制耦联起来，还可以促进细胞凋亡或在细胞黏附中发挥作用（如防止转移）。TSGs 是一种癌症基因，当发生突变时，往往会导致蛋白质丧失功能。

TSGs 是在对罕见的遗传性癌症（如视网膜母细胞瘤）的研究中首次发现的，虽然全球活产儿的发病率仅为 1/20000，但视网膜母细胞瘤是儿童最常见的眼部恶性肿瘤，在 20%～30%的病例中双眼发病。通常所有的双侧病例及 15%的单侧病例都源于常染色体显性性状遗传。控制这一性状的基因 RB1 位于 13 号染色体的近端长臂（13q14），在肿瘤组织中缺少该基因的功能蛋白产物。研究已知 RB1 基因编码 RB 蛋白，它能负向调节细胞周期进程，至少能部分通过抑制 E2F 转录因子的活性（图 13.1）来实现这一功能。常染色体显性性状意味着一对等位基因中只有一个基因发生了遗传突变。然而，据计算，对于这种肿瘤的发生，遗传有 TSGs 突变的个体还必须要求在视网膜细胞内的另一个等位基因也发生失活突变（图 13.2）。这一要求与事实相符，即遗传突变的 TSGs 通常会导致蛋白质失活（通常是截短），否则剩余的正常基因拷贝仍然可以充分发挥功能来防止肿瘤发生。这一发现构成了阿尔弗雷德·克努森在 1971 年提出的"二次打击假说"的基础。

失活的基因突变可能是具有重要功能的氨基酸的错义突变、影响剪接的核苷酸序列的改变或蛋白质截短突变（如终止密码子或移码突变，见第三章）。其他类型的 TSGs 突变，特别是在肿瘤细胞中常见的体细胞二次打击（详见下文），包括启动子周围 CpG 二核苷酸中胞嘧啶的甲基化（导致转录抑制或沉默）和基因缺失。

由于第二次打击涉及通过缺失或重组而丢失剩余的基因拷贝，因此比较血液和肿瘤DNA 中的多态标记物，通常会发现肿瘤 DNA 中的杂合性缺失（Loss of Heterozygosity，

LOH)(图13.3和图13.4)。事实上,为了确定 TSGs 的位置,已经对许多肿瘤类型进行了 LOH 研究。一些 TSGs 基因座已经以这种方式鉴别出来,但更多的是通过对家系的连锁分析发现的,现已确定许多 TSGs,包括 *RB*1、*TP*53 和 *APC*(详见下文及表 13.1 和表 13.2)。

在非遗传性(即散发性)视网膜母细胞瘤病例中,两个独立的突变必须是在体细胞的 13 号染色体的每个等位基因拷贝中新发的(图13.2)。因此,与家族性病例的表型相比,双侧受累的可能性不大,而发病年龄一般较大。在家族性或非遗传性视网膜母细胞瘤中,第一个视网膜母细胞瘤点突变(无义突变、移码突变或剪接位点突变)通常可能导致蛋白被截短或蛋白质产物缺失。事实上,如果含有提前终止密码子的异常 mRNA 通过细胞无义介导的通路(现已得到公认)得以降解,那么个体的等位基因就很可能会缺失其编码蛋白产物。相反,第二个视网膜母细胞瘤突变通常包括 13 号染色体因有丝分裂不分离或部分缺失引起的染色体全部或部分丢失(图13.3)。第二个突变通常(60%)会导致 13 号染色体等位基因中的一个发生可变丢失(图 13.3 中的机制 1、2、3 和 5),其中包括视网膜母细胞瘤位点,这很容易通过 DNA 分析来证明。这说明,与正常体细胞(如外周血淋巴细胞)DNA 相比,肿瘤 DNA 缺失区域变现为杂合性缺失(LOH)(图 13.4 和图 13.5)。

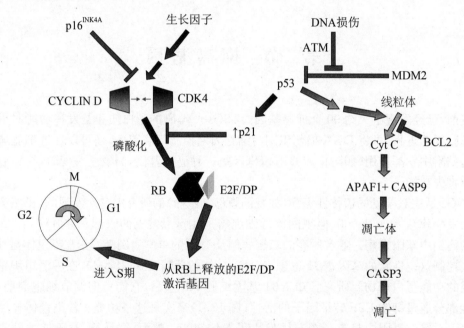

图 13.1　RB 和 p53 作用的简易示意图

注:图示细胞周期停滞是由 p53 转录激活 p21 蛋白引起的。因为 p21 蛋白会抑制周期蛋白/CDK 复合物对 RB 的磷酸化,从而导致 E2F/DP 调节蛋白丧失转录活性。这是因为当 RB 被低磷酸化时,它可以与转录调节蛋白 E2F 结合(从而抑制转录)。p53 的另一个重要作用是调控细胞程序性死亡(凋亡),这是通过 p53 触发线粒体细胞色素 c 释放,然后被半胱天冬酶的一系列蛋白酶激活而实现的。

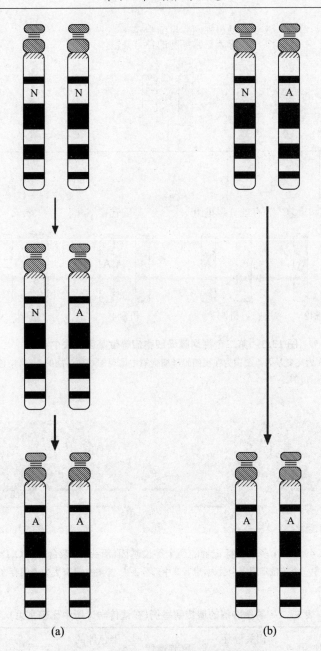

(a)   (b)

图 13.2　散发性、遗传性视网膜母细胞瘤

注:图(a)为散发性视网膜母细胞瘤,图(b)为遗传性视网膜母细胞瘤。13 号染色体的拷贝数显示具有正常(N)或异常(A)基因。

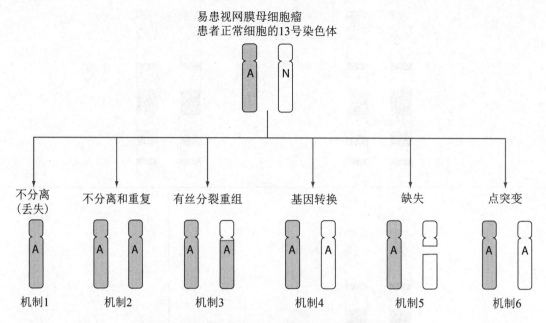

图 13.3 第二个视网膜母细胞瘤等位基因丧失的机制

注:N 为正常基因;A 为突变基因。图中为在视网膜母细胞瘤中出现的 6 种可能的 13 号染色体对。该患者的(非肿瘤细胞)染色体显示在该图顶部。

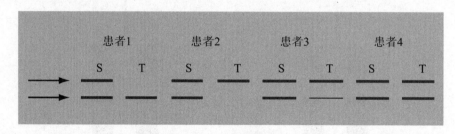

图 13.4 DNA 多态性标记物的两个等位基因(箭头)的杂合性(LOH)缺失

注:患者 1 和患者 2 中一个等位基因完全丢失,患者 3 中部分丢失,患者 4 没有丢失表明存在另一种机制。S 为体细胞或血液;T 为肿瘤组织。

表 13.1 易患肿瘤的遗传病举例(在遗传学诊所中比较常见)

综合征	肿瘤	相关癌症/特征	家族遗传	染色体的位置	致病基因	编码蛋白的主要功能
家族性乳腺癌	乳腺癌	卵巢癌(特别是 *BRCA*1)	AD	17q21, 13q12	*BRCA*1, *BRCA*2	脱氧核糖核酸的双链断裂修复;DNA 双链断裂修复
遗传性非息肉病性结直肠癌(HNPCC)	结直肠癌	子宫内膜癌、卵巢癌、肝胆癌、尿路癌	AD	2p16, 3p21, 其他	*MSH*2, *MLH*1, 其他	DNA 错配修复;DNA 错配修复;DNA 错配修复

续表

综合征	肿瘤	相关癌症/特征	家族遗传	染色体的位置	致病基因	编码蛋白的主要功能
MUTYH（或*MYH*）相关性息肉病（MAP）	结直肠癌	肠息肉病	AR	1p34.3～1p32.1	*MUTYH*	碱基切除修复所需的 DNA 糖基化酶
家族性腺瘤性息肉病（FAP）	结直肠癌	肠息肉病、十二指肠肿瘤、苔藓样肿瘤、颌骨骨瘤、髓母细胞瘤	AD	5q21	*APC*	调节转录激活因子β-连环蛋白的水平，也可能在有丝分裂纺锤体中发挥作用（通过与微管相互作用）
冯·希佩尔·林道综合征	肾癌	视网膜血管瘤、小脑血管母细胞瘤	AD	3p25	*VHL*	通过 HIF-1α 间接调节低氧诱导基因的转录
家族性黑色素瘤	黑色素瘤	胰腺癌	AD	9p21	*CDKN2A*	编码 p16/INK4A、CDK4 和 CDK6 细胞周期蛋白依赖性激酶的抑制剂，从而调节细胞周期
1 型神经纤维瘤病	神经纤维瘤	神经鞘瘤、脑瘤	AD	17q11	*NF1*	GTPase 激活蛋白，负调控 RAS 蛋白，与细胞骨架蛋白相互作用

注：AD 为常染色体显性遗传；AR 为常染色体隐性遗传。

表 13.2　易患肿瘤的遗传病（在遗传学诊所不常见）

综合征	肿瘤	相关癌症/特征	家族遗传	染色体的位置	致病基因	编码蛋白的主要功能
家族性视网膜母细胞瘤	眼癌	骨肉瘤	AD	13q14	*RB1*	转录调控（E2F介导）和细胞周期调控
李法美尼综合征	肉瘤，乳腺癌	脑肿瘤、白血病、肾上腺皮质癌及其他	AD	17q13	*TP53*	反映 DNA 损伤和其他细胞的应激情况。转录调控、细胞周期调控和凋亡

续表

综合征	肿瘤	相关癌症/特征	家族遗传	染色体的位置	致病基因	编码蛋白的主要功能
家族性肾母细胞瘤	肾母细胞瘤	WAGR综合征、无虹膜、泌尿生殖系统异常、智力低下、德尼-德拉什综合征	AD	11p13	WT1	转录调控,例如凋亡因子
戈林综合征	基底细胞癌	颌骨囊肿、掌跖纤维瘤病、髓母细胞瘤、卵巢纤维瘤	AD	9q22	PTCH	音猬因子(SHH),调节GLI信号通路
1型多发性内分泌腺瘤病	1型多发性内分泌肿瘤	甲状旁腺增生、垂体腺瘤、胰岛细胞瘤	AD	11q13	MEN1	可能在转录调控、基因组稳定性和细胞增殖中起作用
2型多发性内分泌腺瘤病	2型多发性内分泌肿瘤	在MEN 2A中:甲状腺髓样癌伴嗜铬细胞瘤和甲状旁腺增生;在MEN 2B中:嗜铬细胞瘤伴黏膜神经瘤	AD	10q11	RET原癌基因	酪氨酸激酶受体
毛细血管扩张性共济失调综合征	淋巴瘤、白血病实体肿瘤	小脑共济失调、免疫缺陷、结膜毛细血管扩张	AD	11q22	ATM	细胞周期停滞(通过p53),DNA修复(通过BRCA1/MRE11/NBS1)
布卢姆综合征	实体瘤、白血病	免疫缺陷、身材矮小	AD	15q26	BLM	DNA解旋酶,在DNA修复或复制中起作用
着色性干皮病	皮肤癌(基底细胞或鳞状细胞癌;恶性黑色素瘤)	色素沉着异常、性腺功能低下	AD	至少8个常染色体基因座	XPA到XPG,XPV	核苷酸切除修复

续表

综合征	肿瘤	相关癌症/特征	家族遗传	染色体的位置	致病基因	编码蛋白的主要功能
遗传性弥漫性胃癌	弥漫性胃癌	可能是小叶性乳腺癌	AD	16q22	CDH1/E-CADHERIN	细胞-细胞黏附（"侵袭抑制剂"），调节β-连环蛋白水平
2型神经纤维瘤病	听神经鞘瘤	脑膜瘤、神经胶质瘤、室管膜瘤	AD	22q12	NF2	将细胞膜蛋白链接到细胞骨架。细胞黏附和生长因子受体信号传导的协调
Cowden综合征	乳腺癌、甲状腺癌	大头畸形/子宫内膜癌，皮肤黏膜病变	AD	10q23	PTEN	脂质和蛋白质磷酸酶
黑斑息肉综合征	上、下肠息肉有恶变的危险	嘴唇和口腔周围区域的黑色素斑点	AD	19p13	LKB1/STK11	丝氨酸/苏氨酸激酶

注：AD为常染色体显性遗传。

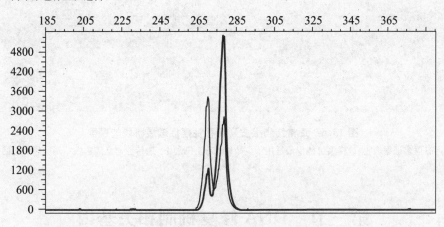

图 13.5　使用基因内多态性标记序列的荧光定量 PCR 扩增

注：使用基因内多态性标记序列的荧光定量 PCR 扩增，证明遗传性 NF1 基因突变个体中出现的异常胃肿瘤 DNA 中 NF1 基因的一个等位基因部分缺失。肿瘤 DNA PCR 产物用粗线表示，而血液 DNA PCR 产物用细线表示。结果与肿瘤 DNA 中一个等位基因（或等位基因失衡）的剂量减少一致，表示杂合性几乎完全缺失（LOH）。

　　另一个重要的 TSG 是在染色体 17p 上编码 p53 蛋白的 TP53 基因（图 13.1），该基因在触发细胞周期阻滞（通过 RB1 编码的蛋白）和凋亡的通路中发挥重要作用。因此，也许并不令人惊讶，TP53 的突变似乎是癌症中最常见的基因突变。例如，在结肠癌中，75%～80%的肿瘤显示出了 TP53 的 LOH，并且该基因在其他肿瘤中经常发生突变和/或缺失，它们包括肺癌、乳腺癌、脑瘤、肝细胞癌和急变期的慢性粒细胞白血病。患者遗传 TP53 突变的情况比较罕见,且正如人们所预料的那样,突变会在不同的位置演变成多种原发癌。这种常染色体显性遗传综合征称为李法美尼(Li-Fraumeni)综合征,除了白血病和乳腺、脑、肾上腺、胰腺和胃的肿瘤外,还包括骨和软组织的肉瘤。

对于视网膜母细胞瘤,仅视网膜母细胞瘤基因(*RB*1)位点的失活突变就可以引起癌症,但对于大多数肿瘤,必须通过多个基因座的参与来克服多种细胞控制(详见延伸阅读Hanahan,Weinberg,2000)。这种多个基因座参与肿瘤进程的现象在结肠癌中已研究得比较清楚了,结肠癌中至少涉及 3 个 TSG 位点和 1 个癌基因座。尽管分子遗传学的发病机制无疑比费伦(Fearon)和沃格斯坦(Vogelstein)在 1990 年提出的原始线性多级模型中描述得更加复杂多变(图 13.6),但 *APC* 基因的失活确实一般发生在早期阶段,该模型为许多深入的研究奠定了非常有用的基础。然而,在遗传性非息肉病性结直肠癌(HNPCC)中有不同的启动机制(详见下文)。

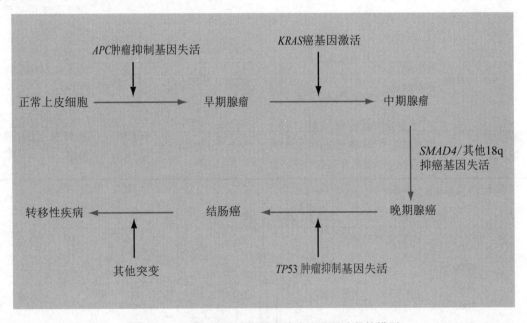

图 13.6 正常结肠上皮到转移性癌症进展阶段的模型

注:最近有更多证据表明,该模型可能仅最适用于少数结肠癌,不适用于遗传性非息肉病性结直肠癌引起的肿瘤。

第三节 DNA 修复机制相关基因

DNA 修复系统可以修复由环境诱变剂以及 DNA 复制时碱基偶然错配引起的 DNA 损伤(见第三章)。这两个修复系统中,任何系统的先天缺陷都将会导致癌症发生率的增高。环境诱变修复系统缺陷会导致常染色体隐性疾病,如着色性干皮病(患者表皮细胞 DNA 暴露于紫外线下遭受损伤,DNA 损伤切除修复的缺陷会导致多种皮肤癌和角膜瘢痕的形成,如图 3.16 所示)、与 *MUTYH* 基因相关的息肉病以及与 *BRCA*1/*BRCA*2 基因相关的家族性乳腺/卵巢癌。

*BRCA*1/*BRCA*2 乳腺/卵巢癌易感基因的最重要作用之一就在于精确修复来源于电离

辐射或类放射化合物等产生的 DNA 双链断裂（详见下文）。断裂的双链如未得到准确修复，则可能导致突变或者引起大范围的基因组不稳定性（如形成近端着丝粒或双着丝粒染色体片段），从而具有致瘤性。

对于错配修复系统，目前已经鉴定了几个基因（如 *MSH*2、*MLH*1、*PMS*1 和 *PMS*2），其基因产物通常相互作用来执行错配修复（详见下文）。体细胞中这类错配修复基因的第二个（即正常）等位基因一旦缺失，细胞将变得易于积累基因突变。突变的积累在诊断上的重要指标是实验室可以检测到的多态基因座上的微卫星重复序列可能不同于周围的正常组织（这种效应称为微卫星不稳定性）。因此，这些 TSG（抑癌基因）亚类基因尤为常见，它们一旦出现突变就成为更常见的高显性遗传性癌症综合征（如家族性乳腺/卵巢癌和遗传性非息肉病性结直肠癌）的始动因素（详见下文）。

第四节　癌　基　因

与 TSGs 相反，癌基因突变会导致所编码的蛋白功能增强或过度活跃。许多这类基因编码的蛋白质通常会促进细胞周期进展，因此其功能尤为重要。细胞内这类基因的一个等位基因（而不是两个等位基因同时）发生突变就足以让细胞产生致瘤结果。尽管这种突变在肿瘤细胞中很常见，但与遗传性 TSG 突变（如下文所述）相比，它们很少导致家族性肿瘤易感性综合征的发生。少数值得关注的与家族性癌症相关的遗传性癌基因有 *RET* 基因（与 2 型多发性内分泌肿瘤相关，见表 13.2）和 *MET* 基因（与遗传性乳头状肾细胞癌相关）。

癌基因是通过分析致癌逆转录病毒分子而首次发现的，该病毒导致小鼠、猫和猴子产生了癌症。*RAS* 癌基因就来自于劳斯禽肉瘤病毒（Rous Avian Sarcoma Virus），该病毒在鸡中引起了肉瘤。每一种病毒性癌基因（其名称通常以"*v-*"开头）实际上是由正常宿主基因与祖先病毒基因组重组而来的。正常宿主基因通常不是癌基因，往往被称为原癌基因（基因名称有时以"*c-*"开头，如 *c-MYC* 基因）。活化的癌基因可以通过实验来证明：在体外将肿瘤 DNA 提取物引入（如通过转染）易感性啮齿动物细胞系时，这些提取物会显示出产生恶性克隆的能力。现已分离出至少 340 种不同的原癌基因并将其定位到人类染色体上（详见网络资源中的维康基金桑格研究所的癌症基因普查网站）。这些原癌基因通过点突变或者拷贝数增加（基因扩增）被激活而致癌。拷贝数增加可以形成多个重复序列（如致癌 *MYCN* 基因），在细胞遗传学上这些重复序列通常以均一染色的染色体区段或一系列微小片段的形式出现，这些微小片段称为双微体（成对出现的染色体外无着丝粒的小 DNA 分子，如图 13.7 所示）。

将肿瘤组织中原癌基因的 DNA 序列与其他体细胞组织中的 DNA 序列进行比较，结果发现特定的（体细胞内的）点突变可能与不同的肿瘤类型有关。如 *HRAS* 基因，通常其编码蛋白序列的第 12 位是甘氨酸残基，但在一些患有膀胱癌、肺癌或黑色素瘤病人的肿瘤组织中出现了点突变（GGC 到 GTC），导致甘氨酸被缬氨酸取代。这种突变不是遗传的，而是引发癌症的细胞内的体细胞突变。特定的点突变也见于 *HRAS* 基因的其他关键位点（如 13、61 和 119 位）以及其他原癌基因内的不同位点。

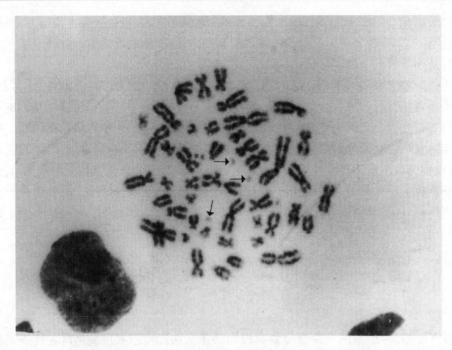

图 13.7　分裂中期染色体扩散显示出双微体(箭头所示)

　　染色体重排(通常是特定类型的肿瘤特征)也可以激活人类原癌基因。该机制的一个众所周知的例子就是已发现的慢性粒细胞白血病(CML)和费城染色体(Philadelphia Chromosome)。大约95%的 CML 患者在他们的恶性骨髓中(而不是在正常的体细胞组织中)具有费城染色体(比正常的22号染色体小)。该染色体由9号染色体(通常是父本拷贝)和22号染色体(通常是母本拷贝)之间的彼此易位而形成(图13.8)。易位使 ABL(编码酪氨酸激酶)原癌基因从其正常位点 9q34 转移到了 22q11 上。此时,ABL 原癌基因与 22q11 上的特异序列 BCR(Breakpoint Cluster Region)整合在了一起。结果,BCR-ABL 融合基因在 CML 细胞中编码一种新的嵌合(Chimaeric)蛋白,由于其持续性的(即持久性的)活性,它被认为是肿瘤恶性转化的原因。该致瘤性酪氨酸激酶融合蛋白是首批获得许可的分子靶向药物(STI571、甲磺酸伊马替尼或格列卫)的靶标。为了特异地找到酪氨酸激酶抑制剂,科学家快速测试了大量化合物,最终该药物才得以鉴定出来,因此它代表了癌症治疗剂开发中令人振奋的重大转变。现在已知许多原癌基因编码的蛋白质在那些通过生长因子调节细胞生长和增殖的通路中发挥作用(详见延伸阅读 Vogelstein,Kinzler,2004)。因此,不足为奇的是,某些原癌基因突变的可遗传性也能够导致发育异常,这一发现将肿瘤遗传学和发育遗传学联系在了一起。例如,多指(趾)畸形这样的先天性异常可能由不同的 HOX(或"Homeobox")基因的突变所引起,这是一类编码转录因子的基因,与果蝇及人类等许多物种的发育模式有关。特别地,这些基因决定了身体沿前-后轴发育的特定模式(详见延伸阅读 Hueber,Lohmann,2008)。这些 HOX 基因的突变也可能引起白血病,因为它们也是造血细胞增殖的调控因子。

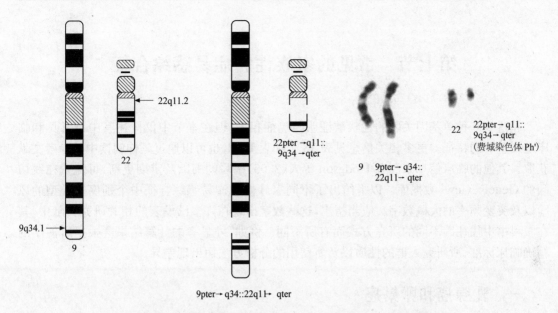

图 13.8　费城染色体(Ph′)由 9 号和 22 号染色体易位形成

注：具体为 t(9；22)(q34；q11)。

第五节　其他癌症相关基因

其他许多基因(风险"修饰"基因或对风险影响相对较小的基因)也因在致癌物代谢等过程中发挥作用,而与癌症易感性有关。很多年前就知道接触苯胺染料的工人(异烟肼的缓慢代谢者)患膀胱癌的风险增加,现在得知这是由 N-乙酰基转移酶(*NAT*2)基因的多态性引起的。同样,*APC* 基因中 I1307K 多态性携带者罹患结直肠癌的风险会增加 1.5～2 倍。对数千个病例和对照病例进行全基因组分析发现,因序列变异而增加罹患特定癌症风险的基因越来越多。例如,*FGFR*2、*TNRC*9 和 *MAP*3*K*1 基因中存在的特定多态性增加了患乳腺癌的风险(详见延伸阅读 Antoniou et al.,2008)。

第六节　与癌症相关的遗传咨询

以下各节将概述常见癌症患者及其家人的遗传咨询要点,并通过延伸阅读中的文献提供更多信息。一般来讲,当一个家庭中只有一人患病并且先证者患有常见的单灶性、迟发性肿瘤时,其他亲属的再发风险就很低。但是,如果有阳性家族史或先证者患有早发、多灶性或多发性原发肿瘤,则应怀疑是癌症家族综合征(部位特异性或非特异性)。尽管仅 2%～5%的常见癌症病例(如乳腺癌和结直肠癌)遵循孟德尔遗传定律,但涉及的家庭数量远远超过了受许多不同的罕见肿瘤易感综合征(如多发性内分泌肿瘤)影响的家庭总数。

第七节　常见的家族性癌症易感综合征

超过 300 种单基因关联的性状被证明与癌症相关,但在本节中仅概述其中最常见和临床上最重要的特征。更多相关信息见表 13.1 和表 13.2,也可以通过延伸阅读中的参考文献获取。其他的临床信息来源有 Hodgson 等人(2006)撰写的书以及定期更新、可免费在线访问的 GeneReviews 数据库。以下给出了不同家族性肿瘤易感综合征中个别癌症类型的风险以及突变频率的大概数字。应当指出,这些数字出现在许多已发表的相关研究文献中,其在教科书中往往因不同的研究方式而有所不同。例如,外显率的计算结果会根据所使用的精确临床标准、所研究人群的性质以及所使用的分析方法而出现差异。

一、乳腺癌和卵巢癌

在英国,女性一生中罹患乳腺癌的风险约为 1/9,并且就总体而言,只有 2%～5% 的病例具有遗传性。家族性(明显遗传性的)乳腺癌最常由 *BRCA*1 基因(1 型遗传性乳腺癌)或 *BRCA*2 基因的突变引起。相比之下,这类乳腺癌家族中的一小部分成员继发于李法美尼(Li-Fraumeni)综合征、Cowden 综合征(由 *PTEN* 基因突变引起)、黑斑息肉综合征(由 *STK*11 基因突变引起)和其他罕见的单基因遗传病。如果发病较早(40 岁以下),双侧发病、卵巢癌并存或有乳腺癌或卵巢癌家族史,则应怀疑是遗传性乳腺癌。如上所述,可在线找到用于确定适合转诊至临床遗传学中心的患者的标准(如网络资源中的苏格兰西部癌症遗传学诊所的乳腺癌、结直肠癌和卵巢家族史的推荐标准示例)。在英国和北美地区,女性一生中患卵巢癌的风险为 1/70～1/60。*BRCA*1 和 *BRCA*2 基因的突变分别导致了 60% 和 25% 的遗传性卵巢癌(详见延伸阅读 Hodgson et al.,2006)。若有发病年龄小(50 岁以下)、双侧发病或卵巢癌和/或乳腺癌家族史的情况,就应怀疑是这类突变和其他遗传原因。或者,除卵巢癌外,如果还有结直肠或子宫内膜肿瘤家族史(详见下文),则有可能是遗传性非息肉病性结直肠癌(HNPCC)基因 *MLH*1 或 *MSH*2 发生了突变。罕见的突变引起的疾病包括 Cowden 综合征、黑斑息肉综合征和戈林综合征(具有 *PTCH* 基因突变)。

(一) *BRCA*1 和 *BRCA*2 基因

这两个基因中的任何一个突变都会导致外显率高的常染色体显性遗传乳腺癌,而导致卵巢癌的可能性稍小。*BRCA*1 基因突变的女性携带者罹患乳腺癌的风险[到 70 岁时为 65%,95% 置信区间(CI)为 44%～78%;详见延伸阅读 Antoniou et al.,2003]和卵巢癌的风险(到 70 岁时为 39%,CI 为 18%～54%)都很高。携带 *BRCA*2 基因突变的女性患乳腺癌的风险(到 70 岁时为 45%,CI 为 31%～56%)也很高,但患卵巢癌的风险(11%,CI 为 2.4%～19%;详见延伸阅读 Antoniou et al.,2003)较低,尽管其他研究报告显示的风险是 27%(详见延伸阅读 Antoniou et al.,2009)。通常情况下,使用未经家族史选择的病例来计算 *BRCA*1 和 *BRCA*2 基因突变的外显率似乎要比仅使用包含多个癌症病例的家族计算出的结果要低得多(详见延伸阅读 Antoniou et al.,2003)。因此计算出的外显率范围的上限可能适用于这些家族。这种差异可能是由多病例家族中存在其他风险诱导的基因变异以及共同的环境暴露所致的。相比 *BRCA*1 基因突变携带者，*BRCA*2 基因突变携带者发展为其他类型肿瘤的风险增高。*BRCA*2 基因突变患病风险增加的癌症类型有恶性黑色素瘤（增加2.6 倍）、前列腺癌（4.6 倍）、胰腺癌（3.5 倍）、胆囊和胆管癌（5 倍）及胃癌（2.6 倍）（数据引自乳腺癌连锁协会报告的数据，1999）。此外，携带 *BRCA*2 基因突变的男性到 70 岁时患乳腺癌的风险约为 6%。

（二）BRCA1 和 BRCA2 蛋白

BRCA1 和 BRCA2 蛋白都是非常大的核蛋白，在实验室中发现它们具有多种生物学作用，包括修复 DNA、调控其他基因的转录和调节细胞周期。关于肿瘤易感性，BRCA1 或 BRCA2 蛋白最重要的功能是维持基因组的完整性。它们通过促进潜在精准无误的 DNA 双链断裂修复形式（称为同源重组）来维持基因组的完整性，这种形式优于易错的、具有潜在致突变性的非同源末端连接和单链退火的修复机制。BRCA1 和 BRCA2 蛋白都通过相同的途径与其他蛋白（包括重要的 DNA 重组酶 RAD51）结合，促进同源重组的修复模式（图13.9）。对这条通路的研究促进了新的分子靶向药物的开发，如 PARP1 抑制剂，该药可促进细胞凋亡，并已证实其可能对携带 *BRCA*1 或 *BRCA*2 基因突变的癌症患者有治疗效果（详见延伸阅读 Rodon et al.，2009）。

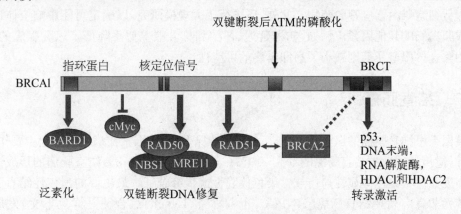

图 13.9 BRCA1 蛋白选择性相互作用和功能区域

注：该蛋白质由 1863 个氨基酸组成，被认为通过与 RAD50、NBS1 及 MRE11 相互作用而参与 DNA 双链断裂的修复。该蛋白其他的几个相互作用已经研究过，其中许多已阐明。其与 BRCA2 的相互作用可以通过 C 端（BRCT）结构域和/或通过 RAD51 直接发生。双链 DNA 断裂后，ATM 蛋白在 BRCA1 蛋白的 SQ 簇域内的丝氨酸和苏氨酸簇上使其磷酸化。

（三）突变检测

据报道，*BRCA*1 和 *BRCA*2 基因中存在多种不同类型的基因突变，这些突变大多能引起编码蛋白的截短（而丧失功能）。一些突变会重复出现。例如，已在不同人群中发现了几个建立者突变（Founder Mutation），包括阿什肯纳兹（Ashkenazi）犹太人 *BRCA*1 基因的185delAG 和 5382insC 突变以及 *BRCA*2 基因的 6174delT 突变；冰岛人 *BRCA*2 基因的999del15 突变以及波兰人的 *BRCA*1 基因的 5382insC、C61G 和 4153delA 突变。一旦有可能从某患病家族成员中获得血液 DNA 样本时便可通过自动 DNA 测序（见第四章）进行突

变分析来检测 *BRCA*1 或 *BRCA*2 基因可能存在的突变。若合适的话,可以先进行针对特定建立者突变的 DNA 分析,然后再对整个基因编码区序列进行测序。可以通过计算机分析或更简单地通过人工评分方法(如曼彻斯特评分系统,详见延伸阅读 Evans et al. ,2009)来协助选择具有最显著乳腺/卵巢癌家族史的家族,从而有最大的可能性检测出 *BRCA*1 或 *BRCA*2 基因突变。

(四)癌症预防和早期发现

家庭中一旦发现了这种癌症易感突变,可以在适当的咨询后通过对特定家族突变的直接 DNA 分析进行无症状基因携带者检测,然后可以为携带者提供定期的临床筛查。目前,乳腺癌的监测方法(针对那些处于高风险的个体)包括定期的自我检查、临床乳房检查、乳房 X 线摄影以及磁共振成像(MRI)。现已显示,对于 *BRCA*1 或 *BRCA*2 基因突变携带者的监测,相比乳房 X 线摄影,MRI 是更灵敏的乳腺癌检测手段。对于卵巢癌,正在进行实验用以评估如血清 CA-125 测量和超声扫描这类监测方法。已发现体内有 *BRCA*1 或 *BRCA*2 基因致病性突变的患者可以接受预防性手术,如双侧乳房切除术,从而使癌症风险至少降低 90%。预防性切除卵巢(通常与输卵管一起)可将卵巢癌的风险降低 80%~96%;同时在绝经前进行切除,卵巢癌的风险也可降低 50%~55%。尽管进行了这种手术,但是原发性腹膜癌仍然是残留风险。目前正在进行实验用以评估降低风险的药物的价值,如减少雌激素合成或降低细胞雌激素应答的药物。此外,还进行了大规模研究,以确定可能影响个体形成乳腺癌或卵巢癌的其他因素。例如,初潮延迟、怀孕和母乳喂养似乎降低了患乳腺癌的概率,而服用联合口服避孕药则减小了患卵巢癌的可能性。

二、结直肠癌

英国人患结直肠癌的风险为 1/50。大多数情况下,环境因素在病因学中起主要作用,但据估计,遗传易感性占结直肠癌的 5%~10%。然而,仅仅 2%~3%结直肠癌的形成源于公认的高度显性常染色体显性遗传或常染色体隐性遗传综合征。最主要的遗传性结直肠癌是由遗传性非息肉病性结直肠癌[HNPCC,也称林奇(Lynch)综合征](详见下文)发展而来的。相反,家族性腺瘤性息肉病(FAP)较为罕见,占所有病例的比例不到 1%。最近,已经描述了一种常染色体隐性遗传综合征,即 *MUTYH* 相关性息肉病(MAP),其表型类似于症状轻型的 FAP。如果存在许多息肉(典型的 FAP 和 MAP,详见下文)、发病年龄或多灶性癌症年龄较小且有结直肠癌或其他相关癌症(如子宫内膜癌)家族史,则应怀疑是遗传性结肠癌。如果没有先证者的有用信息,那么一级亲属患病的终身风险约为 1/17;如果先证者的患病年龄在 45 岁以下,则该风险上升到 1/10。如果一个一级亲属和一个二级亲属受累,则风险为 1/12;如果两个一级亲属受累,则风险为 1/6。

(一)遗传性非息肉病性结直肠癌(林奇综合征)

不能仅凭临床症状来诊断 HNPCC 综合征,因为结直肠癌可能呈现家族聚集形式。目前,已经为该综合征设计了各种诊断标准(详见延伸阅读 Umar,2004),而且对于乳腺癌和卵巢癌,已制定了相对宽松的标准(参见网络资源)来指导患者是否转诊到临床遗传学中心。HNPCC 中存在结直肠肿瘤及其相关肿瘤的家族性聚集情况。结直肠肿瘤在 HNPCC 中很常见(患该肿瘤的男性比例为 80%～90%,女性比例为 40%),并且往往位于右侧(占 65%,而散发性肿瘤为 25%)。该综合征的另一种常见肿瘤类型是子宫内膜癌(占患病女性的 40%～60%)。HNPCC 中不太常见的原发肿瘤部位是胃、胰腺、卵巢、肾和脑。肿瘤的 DNA 分析通常显示出微卫星不稳定性。尽管该病名称提示息肉(腺瘤)可能存在,但息肉通常少于 10 个,几乎不会超过 50 个,而 FAP(详见下文)则通常超过 100 个。研究患者的肿瘤样本可能会对 DNA 分析有帮助,因为其中的微卫星不稳定性(由于未能纠正复制错误,微卫星序列的长度相对于血液 DNA 中的序列长度发生变化,详见下文)存在于超过 90% 的 HNPCC 相关肿瘤中,而仅见于 15% 的散发病例中。此外,采用针对单个错配修复蛋白的特异抗体的免疫组织化学方法可以证明在 HNPCC 相关肿瘤中可能存在错配修复蛋白的缺失。

(二) 家族性腺瘤性息肉病[腺瘤性息肉病,加德纳(Gardner)综合征]

这种常染色体显性综合征的发病率为 1/8000,其特征是儿童早期形成了许多(特征上超过 100 个)肠息肉(尤其是结肠)以及先天性视网膜色素上皮增生(CHRPE)(图 13.10)。肠息肉是腺瘤,如果不治疗,肠息肉会恶性转化,几乎所有患者到 40 岁时都将患上结直肠癌,上消化道癌的患病风险也会增加。

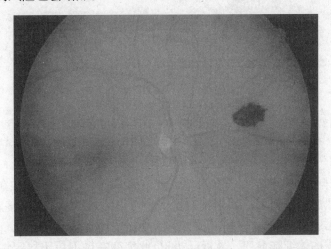

图 13.10 家族性腺瘤性息肉病中的先天性视网膜色素上皮增生

注:转载自 Tobias E. S. 和 Connor J. M. (2008) 的《儿童肿瘤和遗传性癌症易感综合征的遗传咨询》(*Genetic Counselling for Childhood Tumors and Inherited Cancer Predisposing Syndromes*)。节选自《儿童肿瘤手术》(*The Surgery of Childhood Tumors*),第 2 版,第 33～48 页。该书由 Carachi R.、Grosfeld J. L. 和 Azmy A. F. 编辑,由 Springer 出版社出版。转载经 Springer Science＋商业媒体的许可。

通过证实,CHRPE(在具有此特征的家族中)可以进行症状前检测,甚至可以直接通过 DNA 分析来检测患病家族成员身上已鉴定出的已知致病突变和一些其他异常,尤其在 FAP 变体(加德纳综合征)中,包括表皮样囊肿(尤其是头皮)和下颌骨骨瘤。此外,*APC* 基因的某些特定突变可引起不太严重的息肉病,称为轻型 FAP(AFAP),其息肉数目(15～100 个,平均为 30 个)居于 HNPCC 和 FAP 数目之间。相对而言,AFAP 患者存在早发结直肠癌,但其出现的时间比经典的 FAP 要晚。

（三）*MUTYH* 相关（*MYH* 相关）性息肉病

这种 *MUTYH* 相关性息肉病（MAP）属常染色体隐性遗传病，由 *MUTYH* 基因突变引起，表型类似于 AFAP，其息肉数为 15～200 个。

（四）遗传性结直肠癌相关基因及其突变

HNPCC 显示出了基因座异质性，并且该癌症可以由至少 4 个基因位点［*MSH*2（60%）、*MLH*1（30%）、*MSH*6 和更罕见的 *PMS*2］中的一个突变引起，这些突变主要通过对大量患病家族基因进行连锁分析而确定。与该癌相关的基因所编码的蛋白的功能是在 DNA 错配处形成蛋白质复合物（DNA 复制之后）并触发酶促错配修复（图 13.11）。*MSH*2、*MLH*1 或 *MSH*6 基因的杂合突变会增加常染色体显性遗传的癌症易感性，且不完全外显（尤其对于女性）。

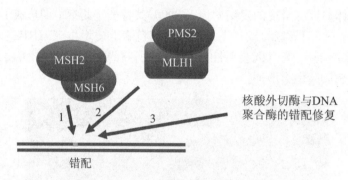

图 13.11　人类的错配修复系统

注：DNA 复制后错配碱基的修复涉及多个蛋白质和步骤。错配处最初被 MSH2 和 MSH6 组成的异二聚体所结合，然后 MLH1 和 PMS2 继续结合从而形成复合物。该复合物随即触发核酸外切酶对刚合成的新链进行消化，从而使 DNA 聚合酶以正确的碱基序列重新合成该链。

如上所述，来自患病个体的结直肠肿瘤表现出微卫星不稳定性，通常在免疫组织化学检测中无法识别出错配修复蛋白。基因突变携带者可以通过 DNA 分析鉴定出来，这些携带者可以定期进行结肠镜检查。*BRAF* 基因第 15 外显子特定核苷酸替换（p. V600E）是常见于皮肤恶性黑素瘤的体细胞突变。最近已报道，此突变在微卫星不稳定性的肿瘤中被检测到，是散发性（相比于与 *HNPCC* 基因相关的结直肠癌）结直肠癌的有价值诊断指标。现在很清楚，*MSH*2、*MLH*1、*MSH*6 或 *PMS*2 基因的纯合突变似乎会引起常染色体隐性儿童期癌症综合征，而不是传统的 HNPCC。患病儿童可能会患上脑瘤、白血病或淋巴瘤以及更常见于 1 型神经纤维瘤病（NF1）的咖啡色斑块。原始神经外胚层肿瘤（PNET）是一种非常罕见的脑肿瘤，似乎与 *PMS*2 基因的纯合突变有关。相反，家族性腺瘤性结肠息肉病是由腺瘤性结肠息肉病（*APC*）的 TSG 突变引起的。APC 蛋白在调节转录辅助因子 β-连环蛋白水平中发挥着重要的生理作用（图 13.12）。目前已发现多个不同的 *APC* 基因突变，它们通常导致了编码蛋白的截短，并且在所有 *APC* 突变中，1309 位密码子处的 5 个碱基对 AAAGA 的缺失（c.3927_3931delAAAGA）最为常见。加德纳综合征中的 *APC* 基因突变通常位于该基因的 3′ 端。基因突变携带者需要定期进行结肠镜检查，并需在早期考虑进行预防性肠手术。

在之前提及的轻型 AFAP 中，*APC* 基因的突变通常在其 5′ 或 3′ 端，而且该病也是常染色体显性遗传病。在表型相似的常染色体隐性遗传病——*MUTYH* 相关性息肉病（MAP）

患者身上突变的基因即 *MUTYH* 基因。该基因以前称为 *MYH* 基因,它编码一种糖基化酶,该酶是 DNA 氧化损伤后碱基切除修复(特别是 A-oxoG 对的修复)所必需的。

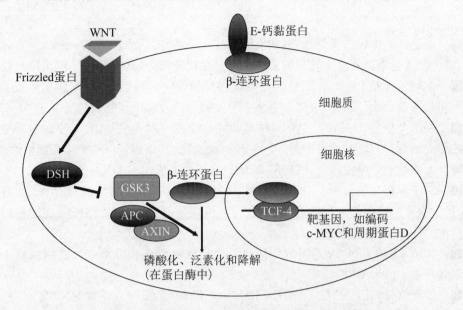

图 13.12　APC 蛋白在 WNT 通路中发挥生理作用的简化图示

注:APC 蛋白与 AXIN 和 GSK3 一起,通过促进转录辅因子 β-连环蛋白的磷酸化、泛素化(后续降解的蛋白质分子标记)及在蛋白酶体中的降解共同防止其过度积累。因此,生理性的 WNT 信号传导或突变的 APC(或 AXIN)失活都会导致 β-连环蛋白磷酸化的抑制,从而引起这种转录辅激活因子的水平升高。β-连环蛋白还与细胞-细胞黏附蛋白 E-钙黏蛋白相结合。因此,E-钙黏蛋白的失活(出现于遗传性弥漫性胃癌中)不仅会导致细胞间黏附力降低,也会导致游离 β-连环蛋白增加。

(五)预防和早期检测

那些患结直肠癌风险明显增加的人可以接受适当的筛查,以便在早期发现这样的肿瘤。例如,可以从 25 岁起(对于 HNPCC)每两年做一次结肠镜检查进行筛查,同时这样的筛查频率已考虑到筛查本身造成的不良影响(如肠穿孔)。

那些患子宫内膜癌风险较高的人(如错配修复基因突变的女性携带者)可以通过每年一次阴道超声扫描和每年的子宫内膜活检(旨在检测复杂的非典型增生的子宫内膜癌前病变)进行筛查。目前,英国正在进行一项研究,以评估含有孕激素的宫内节育器材(Mirena 环)在预防此类妇女子宫内膜癌方面的可能益处。鉴于 HNPCC 的妇女患子宫内膜癌的风险甚至比结直肠癌高,因此也可以考虑进行预防性子宫切除手术。对于具有高 FAP 风险的人,如果在家族中发现了突变,则应进行基因检测,并从 11 岁开始可接受临床筛查,如年度肠道检查(最初通过年度乙状结肠镜检查)。患者 16~20 岁或腺瘤超过 20~30 个时通常需进行预防性结肠切除术。AFAP 或 MAP 患者可以和 HNPCC(两年一次的结肠镜检查)患者一样进行类似的肠道监测。相关的药物研究已经展开,这些药物被认为可降低 HNPCC 或 FAP 患者的癌症发生率,如非甾体类抗炎药(NSAIDs),最新的研究结果表明这些药物可能具有长期有益的效果,但英国尚未批准这类药物。

章末小结

■　孟德尔遗传仅占常见癌症（如乳腺癌或大肠癌）发病原因的 2%～5%。在这些病例中，遗传模式通常是不完全外显的常染色体显性遗传，并且常常存在性别差异。

■　在确定哪些家庭具有明显的癌症遗传易感性时，须认真进行家族史调查。提示性特征包括肿瘤发病年龄小、个体中有多个原发肿瘤以及多个家庭成员患病。

■　一般与癌症相关的突变有两种类型的基因：TSGs 和癌基因。TSGs 的突变会导致蛋白质失活，而癌基因（原癌基因）的突变通常会导致其编码蛋白功能增强或活性增强。

■　家族性癌症中重要的几种 TSGs 编码的蛋白通常参与 DNA 的修复。

■　对于发挥致癌作用的 TSGs，通常两个等位基因同时失活，这就是"二次打击学说"。第一次打击可能是来自遗传，第二次打击可能是通过缺失、重组或表观遗传的转录抑制产生的。

■　*BRCA*1 和 *BRCA*2 基因的致病突变会导致乳腺癌和卵巢癌。发病家庭中出现男性患乳腺癌则提示 *BRCA*2 基因存在突变。

■　错配修复基因 *MLH*1、*MSH*2、*MSH*6 或 *PMS*2 的突变会导致 HNPCC。

■　FAP 是由 *APC* 基因突变（导致 WNT 信号通路过度活跃）引起的常染色体显性疾病。它通常会导致超过 100 个结直肠息肉，并具有在年龄较小时发展成癌症的趋势。

■　MAP 的表型与轻型 FAP 相似。但是，MAP 属于常染色体隐性遗传，是由碱基切除修复缺陷引起的。

延伸阅读

Antoniou A, Pharoah P D, Narod S, et al., 2003. Average Risks of Breast and Ovarian Cancer Associated with BRCA1 or BRCA2 Mutations Detected in Case Series Unselected for Family History: A Combined Analysis of 22 Studies[J]. Am. J. Hum. Genet., 72: 1117-1130.

Antoniou A C, Spurdle A B, Sinilnikova O M, et al., 2008. Common Breast Cancer-predisposition Alleles Are Associated with Breast Cancer Risk in BRCA1 and BRCA2 Mutation Carriers[J]. Am. J. Hum. Genet., 82: 937-948.

Antoniou A C, Rookus M, Andrieu N, et al., 2009. Reproductive and Hormonal Factors, and Ovarian Cancer Risk for BRCA1 and BRCA2 Mutation Carriers: Results from the International BRCA1/2 Carrier Cohort Study[J]. Cancer Epidemiol. Biomarkers Prev., 18: 601-610.

Cuzick J, Otto F, Baron J A, et al., 2009. Aspirin and Non-steroidal Anti-inflammatory Drugs for Cancer Prevention: An International Consensus Statement[J]. Lancet. Oncol., 10: 501-507.

Evans D G, Lalloo F, Cramer A, 2009. Addition of Pathology and Biomarker Information Significantly Improves the Performance of the Manchester Scoring System for BRCA1 and BRCA2 Testing[J]. J. Med. Genet. ,46:811-817.

Fearon E R,Vogelstein B,1990. A Genetic Model for Colorectal Tumorigenesis[J]. Cell, 61:759-767.

Hanahan D,Weinberg R A,2000. The Hallmarks of Cancer[J]. Cell,100:57-70.

Hodgson S,Foulkes W,Eng C,et al. ,2006. A Practical Guide to Human Cancer Genetics [M]. 3rd ed. Cambridge:Cambridge University Press.（遗传性癌症易感综合征临床方面的详细指南）

Hueber S D,Lohmann I,2008. Shaping Segments:Hox Gene Function in the Genomic Age[J]. Bioessays,30:965-979.

Rodon J,Iniesta M D,Papadopoulos K,2009. Development of PARP Inhibitors in Oncology[J]. Expert Opin. Investig. Drugs,18:31-43.

Tobias E S,2006. Emery and Rimoin's Principles and Practice of Medical Genetics[M]. 5th ed. London:Elsevier.

Umar A,Risinger J I,Hawk E T,et al. ,2004. Testing Guidelines for Hereditary Non-polyposis Colorectal Cancer[J]. Nat. Rev. Cancer,4:153-158.

Vogelstein B,Kinzler K W,2004. Cancer Genes and the Pathways They Control[J]. Nat. Med. ,10:789-799.（一篇较好地介绍癌症综合征分子生物的文章）

Heymach J V,Kim E S,Lippman S M,2009. Molecular Targets for Cancer Chemoprevention[J]. Nat. Rev. Drug Discov. ,8:213-225.

💻 网络资源

苏格兰癌症遗传服务——有乳腺癌家族史妇女的管理（Guidelines,2009）：
http://www.sehd.scot.nhs.uk/mels/CEL2009_06.pdf
维康基金桑格研究所的癌症基因普查网站（提供可下载的癌症基因及其属性列表）
http://www.sanger.ac.uk/genetics/CGP/Census/
苏格兰西部癌症遗传学诊所的乳腺癌、结直肠癌和卵巢家族史的推荐标准示例：
http://www.nhsggc.org.uk/content/default.asp? page=s1154_3
在线人类孟德尔遗传（OMIM）数据库：
http://www.ncbi.nlm.nih.gov/sites/entrez? db=omim
苏格兰校际指南网络（SIGN）中的结直肠癌治疗的遗传学方面：
http://www.sign.ac.uk/guidelines/fulltext/67/section4.html

自测题

1. 下列哪一项是对原癌基因的正确描述？（　　　）
A. 它们只在恶性肿瘤组织中表达
B. 原癌基因的致癌活性通常需要它的两个等位基因的缺失或突变
C. 它们是失活的癌基因
D. 它们包括 *MLH*1

E. 它们参与了生长因子对细胞的响应

2. (多选)下列哪一项是关于抑癌基因(TSGs)的正确描述?(　　)

A. TSGs 的致瘤突变通常导致其丧失功能

B. TSGs 编码的蛋白通常抑制凋亡

C. TSGs 编码的蛋白通常促进有丝分裂

D. TSGs 包括 *c-MYC* 基因

E. TSGs 包括可导致非息肉病性结直肠癌(HNPCC)和 1 型神经纤维瘤病(NF1)的基因

3. 下列哪一项是关于 p53 的错误描述?(　　)

A. 它能造成细胞周期阻滞

B. 它是细胞膜上的酪氨酸激酶

C. 它的失活突变促使肿瘤发生

D. DNA 损伤后被激活

E. 它诱导凋亡

4. 如图 13.13 所示,以下哪种基因最有可能在 27 岁姐姐的血液 DNA 中发生突变?(　　)

A. *NF*1

B. *APC*

C. *BRCA*1

D. *RB*1

E. *MUTYH*

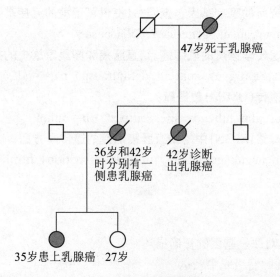

图 13.13　一名 27 岁的女士到遗传学诊所就诊寻求建议

注:她的姐姐在 35 岁时患上了乳腺癌;她的母亲在 36 岁时一侧患上了乳腺癌,42 岁时另一侧患上了乳腺癌;她的姨妈在 42 岁时被诊断出患有卵巢癌;她的祖母在 47 岁时死于乳腺癌。见自测题中的问题 4 和问题 5。

5. 如图 13.13 所示,如果姐姐的 DNA 经过检测发现具有该基因并发生突变,那么在对妹妹的 DNA 进行基因检测之前,妹妹患上乳腺癌(直到 70 岁)的风险最接近以下哪个概率?( )

A. 100%

B. 80%

C. 50%

D. 40%

E. 10%

6.(多选)下列哪项是关于家族性乳腺癌的正确描述?( )

A. *TP*53 的遗传突变与 *BRCA*2 基因的遗传突变都有可能是病因

B. 在肿瘤中导致家族性乳腺癌的两个等位基因可能是失活状态

C. 一个或多个男性(以及女性)患有乳腺癌的家庭中的个体患 *BRCA*2 基因突变的概率高于患 *BRCA*1 基因突变的概率

D. BRCA1 和 BRCA2 蛋白促进 DNA 的非同源末端连接修复

E. 与 *BRCA*2 基因相比,*BRCA*1 基因与胰腺癌和恶性黑色素瘤更加相关

7. 如图 13.14 所示,下列哪一项最有可能是潜在的家族疾病?( )

A. 家族性腺瘤性息肉病

B. 多发性错构瘤综合征

C. 加德纳综合征

D. 遗传性非息肉病性结直肠癌

E. 小儿色素沉着息肉综合征

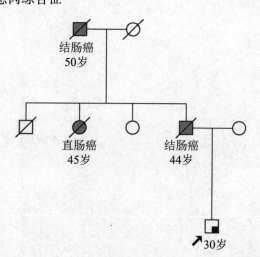

图 13.14 一名 30 岁男子经结肠镜检查发现乙状结肠中有 4 个腺瘤性息肉

注:他提到他的父亲因结肠癌去世,享年 45 岁(被确诊时为 44 岁),他的姑姑 45 岁时因直肠癌接受治疗,他的祖父在 50 岁时因结肠癌接受治疗。他咨询他们家族癌症发病的潜在原因。见自测题中的问题 7 和问题 8。

8. 如图 13.14 所示,如果可以检测患病父亲储存的血液 DNA,那么下列哪一个基因最

有可能包含突变?（　　）

    A. *STK*11

    B. *APC*

    C. *PTEN*

    D. *MUTYH*

    E. *MLH*1 或 *MSH*2

9. 关于遗传性结直肠癌,下列哪一项是正确的?（　　）

    A. 常规乙状结肠镜检查是筛查 HNPCC 早期肿瘤的有效手段

    B. 先天性视网膜色素上皮增生(CHRPE)是在 HNPCC 中发现的一种典型的视网膜病变

    C. 在错配修复基因中具有遗传突变的妇女患子宫内膜癌的风险更高

    D. 家族性腺瘤性息肉病(FAP)和 *MUTYH* 相关性息肉病(MAP)均以常染色体显性方式遗传

    E. 肿瘤组织 DNA 中存在微卫星不稳定性表明,造成肠道肿瘤的原因是碱基切除修复缺陷(如 *MUTYH* 基因突变)

（许文明　四川大学华西学院）

第十四章　常见成人疾病家族史

关键知识点

- ■ 基本原理
- ■ 糖尿病：普通型和单基因型
- ■ 痴呆症：阿尔茨海默症、亨廷顿病、朊病毒病和其他原因

导言

本章将重点介绍常见的成人疾病，如糖尿病和痴呆症。不仅介绍了最常见的多因素所致疾病，还介绍了一些不太常见的疾病亚型，如遵循孟德尔遗传定律的在青少年中发病的成年型糖尿病。

第一节　基 本 原 理

一般而言，在人群中发病率超过 1/1000 的常见疾病不遵循孟德尔遗传定律。大多数情况下，疾病的发生是由环境、生活方式、饮食及遗传因素等多种因素作用的结果。由于共同的基因、生活方式和/或环境因素的作用，可能会出现明显的家族性病例群，从而寻求遗传咨询。通过大规模的遗传相关性分析数十万个体中的全基因组单核苷酸多态性（SNP）（见第十章），研究者发现了大量外显率低的疾病易感基因变异。从所得的数据中可以清楚地看出，大多数常见的成人疾病（和大多数正常特征）是由一些遗传变异导致的，每种变异都有一个相对较小的诱发效应。因此，除了少数几个特异亚型（在下文和第十章中有举例描述），这些表型性状和疾病的遗传是不符合孟德尔遗传定律的。但从 DNA 水平分析，每一个导致个体存在疾病易感性的遗传变异都是以孟德尔方式传播的（通常是独立的）。

许多成人疾病，类似于先天畸形，可应用不连续多因素特征阈值模型分析。根据该模型，病患的近亲面临的风险最大，且风险随着亲缘关系距离的增加而迅速降低。因此，对于二级亲属来说，风险通常很小，而对于亲缘关系更远的亲属来说，风险会显著降低。由于这些疾病通常不是以显性或隐性方式遗传的，兄弟姐妹患这些疾病的风险通常与其后代的风险相似。发病年龄越小，受累的亲属越多，亲属的风险就越大，这是由于家族中与该疾病的遗传易感性相关的遗传变异增多。这些常见疾病的风险评估是基于已发表的关于某一特定疾病在亲属中的实际发生频率的研究而得出的。这些"经验性"风险评估在遗传咨询中是必不可少

的,因为疾病的易感性是由环境和遗传因子因素共同作用导致的,因此很难计算出这些疾病的发生风险。

对个体所携带的遗传变异的了解在未来可为疾病亚型分类提供新方法,同时可根据受累个体的遗传特征来调整相应的药物治疗。这一领域是制药工业中日益重要的研究领域,称为药物遗传学。对于某些疾病,它有助于筛选出对具有特定基因多态性或它们的特定组合的个体更有效或副作用更小的特定药物。

然而,小部分常见疾病患者发病主要是由单基因发生突变导致的。鉴别这些病例十分重要,这些病例的典型特点是发病年龄更早,并且通常具有类似疾病的家族史。由于涉及特定基因,因此可能存在相关的临床特征,这可以为那些常见疾病的罕见病因诊断提供有价值的线索。例如,引起痴呆症的一个不常见的病因是亨廷顿病(HD)(详见下文)。在 HD 中,异常早发的痴呆症与运动障碍(舞蹈病)有关。类似地,由线粒体突变导致的糖尿病病人,常伴有早发性感觉神经性耳聋。

因此,在评估这类病例的遗传因素时,收集完整的三代家族史,询问受累亲属的发病年龄和死亡年龄(或进展程度)及存在的其他临床问题非常重要。在少数有明确常染色体显性遗传家族史的家族中,可以谨慎地使用孟德尔遗传病风险评估为其亲属提供遗传咨询,而对于主要由单个基因突变所导致的常见病患者,则可进行相应的遗传学检测,而对影响微小的常见基因变异进行遗传学检测在英国是不推荐的,除非是经过特定伦理批准的实验性研究。当病人提出遗传学检测要求时,对于无临床症状但已知有家族性基因突变的个体(如症状前检测)应在全面的遗传咨询后方可进行基因检测,按照标准程序,该遗传咨询应探讨在未来可能难以获得医疗保险或人寿保险的可能性(详见延伸阅读 Harper,2004)。

第二节　糖尿病:普通型和单基因型

2 型糖尿病,又称非胰岛素依赖型糖尿病(NIDDM),在西方国家的发病率为 7%～10%,且正变得越来越普遍。1 型糖尿病,又称胰岛素依赖型糖尿病,好发于 10～13 岁的青年人,是自身免疫反应拮抗胰岛 β 细胞的结果。与 1 型糖尿病不同,2 型糖尿病通常发生于成人,是由于胰岛素分泌不足及胰岛素抵抗共同导致的。两种类型的糖尿病都由多种因素所致,遗传和环境因素可影响疾病发展,尤其肥胖对 2 型糖尿病的影响更大。遗传因素对 2 型糖尿病影响更大,其中同卵双胞胎的一致率接近 100%,而双卵双胞胎和其他一级亲属的一致率为 10%。

与 1 型糖尿病相比,2 型糖尿病患者与人类白细胞抗原(HLA)没有显著相关性。然而,从上述大规模人群的关联研究中已经鉴定到一些相对常见的易感基因变异(图 14.1)(详见延伸阅读 Lindgren,McCarthy,2008;Prokopenko et al.,2008)。与个体变异等位基因相关的估计相对效应(反映在计算的"优势比"中)很小但显著,范围约为 1.4 倍(图 14.1)。例如,所涉及的基因 *FTO*——一种降低胰岛素作用的次要影响因子,其常见变异的主要效应是影响肥胖。其他基因的变异,如 *TCF7L2*、*CDKAL*1 和 *KCNJ*11,也会增加患 2 型糖尿病的风险,但它们是通过减少胰腺分泌胰岛素来发挥作用的。在这些基因中,*TCF7L2* 基因编码一个参与 WNT 信号通路的转录因子,使 2 型糖尿病的发病概率增加 1.37 倍,其中 10% 纯合

型 *TCF7L2* 基因变异的 2 型糖尿病发病风险加倍(详见延伸阅读 Prokopenko et al.，2008)。总之,遗传因素对 2 型糖尿病发病的影响似乎是由多个基因变异共同导致的,其中每个基因变异都会产生一定的影响(图 14.2)。然而,总的来说,迄今为止已鉴定到的影响较小的常见基因变异仅占 2 型糖尿病遗传因素的 10%左右(详见延伸阅读 Bonnefond et al.，2010)。

一、主效基因及相关疾病

除了这些常见的遗传变异,单基因型 2 型糖尿病患者中已鉴定出一些具有重要影响的突变基因(主效基因)。然而,这些突变基因都是个别的,是非常罕见的。这些单基因型糖尿病包括青少年发病的成年型糖尿病(MODY)、线粒体糖尿病和严重的胰岛素抵抗综合征。

(一) 青少年发病的成年型糖尿病

青少年发病的成年型糖尿病(MODY)是一种常染色体显性遗传病,属于 2 型糖尿病的一种,患者往往发病年龄较小,一般在 25 岁之前,并且不伴有肥胖。尽管至少有 5 种不同基因的突变会导致这种疾病,但是 MODY 的患者人数只占糖尿病患者总数的 2%或更少。MODY 最常见的突变基因是肝细胞核因子-1α(*HNF*-1α),约 70%的 MODY 患者该基因发生突变。此外,有一种少见但临床症状与 MODY 极为相似的病症是由 *HNF*-4α 基因突变引起的。相反,*HNF*-1β 基因的突变或大量基因组缺失会导致早发 2 型糖尿病合并肾囊肿、生殖道畸形和早发痛风。葡萄糖激酶基因突变也可导致 MODY,但导致的是不需要胰岛素治疗的轻度 MODY。

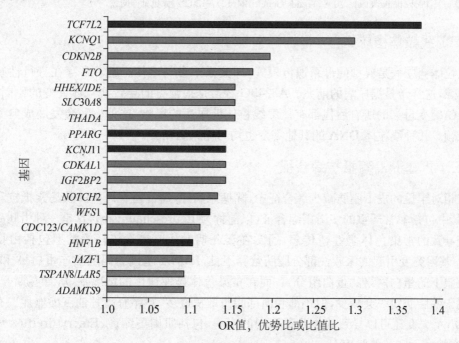

图 14.1　2 型糖尿病相关的易感基因位点

注:*x* 轴代表相对小的(估算)的影响(用 OR 值表示)。用深色表示的基因是从基因组关联分析鉴定获得的,浅色表示的基因是通过分析前期选择的基因。转载经 Elsevier 出版社许可,修订自 Prokopenko et al.，2008. Trends Genet.，24 (12):613-622;详见延伸阅读。

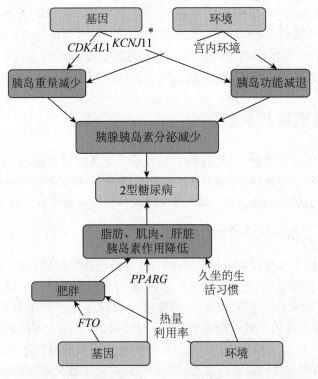

图 14.2 环境及遗传因素在 2 型糖尿病发展中的作用模型

　　* 表示 *KCNJ*11 和 *TCF7L*2 变异剪接体可通过削弱胰岛 β 细胞的功能导致胰岛素分泌减少。转载经 Elsevier 出版社许可,修订自 Prokopenko et al. ,2008. Trends Genet. ,24(12):613-622;详见延伸阅读。

(二) 线粒体糖尿病

　　线粒体糖尿病是典型的母系遗传模式,即父系不参与遗传。患者常存在进行性感觉神经性耳聋,这常常是糖尿病的前兆。A3243G 替换是最常见的导致线粒体突变的原因,携带 *A*3243*G* 突变母亲的所有后代都有罹患线粒体糖尿病的风险,这种疾病会发展成典型的胰岛素依赖。几种线粒体 DNA 的其他突变也均与糖尿病相关。

(三) 严重胰岛素抵抗综合征

　　在相对罕见的皮下脂肪减少综合征中,除糖尿病外,通常还有严重的胰岛素抵抗和高脂血症,其中包括非常严重的多诺霍综合征(以前称为 Lepre-chaunism),这是一种由胰岛素受体突变导致的常染色体隐性遗传病,通常在婴儿期发病。症状较轻的类型包括由特定的 *LMNA* 基因突变引起的家族性部分脂肪营养不良, *LMNA* 基因编码层黏连蛋白 A 和 C(位于内核膜下的蛋白网络的蛋白组分)。而在常染色体显性遗传的情况下,从青春期开始,四肢和躯干的脂肪组织会减少,但颈部和面部脂肪堆积过多,并伴有高甘油三酯血症。有趣的是, *LMNA* 突变还可以导致其他几种不同的疾病,包括肌肉萎缩症(Emery-dreifuss 型)、早衰、轴突神经病和其他肌病。

第三节　痴呆症:阿尔茨海默症、亨廷顿病、朊病毒病和其他原因

虽然有些痴呆症是由血管疾病引起的,但仍有许多是由神经退行性疾病引起的,其特征是神经元内和神经元间不溶性蛋白质聚集。

一、阿尔茨海默症

阿尔茨海默症是最常见的痴呆症(即进行性认知障碍),其发病年龄超过 40 岁。其他常见原因包括血管性痴呆(由于反复梗死)和路易体(Lewy body)痴呆(伴有认知障碍和精神症状)。较不常见的病因包括伴有震颤麻痹的额颞叶痴呆(详见下文)和帕金森病。

阿尔茨海默症是一种老年痴呆症,表现为缓慢的进行性记忆衰退,在神经影像学上表现为大片的大脑皮质萎缩。组织病理学表现为神经元丢失、淀粉样斑块沉积和胞浆内神经元纤维缠结的聚集体形成。淀粉样斑块是淀粉样前体蛋白的 β-淀粉样片段的不溶性聚集物(详见下文),而神经纤维缠结则由不溶性扭曲纤维组成,这些纤维主要由大量异常的 tau 蛋白构成。这种情况在普通人群中很常见,其终生患病风险约为 1/9。由于其发病率高,在一个家庭中出现 1 个以上病例并非偶然(25%)。然而,只有少部分家族性病例有很强的遗传倾向。

(一) 遗传易感性

阿尔茨海默症是一种遗传异质性疾病。1%～3%的病例由常染色体显性遗传的单基因突变引起。这些典型的早发病例(即在 65 岁之前)可能发生在含有主效基因突变的个体中。这样的基因已经鉴定出 3 个,其中包括 *PSEN*1(最常见)和 *PSEN*2,其蛋白产物分别是早老蛋白 1 和早老蛋白 2,都参与 β-淀粉样蛋白前体蛋白(*APP*)的裂解。在家族性早发病例中发现的编码 β-淀粉样蛋白前体蛋白的基因可能是发现具有突变的第 3 个基因(图 14.3)。这 3 个基因中任何一个的突变都会导致产生过量的神经毒性 *APP* 裂解产物(如淀粉样蛋白 β_{42} 肽),进而导致淀粉样蛋白斑沉积在整个大脑中。

相反,大多数病例的发展,特别是常见的迟发性病例,是受易感基因变异的共同影响的。这些基因包括载脂蛋白 E(*APOE*)基因的 ε4 等位基因(可以决定淀粉样蛋白从大脑清除的速率,并且具有 3 个变异体,即 *APOE* ε2、ε3 和 ε4)。ε4 等位基因在阿尔茨海默症患者中比在对照组中更为常见,阿尔茨海默症发病风险程度的增加取决于个体是拥有 0 个、1 个还是 2 个(罕见)ε4 等位基因。相比之下,ε2 等位基因可能具有保护作用。与不同等位基因相关的患病风险(相对风险)增加的幅度是复杂的、有争议的,并且可以根据抽样的人群而变化。目前将 *APOE* 基因分型应用于遗传诊断是不合适的。

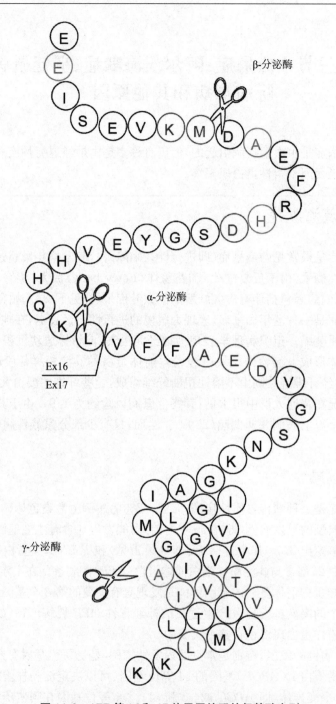

图 14.3 APP 第 16 和 17 外显子编码的氨基酸序列

注:图中浅色氨基酸分别代表那些致病和非致病错义替换。致病突变常见于分泌酶切割位点附近。典型的阿尔茨海默症是由 β-分泌酶和 γ-分泌酶切割位点突变引起的,同时伴有淀粉样蛋白 β_{42} 肽的释放。转载经 Elsevier 出版社许可,修订自 Dermaut et al.,2005.Trends Genet.,21:664-672;详见延伸阅读。

二、其他形式的痴呆

与典型的阿尔茨海默症渐进性失忆相比,阶梯式进展性记忆减退则可能意味着血管性痴呆。此外,具有中风或短暂性脑缺血发作史和家族史,则可能表征着伴皮质下梗死和白质脑病的常染色体显性遗传性脑动脉病(CADASIL),它是由 *NOTCH*3 基因突变引起的。如伴有相关运动障碍则表明可能是 HD(详见下文和第九章)或帕金森病。

(一) 额颞叶痴呆伴帕金森病-17

额颞叶痴呆伴帕金森病-17(FTDP-17)在 40～60 岁出现典型症状,主要影响额叶和颞叶皮质,并在几年后发展为重度痴呆伴缄默症。它是仅次于阿尔茨海默症的第二种常见的早老性痴呆。它是一种常染色体显性遗传病,是由位于 17 号染色体上编码一种微管相关 tau 蛋白的基因突变引起的。tau 蛋白是阿尔茨海默症中神经纤维缠结的主要成分。

(二) 亨廷顿病

亨廷顿病是一种常染色体显性遗传病,发病年龄一般在 30～50 岁,以进行性舞蹈病(不自主运动)、痴呆和精神症状为特征。磁共振成像可显示基底节的改变,如尾状核萎缩。神经病理学改变往往滞后于临床表现,但有其特异性,表现为尾状核和壳核的小神经元和苍白球的大神经元萎缩。

亨廷顿病的预后是进行性残疾,平均死亡时间为发病后 17 年。青少年亨廷顿病(占 4%～5%)的一般发病年龄在 20 岁以下,伴有智力下降、癫痫发作、强直、肌阵挛和肌张力障碍。约 8% 的亨廷顿病患者的发病年龄会超过 60 岁,伴有舞蹈病且进展缓慢。临床上可根据症状、体征、家族史和神经影像学进行诊断,并经分子遗传学检查进行确诊。

该病的遗传机制是常染色体显性遗传,并伴有遗传早现(见第九章)。它是由位于 4 号染色体上的亨廷顿基因(*HTT*)长度不等的突变引起的。在亨廷顿病患者中,CAG 三核苷酸重复序列从正常的 10～35 个(中位数为 18 个)增加到 36～120 个不等(最常见的是 40～55 个)。发病年龄与 CAG 重复序列的拷贝数呈弱负相关,最常见的是青少年 HD,这类患者携带的 CAG 重复拷贝数超过 60 个。类似地,当携带的 CAG 重复拷贝数为 30～39 个时,表现为不完全外显,即位于患病范围的低值端(图 14.4)。在减数分裂过程中,CAG 三核苷酸重复序列簇是不稳定的,在从父系向下传代的过程中其大小有增加的趋势(图 9.1)。如第九章所述,CAG 重复区位于编码序列内,并编码 1 个多聚谷氨酰胺尾。亨廷顿病神经毒性被认为是由多聚谷氨酰胺尾的重复扩展所致的不溶性 HTT 蛋白聚集或异常亨廷顿蛋白。现已知 HTT 突变蛋白的细胞内清除机制是通过自噬进行的。研究发现,一些药物可通过促进自噬来增加 HTT 突变蛋白的清除,这一结果表明,这种疾病在将来有可能会被治愈(详见延伸阅读 García-Arencibia,2010)。

应用 DNA 测序分析重复序列的大小在技术上是相对直接的。这可作为有亨廷顿病家族史但无临床表现的个体的一种症状前检测,或选择性地用于产前诊断。对于症状前检测(预测性)的情况,必须获得受试者的完全知情同意书,一般至少要完成 3 次系列遗传咨询,同时要充分探讨为何要进行这项检查、其可能产生的结果及这些检查结果可能产生的临床意义。

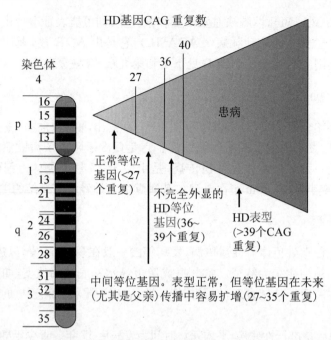

图 14.4　亨廷顿病基因编码区域 CAG 重复序列不同拷贝数的临床影响

（三）朊蛋白病

朊蛋白病也会导致痴呆症。朊蛋白病可能是散发性的，也可由感染引起（如通过供体植入）或以常染色体显性遗传的方式遗传。克雅氏病（CJD）、格斯特曼综合征（GSS）及致死性家族性失眠症（FFI）是由位于 20 号染色体上的朊蛋白基因（*PRNP*）的不同特异性突变引起的临床重叠性常染色体显性遗传病。临床上通常表现为认知困难、共济失调和四肢突然抽搐（肌阵挛）。一般在发病后 5～7 年死亡。其致病机制特别罕见，由斯坦利·普鲁辛纳发现，他也因此于 1997 年获得了诺贝尔生理学或医学奖。*PRNP* 基因的突变导致了编码的朊蛋白采用了另一种折叠模式（构象），称为 PrP^{Sc} 或 PrP-res。这种构象改变的蛋白质不仅对细胞有毒，而且可通过结合非致病的正常 PrP^{C}（或 PrP-sen）分子而作为分子构象的模板，使后者变成致病性构象。如前所述，朊蛋白病也可由感染异常折叠的朊蛋白引起。事实上，这些朊蛋白（因此是传染性蛋白质）是唯一已知的不含 DNA 或 RNA 的传染性病原体。这种有趣的致病机制在 Prusiner 和 Moore 等人的综述中进行了详细叙述（详见延伸阅读）。

1986～2000 年，在英国流行的牛海绵状脑病（BSE）是由异常的朊蛋白（很可能由牛的 *Prnp* 基因突变所致）污染了用牛尸体提取物制成的牛饲料而致病并传播。超过 180000 头牛被感染并被宰杀，BSE 导致了变异型克雅氏病，其中至少 170 名患者具有异常朊蛋白遗传易感性。这些感染的输血者将该病传播给受血者，CJD 的长潜伏期会导致将来发病病例的不确定性（库鲁的一个病例显示其潜伏期长达 50 年）。目前朊蛋白病的易感性和抗性基因已经被鉴定出来。

章末小结

■ 常见的成人疾病通常是由环境、生活方式、饮食和遗传因子等多种因素引起的。遗传因素由一些遗传变异导致,每种变异都有一个相对较小的诱发效应。

■ 显性和隐性遗传机制只适用于少数此类疾病。因此,亲属的疾病发病风险通常基于观测模型的(即经验)数据,而子代的发病风险通常与兄弟姐妹间的发病风险相似。

■ 记载完整的三代家族史,记录发病年龄和相关的临床表现,有助于确定少数由单一基因突变而引起的强遗传易感性病例。

■ 2 型糖尿病和阿尔茨海默症是两种常见的成人发病案例,通常由多种因素所致,是非遗传因素和多种遗传因素共同作用的结果,每种因素都具有微弱的影响。

■ 具有明确遗传因素的 2 型糖尿病非常罕见。这些单基因型糖尿病包括 MODY(常染色体显性遗传)、线粒体糖尿病和严重的胰岛素抵抗综合征(常染色体显性或隐性遗传)。

■ 同样,对于痴呆症,最常见的是阿尔茨海默症,通常发病较晚,具有遗传易感性,其病因是多基因变异的叠加效应(如 *APOE* ε4 等位基因)的结果。只有少数痴呆病例是由单一基因突变导致的。这些基因突变类型包括常染色体显性遗传性阿尔茨海默症(由 *PSEN*1、*PSEN*2 或 *APP* 基因突变导致)、CADASIL、FTDP-17、常染色体显性朊蛋白病和 HD。

■ 亨廷顿病是一种常染色体显性遗传的神经退行性疾病。遗传预测显示它是由于 *HTT* 基因蛋白编码区 CAG 重复序列长度的不稳定性突变引起的,在父系遗传中有特殊的重复序列扩展的趋势。症状前检测是可能的,但前提是根据已有的方法进行详细的遗传咨询。

■ 虽然在科学研究中微小效应遗传变异的检测是可以开展的,但在英国,目前普遍认为该检测用于遗传诊断是不合适的。然而,了解患者所携带的基因变异信息在将来可能会为患者选择个性化的治疗药物提供捷径。药物遗传学这一令人振奋的领域正在迅速兴起。

延伸阅读

Bertram L,Tanzi R E,2009. Genome-wide Association Studies in Alzheimer's Disease[J]. Hum. Mol. Genet. ,18(2):137-145.

Bonnefond A,Froguel P,Vaxillaire M,2010. The Emerging Genetics of Type 2 Diabetes [J]. Trends Mol. Med. ,16:407-416.

Capell B C,Collins F S,2006. Human Laminopathies:Nuclei Gone Genetically Awry[J]. Nat. Rev. Genet. ,7:940-952.

Dermaut B,Kumar-Singh S,Rademakers R,et al. ,2005. Tau Is Central in the Genetic Alzheimer-frontotemporal Dementia Spectrum[J]. Trends Genet. ,21:664-72.

García-Arencibia M,Hochfeld W E,Toh P P,et al. ,2010. Autophagy, A Guardian

Against Neurodegeneration[J]. Semin. Cell Dev. Biol. ,21:691-698.

Harper P S,2010. Practical Genetic Counselling[M]. 7th ed. London:Hodder Arnold.

Lindgren C M,McCarthy M I,2008. Mechanisms of Disease:Genetic Insights into the Etiology of Type 2 Diabetes and Obesity[J]. Nat. Clin. Pract. Endocrinol. Metab. ,4: 156-163.

Moore R A,Taubner L M,Priola S A,2009. Prion Protein Misfolding and Disease[J]. Curr. Opin. Struct. Biol. ,19:14-22.

Prokopenko I,McCarthy M I,Lindgren C M,2008. Type 2 Diabetes:New Genes,New Understanding[J]. Trends Genet. ,24:613-621.

Prusiner S B,2001. Shattuck Lecture-neurodegenerative Diseases and Prions[J]. N. Engl. J. Med. ,344:151626.

Wellcome Trust Case Control Consortium,2007. Genome-wide Association Study of 14000 Cases of Seven Common Diseases and 3000 Shared Controls[J]. Nature,447:661-678.

自测题

1. 如图 14.5 所示的家系,其表观遗传模式是什么?(   )

A. 常染色体隐性遗传

B. 常染色体显性遗传

C. 多因子遗传

D. X 连锁显性遗传

E. 线粒体遗传

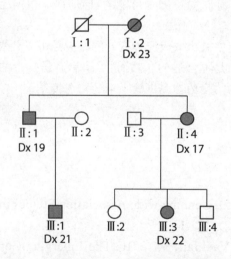

图 14.5 此家系有几个成员从所示的诊断 年龄(Dx)起就被发现患有 2 型糖尿病

注:格雷姆(个体Ⅲ:1)在过去的 4 个月里一直都感到异常疲惫,并最终接受了糖尿病检查。不幸的是,格雷姆在 21 岁时也被证实患有糖尿病,这家人被转诊到遗传部门以寻求进一步的建议。见自测题中的问题 1~3。

2．如图 14.5 所示的家系，其最可能的诊断是什么？（　　）

A．1 型糖尿病

B．2 型糖尿病多诺霍综合征

C．多诺霍综合征

D．青少年发病的成年型糖尿病（MODY）

E．伴皮质下梗死和白质脑病的常染色体显性遗传性脑动脉病（CADASIL）

3．（多选）如图 14.5 所示的家系，以下哪一项表述是正确的？（　　）

A．HNF-1α 或 HNF-4α 突变可能是该家族患病的潜在原因

B．Ⅲ：1 和Ⅲ：3 将来所有后代的患病风险为 25%

C．如果所示的患病个体也存在耳聋且事实上没有发现Ⅲ：1 患病，那么线粒体 DNA 突变可能是该病的另一个潜在原因

D．如果条件和选项 C 一样，且线粒体 DNA 突变确实是病因，那么Ⅱ：1 将来所有后代的患病风险都会很高

E．如果线粒体突变是潜在病因，那么Ⅲ：3 将来后代的患病风险会很高

4．对于图 14.6 给出的设想，以下哪一项表述是正确的？（　　）

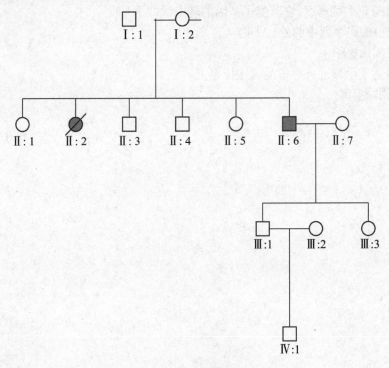

图 14.6　Billy 的家系

注：Billy（比利）为 28 岁，他是该家族中的病例Ⅳ：1，他向家庭医生提到他担心自己可能会在早年发展为痴呆症。Billy 最近在一家养老院见到了他的祖父（Ⅱ：6），他惊恐地发现祖父已经忘记了他的名字，事实上，就像祖父已故的姐姐（Ⅱ：2）一样，他的祖父也患上了阿尔茨海默症。他们分别在 78 岁和 74 岁时被诊断出患有这种疾病。Billy 非常担心这对他自己可能产生的影响，于是家庭医生决定推荐他向遗传学家寻求意见。见自测题中的问题 4。

A．在该家族中，这种疾病很可能是通过常染色体显性遗传机制遗传的

B. 由于遗传原因,Billy 很有可能在 65 岁之前患上阿尔茨海默症

C. Billy 在网上读到了关于 *APOE* 基因检测的文章,为此他愿意在遗传学门诊采集血样。这样比较合适

D. 在对该家族 *APOE* ε4 等位基因进行测序后,计算迟发性痴呆患者亲属的精确患病风险是明确的

E. 在阿尔茨海默症中,神经纤维缠结沉积在细胞内

5. (多选)下列哪项表述是正确的?(　　)

A. 个体效应小的遗传易感性变异只对少数的常见成人疾病诊断有帮助

B. 在大多数成人常见病中,兄弟姐妹的患病风险要显著高于后代

C. FTDP-17 及亨廷顿病均为常染色体显性遗传病

D. 在患有亨廷顿病的家庭中,与受母亲患病影响相比,儿童期发病病例更易受父亲患病影响

E. 在患有亨廷顿病的家庭中,进行症状前诊断是可能的

6. 在亨廷顿病中,遗传预测是由三核苷酸重复序列的不稳定性突变所导致的,该序列位于基因的哪个区域?(　　)

A. 基因的 5′ 非翻译区,它改变了基因的转录活性水平

B. 在蛋白编码序列中的外显子内

C. 在深部内含子中

D. 在内含子中靠近外显子的剪接位点上

E. 在 3′ 非翻译区

（郑英　扬州大学医学院）

第十五章　明显家族史——典型的孟德尔遗传病

关键知识点

- 囊性纤维化
- 杜氏和贝氏肌营养不良症
- 1 型神经纤维瘤病

导言

众所周知,许多单基因遗传病都遵循孟德尔遗传规律。在本章中,讲述了 3 个已知典型的孟德尔遗传病的机制,阐明如何识别存在疾病风险的个体,以及典型遗传病病例中个体风险的估算。其他大部分常见病例的临床和分子相关信息可以从在线数据库如 GeneReviews 和在线人类孟德尔遗传(OMIM)中获取(详见延伸阅读和第十九章)。

第一节　囊性纤维化

囊性纤维化(Cystic Fibrosis,CF)是一种常染色体隐性遗传病,在英国每 2500 个新生儿中有 1 人患病,20~25 人中会有 1 人为致病基因携带者。在白种人中,尽管这是最常见的导致人寿命缩短的常染色体隐性遗传病,但幸运的是,现在能活过 30 岁的幸存者越来越多。在非洲裔美国人和亚洲人中,携带者概率较小(分别为 1/65 和 1/90)。该疾病的主要临床症状表现为反复的肺部感染,伴随支气管扩张和阻塞性肺疾病,胰腺外分泌不足(发病率为 85%~90%)和因先天双侧输精管缺失导致的男性不育(CBAVD)(97%)。可以利用升高的血清免疫反应性胰蛋白酶水平对新生儿进行筛查,疑似个体可以通过 DNA 突变检测或汗水样本(至少 75 mg)中的氯浓度升高(60~70 mmol)两种方法进行确诊。根据基因型(详见下文),可以观察到较温和的表型:非典型 CF(可能没有胰腺功能不全和/或男性不育)或只是 CBAVD(占男性不育的 6%)。

CF 潜在的细胞异常是一个有缺陷的氯离子通道,可导致呼吸道和胰腺外泌体分泌物厚度增加等。

一、基因及其突变

该基因位于 7q31.2,编码囊性纤维化跨膜传导调节因子(CFTR),目前已报道超过 1000 种不同的突变。最常见的是 ΔF508,在北欧人群中存在大约 70% 的 CF 等位基因突变,但在非洲裔美国人群中占 35%~40%,而在德系犹太裔中只占 30%~35%。ΔF508 突变包括 3 bp 的框内缺失,对应 1 个完整的密码子。尽管全长共 1480 个氨基酸的 CFTR 蛋白中只有第 508 位的 1 个苯丙氨酸丢失,但它阻止了 CFTR 蛋白的正确折叠和插入质膜。相反,它被细胞中蛋白质降解通路破坏。这涉及在蛋白分子上添加泛素分子标签,以及随后在蛋白酶体中的蛋白质分解。

其他 CFTR 突变(大多是错义、移码、无义或剪切突变)在英国较为罕见,在 CF 等位基因中不超过 3%,但有些族群如德系犹太裔,W1282X 变异则较为常见(约占 45% 的等位基因突变)。已知不同的突变能够影响 CFTR 蛋白功能的 5 种方式分别为:蛋白质合成缺陷(如 W1282X)、蛋白质加工(如 ΔF508)、蛋白质调控和两个机制相似的 CFTR 功能,后两个与较温和的表型相关,如非典型性 CF 或 CBAVD。

二、遗传咨询

与其他常染色体隐性遗传病相似,患病孩子的父母被认为是突变携带者(如杂合子),他们携带 1 个突变的等位基因与 1 个正常的基因拷贝。他们后代的发病风险为 1/4,即 25%(图 8.8)。患病个体的健康成年兄弟姐妹携带 1 个正常(N/N)或杂合突变(N/M 或 M/N)基因型,但不是纯合突变体(M/M)基因型,成为携带者的概率为 2/3。其子代遗传的风险在后面会详细说明。

三、突变检测

在北欧,最常见的 CFTR 突变实验室检测方法能够检测出约 90% 的突变。在一个患病个体中鉴定两个致病突变可以在后续通过级联筛选的方法寻找和确诊家族中的其他携带者。然而,对儿童携带者的筛查应慎重,必须等他们成长到能够交流并理解该测试的意义方可进行。在产前诊断中可以根据需要对已知的突变进行采样检测(如怀孕 10 周或 11 周的绒毛膜)或胚胎植入前遗传学诊断(PGD)(见第十二章)。如果在先证者中无法确认致病基因突变,但父系关系明确,且 CF 已经确诊时,可以通过连锁分析进行产前诊断。

图 15.1 是一个典型的家系,一个突变受累患者的姐姐(Ⅲ:2)寻求遗传咨询,她和她的伴侣没有血缘关系,且她的伴侣没有该疾病的家族遗传史,假设普通人群 CF 携带者的概率为 1/20,那么她子代患病的概率为:她是携带者的概率 2/3×她的伴侣是携带者的概率 1/20×两个携带者的子代患病概率 1/4。因此,她的子代患病的概率为 2/3×1/20×1/4=2/240 或 1/120。如果她的弟弟在标准筛查中检测到 2 个突变,那么她也应该接受标准筛查。假如她在测试中没有检测到突变,那么她就不会遗传到影响她弟弟的两个 CFTR 突变中的任何一个。此时,她成为携带者的概率会比普通人群低得多(如果她也做过其他突变项目的筛查检查)。如果她是携带者,那么她的伴侣也需要将他的血液样本送到分子遗传学实验室进行

CFTR 突变筛查诊断。如果他检测出是携带者,那么这对夫妇子代出现患病的概率为:她为携带者的风险×她的伴侣为携带者的风险×1/4,即 1×1×1/4＝1/4,产前诊断(甚至 PGD)都可以考虑。但也有可能,伴侣的血清检测中未发现突变,那么假设突变检出率为 90%,根据贝叶斯定理(Bayes Theorem),他成为携带者的概率将大幅下降至1/191(见表 15.1 和附录一)。那么这对夫妇子代受累的概率为 1/191×1×1/4＝1/764,这样概率就相对非常低了。图 15.2 显示了常染色体隐性遗传病受累患者的亲属成为携带者的一般概率。

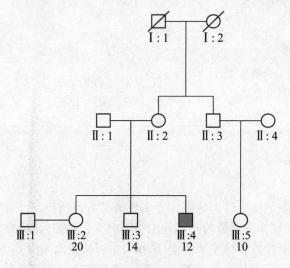

图 15.1 20 岁的琳达

注:琳达(Ⅲ:2)是一个患有囊性纤维化男孩的姐姐,她看上去很健康。她希望有一个孩子,并就未来孩子面临的风险寻求建议。她的伴侣(Ⅲ:1)是健康的,与她没有血缘关系,没有遗传病史。有关患病风险的讨论请参阅本章相关内容和自测题 1~3。

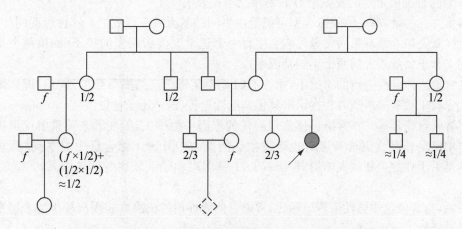

图 15.2 某家系的常染色体隐性性状与不同个体的携带风险

注:f 为普通人群携带频率。

表 15.1　使用贝叶斯定理计算先验携带概率为 1/20 的某个体
（其在突变检出率为 90% 的 CF 突变筛选实验中呈阴性）的 CF 携带风险

	携带者	非携带者
先验风险	1/20	19/20
条件信息［负效应突变筛查，即携带者出现负效应突变筛查的概率（1/10）或非携带者(1)］	1/10	1
联合概率（前两项的乘积）	1/200	19/20 = 190/200
最终携带风险（携带者联合概率除以携带者和非携带者联合概率之和）	$(1/200)/[(1/200)+(190/200)]$ $= (1/200)/(191/200) = 1/191$	

四、其他要点

还有很多其他常染色体隐性遗传病。大多数情况下，它们含有广泛的基因突变，但在某些特定人群中，会有一些相对频繁的特定等位基因突变。例如，比较常见的先天性肾上腺增生症，在一组约包含 10 个特定突变测试盒（Panel）中可检测出至少 80% 的等位基因突变，在血色病中，仅有两个 HFE 基因突变（导致 C282Y 和 H63D 两个氨基酸替换），占了几乎检测的全部突变等位基因（见第十七章）。CF 是非典型的单显性突变（如北欧的 ΔF508 CFTR 突变），占了非常高的突变等位基因比例。

CF 也是一种非典型的、携带者概率较高的遗传病，尽管并不是最高的［如吉尔伯特（Gilbert）综合征携带者的发生率为 1/2，下文有提及］。

需要注意的是，单一的临床表型可能是由不同的基因突变导致的。这种情况叫作"基因座异质性"（见第八章），患病父母可能会生育一个正常无疾病表型的孩子（如果两个基因突变分别来源于父母双方的两个不同基因上）。

在常染色体隐性遗传的情况下，患儿有时是由父母近亲结婚导致的，同理，近亲结婚所生子代患有未诊断的疾病时常提示常染色体隐性遗传（虽然还未被证实）。

尽管垂直遗传模式在常染色体隐性遗传的家庭中很少见，但在近亲关系中比例很高或者人群中出现较高比例携带者时也会发生。例如，在 Gilbert 综合征中观察到"假显性遗传"，这是由于在北美和欧洲国家其 UGT1A1 基因启动子区域突变的频率高达 50%（见第九章）。

最后，与常染色体显性遗传病相比，常染色体隐性遗传病通常表现出较少的表型变异和一致的外显性。

第二节　杜氏和贝氏肌营养不良症

杜氏肌营养不良症（DMD）是 X 连锁隐性遗传病，是儿童时期最为严重的肌肉萎缩，也是最常见的类型，每出生 3000～3500 个男婴里就有一个患有此病。

男性患儿通常 5 岁以下就开始出现症状，伴有行走缓慢和渐进性近端肌无力。由于肌肉无力和收缩，在他们 7～13 岁时（平均年龄为 9 岁）就逐渐无法行走。常出现由于脂肪浸润引起的小腿肌肉过度肥大（或假性肥厚），血清中肌酸激酶水平也会显著升高。此外，在 20 岁左右，还会出现呼吸衰竭的情况，夜间需要辅助呼吸，伴随着心律不齐，还会出现心肌症。其他问题包括 90% 以上的 DMD 男孩患有脊柱侧弯（需要通过手术矫正）、非进行性认知障碍，但是通过适当的专业护理，包括夜间辅助呼吸，现在平均死亡年龄约为 25 岁。

此病会出现典型的肌电图异常，肌肉活检呈现明显的肌营养不良蛋白（Dystrophin）缺失组织学特征。这是由于肌肉纤维膜（肌纤维膜）缺少大型棒状蛋白造成的。它们在连接肌肉纤维内部细胞骨架（由 F-actin 组成）和细胞外基质蛋白［通过结合肌营养不良蛋白聚糖（Dystroglycan）］中起着至关重要的作用。

一、基因及其突变

DMD 基因编码是由 3685 个氨基酸组成的肌养蛋白，定位于 Xp21.2，是一个包含 79 个外显子的巨大基因，分布在 2.2 Mb 基因组 DNA 上（图 15.3）。实际上，由于序列庞大，需要花费超过 16 h 进行基因转录和加工。最常见的 *DMD* 突变，是大片段的基因内部缺失（通常影响外显子 3～8 或外显子 44～60）导致的蛋白质翻译移码突变，见于 60%～65% 的病例。外显子重复约占另外的 5%。其余则大部分为蛋白质移码截短突变或无义突变。通常那些严重截短的突变蛋白会被降解。10%～20% 的女性 *DMD* 突变携带者表现为轻到中度肌无力（平均发病年龄在 33 岁），这是由非随机性 X 染色体失活导致的（见第六章）。

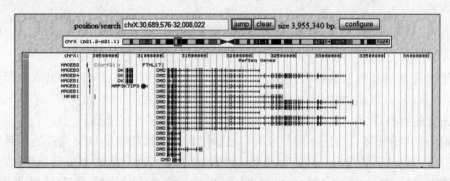

图 15.3　DMD 基因

注：*DMD* 基因是迄今为止自然界中发现的最长的基因，它覆盖了 X 染色体短臂上大约 2.2 Mb 的基因组 DNA。在加利福尼亚大学圣克鲁兹分校（UCSC）的基因组浏览器窗口中（详见第十九章延伸阅读），可以看到 *DMD* 基因的复杂性。它包含至少 8 个独立的组织特异性启动子和 2 个多聚腺苷酸化位点。此外，其 RNA 也有不同的剪接体，该基因因此产生了大量的蛋白质亚型。在连续的基因缺失中，邻近的甘油激酶（*GK*）基因有时会与 *DMD* 一起丢失。有趣的是，虽然 *DMD* 是迄今为止在基因组水平上发现的最大的基因，但其编码的肌营养不良蛋白（由 3685 个氨基酸组成）并不是最大的蛋白，最大的蛋白实际上是另一种肌细胞蛋白 Titin（由 34350 个氨基酸组成）。Titin 是由一个更加密集的基因编码的（在基因组水平上为 281 kb）。

由于移码突变在导致 DMD 的基因变异中所占比例较高，当前出现了一个令人兴奋的研究领域——反义寡核苷酸的研发，将可能会注射用于发生移码突变的 DMD 患者。这种寡核苷酸可以导致外显子跳跃，导致阅读框复位并生成有功能的肌养蛋白（缩短的形式）。

因此从理论上看,该疾病可以从致命的杜氏肌营养不良症转变为症状较轻的贝氏肌营养不良症,详细内容后文会提及(详见延伸阅读 Aartsma-Rus et al.,2009)。治疗所需的反义寡核苷酸将靶向作用于患者的特定外显子,但其在人体反复注射的长期疗效和脱靶效应(由于寡核苷酸非特异性结合其他基因)尚不清楚。

二、遗传咨询

如果女性有确诊为 DMD 的兄弟和儿子,那么几乎可以确定她是 DMD 的携带者(图 15.4),携带者可以通过生化分析和 DNA 分析相结合的方式进行确诊。同时,也可通过血清肌酸激酶升高实验(采用 3 次实验数据的中位数)结合血缘风险评估及 DNA 分析进行诊断(贝叶斯定理,见附录一)。虽然生化肌酸激酶实验可用于检测携带者,但结果却与携带者状态不完全相符,如偏向性的 X 染色体失活。结合生化分析数据和其他数据,对于非特有携带者女性患者进行遗传咨询是有意义的。在缺乏家族史信息的情况下,有 2/3 确诊男孩的母亲是携带者,她们再次怀孕以及家族中其他女性怀孕都有很高的生出患儿的风险。

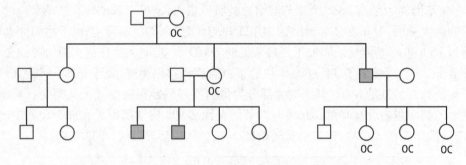

图 15.4　某家系的 X 连锁隐性性状与专属携带者(OC)

注:与 DMD 不同,该性状不影响生殖。

由于这是 X 连锁隐性遗传模式,每次携带者(孕妇)会有 1/4(25%)的概率生出一个确诊男童(图 8.11)。因此,她生的一个女孩也有 25% 的概率携带该基因突变,有 25% 的概率生一个正常的男孩,以及 25% 的概率生一个正常 DMD 基因型的女孩。

产前 DNA 分析可以应用于那些家族中已经出现了确诊的致病性突变或通过连锁标记确定了突变等位基因的患者。在进行产前诊断时,通常先对胎儿的性别进行鉴定,在确定胎儿是男性时进行 DNA 基因分析,也可以进行胚胎植入前遗传学诊断(PGD),如果无法确定家系中致病性 DMD 突变,则移植女性胚胎。

需要注意的是,在缺乏 DMD 家族史的家系中,确诊男孩母亲的血清检测不一定能诊断出是携带者。然而,这一个重要的可能性仍然存在,就是她的部分卵子中存在致病突变,且这种突变在她的发育早期就已经出现。这种情况叫作"性腺嵌合体"(见第九章),这同样适用于常染色体显性遗传病(见下文 1 型神经性纤维瘤病)。

三、贝氏肌营养不良症

贝氏肌营养不良症(BMD)与 DMD 相似,但病情较轻,发生率为每 20000 个出生男孩中有 1 例,与 DMD 的致病基因相同。BMD 患者进行性肌无力的发病时间较晚,平均年龄在

11 岁左右。确诊的男性可能在 60 岁之前都可以行走,且学习障碍也不像 DMD 那么普遍和严重,寿命也相对正常。同样,小腿假性肥大和血清中明显升高的肌酸激酶也是 BMD 的典型症状,伴有肌电图和肌肉活检异常。与 DMD 肌肉中缺乏肌营养不良蛋白不同,在免疫组化上,BMD 表现为蛋白表达相对正常,或表达水平下降呈斑点状不完整分布。这是由于发生的是框内突变而不是移码突变,结果会产生比正常更短、功能较弱的肌养蛋白。

四、其他要点

DMD 的遗传方式是典型的 X 连锁隐性遗传,女性携带者没有或出现轻度(可变)症状(由于 X 染色体失活),男性中会出现较严重的症状,但并不会在家族男性成员中垂直传递。在分子遗传水平上,这是一种非典型的情况,可能是由于其基因异常巨大,导致潜在的基因内缺失频率较高。

并不是所有与 X 连锁相关的疾病都是隐性遗传的,如第八章所述,有一小部分也是显性遗传,如第九章所提及的,其中一些会使男性胎儿宫内致死。X 染色体连锁相关疾病甚至类似于常染色体显性遗传的方式。有一种症状被普遍公认为“假性常染色体”遗传,即莱里-威尔(Leri-Weill)软骨发育不良。其 *SHOX* 基因位于 X 染色体短臂上的一小部分,被称为配对或假常染色体区,在该处,会与 Y 染色体上的同源区发生重组(见第六章)。

DMD 相关突变通常是稳定的,在家系中一直维持一种稳定不变的传递方式。相比之下,另一种 X 连锁隐性遗传脆性 X 综合征的突变则是不稳定的,在遗传中突变有逐渐扩增的趋势(见第九章和第十六章)。

第三节　1 型神经纤维瘤病

1 型神经纤维瘤病(NF1),早期被称作芮克林病(Von Recklinghausen),是一种常染色体显性遗传病。此病在英国的发病率约为 1/3500。它的症状通常是身体出现很多咖啡色斑块,主要在躯干上(图 15.5),皮肤神经纤维瘤(图 15.6)从青春期开始。此外,还会出现身材矮小和畸形巨头的症状。

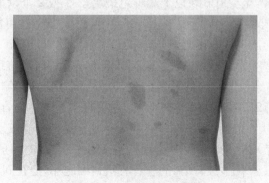

图 15.5　NF1 患者皮肤图

注:18 岁的斯图尔特(Stewart)去看皮肤科医生,他的皮肤上有咖啡色斑块。他的腹部和四肢有 8 块色斑(直径为 2～5 cm),皮肤下方有 3 块小软块(直径为 1 cm)。此外,他看上去很健康。他的母亲在读书时,进行计算、阅读和写作都有

很大的困难,并有几块与他类似的皮肤色斑,尽管她没意识到它们的重要性。除此之外,无其他显著的家族史。斯图尔特的皮肤科医生怀疑他可能患有 NF1,并建议他到遗传门诊寻求进一步的建议。参见自测题中的问题 7。此图由英国 Ferguson-Smith 临床遗传学中心的玛戈·怀特福德(Margo Whiteford)博士提供。

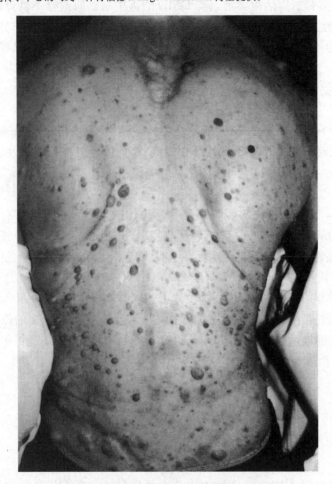

图 15.6　NF1 患者皮肤上的神经纤维瘤

注:在图片的顶部可以看到先前脊髓减压手术留下的疤痕。

　　被诊断为 NF1 的患者,必须严格符合两个或两个以上诊断标准(表 15.2)。包括一级亲属中有确诊的 NF1 患者,至少有 6 块以上咖啡色斑块,2 个或 2 个以上皮肤神经纤维瘤(或 1 个丛状神经纤维瘤),2 个或 2 个以上虹膜 Lisch 结节(图 15.7),这可能要到成年以后才会出现。约有 30% 的患者会出现认知困难,但 3% 的患者症状比较严重。

　　此外,除了上述这些症状,NF1 患者还会有升高的丛状神经纤维瘤、嗜铬细胞瘤、视神经胶质瘤以及其他中枢神经系统肿瘤的发病风险,以及高血压、脊柱侧弯、脊椎或神经根压迫恶性病变的风险(如图 15.6 所示为手术疤痕)。建议每年进行体检,以此发现潜在的并发症(65% 的患者无此类症状),包括视力(在发病前 6 年最常见视神经胶质瘤)、脊柱(只有 5% 的脊柱侧弯需要手术治疗)、腿(胫骨病理性骨折占 1%～2%)和血压(高血压占 2%)检查。NF1 在视神经胶质瘤患者中占 1/3,5% 的患者有嗜铬细胞瘤,但在 NF1 患者中,视神经胶质瘤和嗜铬细胞瘤的发生率分别只有 5%(大多无症状)和 1%～2%(详见延伸阅读 Huson et al.,1989;Ferner et al.,2007)。

表 15.2　基于 1988 年 NIH 共识发展会议的 NF1 诊断标准
（更多信息参见 GeneReviews 网站关于 NF1 的综述）

诊断需符合以下两个或两个以上的标准
一级亲属中有确诊 NF1 患者
至少有 6 块以上咖啡色斑块（青春期后咖啡色斑块大小至少为 15 mm；青春期前至少为 5 mm）
至少 2 个皮肤神经纤维瘤或 1 个丛状神经纤维瘤
腋窝、腹股沟或颈部有雀斑
2 个或 2 个以上虹膜 Lisch 结节（裂隙灯检查可见）
相关骨发育不良（蝶骨发育不良或长骨皮质发育不良或变薄）
视神经胶质瘤

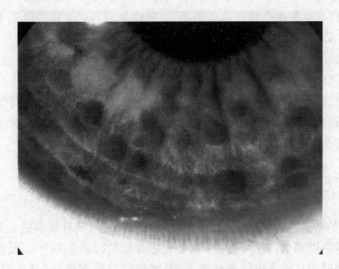

图 15.7　NF1 患者虹膜上可见 Lisch 结节

注：图片来自 http://www.nature.com/eye/journal/v19/n3/fig_tab/6701478f1.html。转载经自然出版集团许可，Cackett P，Vallance J，Bennett H. 1 型神经纤维瘤病伴霍纳氏综合征［J］．Nature，2005（19）：351-353。

一、基因及其突变

　　*NF*1 基因很大，位于染色体 17q11.2 上，包含 60 个外显子，超过 350 kb，编码包含 2818 个氨基酸的巨大蛋白。大约一半确诊患者具有 1 个新生的 *NF*1 突变。据估计，这种新生突变的发生率为万分之一，事实上，它是新发突变发生率最高的疾病之一。大部分突变都来源于父亲，但父亲年龄的影响并不显著。鉴于该基因比较大且外显子数目多，以及一些 *NF*1 假基因和广泛遗传变异的存在，目前对该基因的全长突变分析较为困难（在英国并不常规进行）。许多突变已被解析，其中约 80% 的突变会导致编码截短的蛋白质产物。目前除明确的 *NF*1 基因缺失（1.2~1.4 Mb）与外观畸形、神经纤维瘤数量增加和发育延缓（除典型的 *NF*1 症状外）相关外，没有其他明确的基因型-表型关联。另外，有相对少数 *NF*1 基因大片段缺失的患者（包括整个 *NF*1 基因），更易患恶性外周神经鞘肿瘤（MPNSTs）。

　　根据肿瘤抑制基因功能的二次打击模型（见第十三章），在良性神经纤维瘤和 NF1 相关的 MPNSTs、嗜铬细胞瘤和星形细胞瘤中，*NF*1 基因的正常拷贝常会发生杂合性缺失或点突变。*NF*1 基因编码的神经纤维蛋白，通常位于细胞的细胞质中，与 GTPase 激活蛋白的催化区域有很强的相似性。神经纤维蛋白通过刺激信号转导 ras 蛋白的 GTPase 活性，阻止细胞信号通路中 ras 蛋白的过度活性，从而促进细胞增殖。因此，神经纤维蛋白的丢失导致 GTP 结合（即活性）形式的 ras 蛋白功能（激活）异常持续存在。

临床上，如果患者症状较轻，或出现区域节段性症状，即所谓的嵌合体（由合子后突变引起），此时患者确诊需要对其父母进行仔细的临床评估（包括眼科检查）。

二、遗传咨询

每一个确诊的 NF1 患者会有 50% 的概率遗传给子代，外显率几乎是 100%，但是在临床症状程度上变化很大。没有临床症状的父母在生下确诊的孩子后，这种情况在下一次怀孕中由于性腺嵌合而有小概率的机会再生出患儿（见第九章），尽管这种风险小于 1%。但如果父母存在截短的 *NF*1，那么就存在难以量化的中等风险。

在已经发现致病突变的家系中，通过 DNA 分析进行产前诊断在理论上是可行的。但实际上，在英国，这种疾病的产前诊断通常不被要求。

如果家系中已有明确的致病突变，可以通过遗传分析去确诊受累的个体并进行预测。然而在英国，儿童的确诊通常是通过细致的临床检查来鉴定的，且在儿童时期，就会对有遗传 NF1 风险的孩子进行密切监测。

三、其他要点

NF1 是典型的常染色体显性遗传病，在家族间和家族内具有较高的表型表达变化（变量表达）。在第九章中提到，可能导致这一表型表达变化的因素包括环境因素和修饰基因（许多仍待确定）。类似于其他染色体显性遗传病，如软骨发育不全［但与其他疾病（如卟啉病）不同］，NF1 有很高的外显率。

如上所述，大部分 NF1 病例是由相关基因的新生突变造成的。一些常染色体显性遗传病，如阿佩尔综合征（Apert Syndrome）或德朗热综合征（Cornelia de Lange Syndrome），几乎所有病例都是由新突变引起的。而其他疾病，如亨廷顿病，发生新突变的比例就非常低。

编码 NF1 的基因是与众不同的，因为它是 90 个公认的肿瘤抑制基因之一（有关这些基因突变的详细内容见第十三章），这些基因发生突变主要会导致编码蛋白功能丧失。此外，确诊个体的肿瘤细胞中基因的两个 DNA 拷贝都有异常，而不仅仅局限于带有可遗传性突变的那个。

只有少数常染色体显性遗传病的遗传模式表现出非常规特征。这些特征包括印记，如普拉德-威利综合征、天使综合征和贝克威思-威德曼综合征（见第六章和第九章），和最近发现的由 *SDHD* 突变引起的遗传性嗜铬细胞瘤。此外由于不稳定长度突变导致的遗传早现是一些遗传病的特征，如强直性肌营养不良、亨廷顿病以及几种脊髓小脑性共济失调（见第九章）。

如前所述，在第九章中，一个孩子被确诊患有常染色体显性遗传病，而他的父母却没有该遗传病的症状，只有一种很小的可能是其父母之一的部分生殖细胞发生突变。这种情况称为"性腺嵌合",确诊的儿童未来的弟弟和妹妹复发的风险很小,尽管这种风险很小,但在对这些家庭进行遗传咨询时,仍需告知这也是一个重要的潜在风险。在无症状的父母生育出两个有同样遗传病的孩子的家庭中,除了考虑常染色体(或 X 连锁)隐性遗传外,还要特别考虑"性腺嵌合",尤其是在此病为常染色体显性遗传时。

章末小结

■ CF 是最常见的导致寿命缩短的常染色体隐性遗传病,这是由 7 号染色体上 *CFTR* 基因编码的氯离子通道的缺陷导致的,从而引起分泌物厚度增加。

■ 确诊为常染色体隐性遗传病患者的父母是该基因的携带者,其没有症状的兄妹每人会有 2/3 的概率成为携带者,其父母再生一个孩子的患病概率为 1/4。

■ 一般情况下,常染色体隐性遗传病比常染色体显性遗传病表现出更高的外显率和更少的家族内成员表型变异。

■ 鉴定一个家庭中常染色体隐性遗传病的致病突变,可以采用级联筛选的方法鉴定出近亲携带者。通常会有少数相对常见的特定突变,其出现的概率取决于所研究的人群。

■ DMD 是儿童时期最常见、最严重的肌肉营养不良,是一种 X 连锁隐性遗传病。Xp 染色体上的基因突变,会导致肌纤维膜缺乏肌营养不良蛋白。与其他 X 连锁隐性遗传病一样,女性携带者会有 1/4(25%)的概率生出一个患病男孩,有 25% 的概率生出一个携带者的女孩。

■ 10%~20% 的 *DMD* 突变女性携带者由于偏态的 X 染色体失活而出现肌无力。

■ BMD 的症状与 DMD 相似,但症状较轻。它是由 *DMD* 基因突变引起的。然而,由于这不是移码突变,还能产生肌营养不良蛋白,但与正常功能相比还是有缺陷的。

■ 与其他许多常染色体显性遗传病一样,*NF*1 基因的表达水平不一。在这种情况下,新突变尤为常见,约占病例的 50%。

■ 性腺嵌合在 X 连锁隐性和常染色体显性遗传病中都会发生。

延伸阅读

Aartsma-Rus A, Fokkema I, Verschuuren J, et al. , 2009. Theoretic Applicability of Antisense-mediated Exon Kipping for Duchenne Muscular Dystrophy Mutations[J]. Hum. Mutat. ,30:293-299.

Ferner R E, Huson S M, Thomas N, et al. , 2007. Guidelines for the Diagnosis and Management of Individuals with Neurofibromatosis[J]. J. Med. Genet. ,44:81-88.

Firth H V, Hurst J A, 2005. Oxford Desk Reference: Clinical Genetics[M]. Oxford: Oxford University Press.

Harper P S, 2010. Practical Genetic Counselling[M]. 7th ed. London: Hodder Arnold.

Huson S M, Compston D A S, Harper P S, 1989. A Genetic Study of Von Recklinghausen Neurofi Bromatosis in South East Wales. Ⅱ. Guidelines for Genetic Counselling[J]. J.

Med. Genet. ,26:712-721.

Young I, 2007. Introduction to Risk Calculation in Genetic Counselling[M]. 3rd ed. Oxford:Oxford University Press.

自测题

1. 如图 15.1 所示,琳达(Linda)是携带者的概率为(　　)。
A. 100%　　B. 67%　　C. 50%　　D. 25%　　E. 12%

2. 如果琳达配偶的兄弟有一个女儿确诊为 CF,那这对夫妻(Ⅲ:1 和Ⅲ:2)有一个患病孩子的概率为(　　)。
A. 1/120　　B. 1/16　　C. 1/12　　D. 1/8　　E. 1/6

3. 如图 15.1 所示,请问Ⅲ:5,即确诊男孩舅舅的女儿,她成为携带者的概率接近(　　)。
A. 100%　　B. 67%　　C. 50%　　D. 25%　　E. 12%

4. 在图 15.8 中,这个家系里哪一个肯定是携带者? _____。

5. 利用图 15.8 中的家系关系,假如海伦(Helen)(Ⅲ:2)有一个孩子,则其男孩的患病概率是多少?(　　)
A. 1/16　　B. 1/8　　C. 1/4　　D. 1/2　　E. 2/3

6. 海伦(Helen)的表姐露西尔(Lucille)(图 15.8 中的Ⅲ:6)也想要一个孩子,根据家系,露西尔所生男孩患病的概率是多少?(　　)
A. 1/16　　B. 1/8　　C. 1/4　　D. 1/2　　E. 2/3

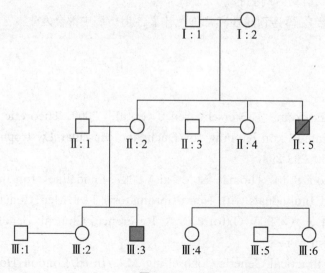

图 15.8

注:在这个家系中,有两个人确诊为 DMD,一个是杰森(Jason)(Ⅱ:5),他于 25 岁去世,另一个是马克(Mark)

（Ⅲ：3），他刚 15 岁。马克的姐姐海伦（Ⅲ：2）希望尽快有一个孩子，并首先寻求遗传咨询。见自测题中的问题 4～6。

7. 下列哪一项不是 NF1 常见的临床症状？（　　　）

A. 咖啡色斑块　　　B. 腋窝雀斑　　　C. 嗜铬细胞瘤

D. 腹股沟雀斑　　　E. Lisch 结节

（张爱军　上海交通大学附属瑞金医院）

第十六章 明显家族史——其他的遗传机制

关键知识点

- 强直性肌营养不良
- 脆性 X 综合征
- 线粒体遗传病
- 印记基因相关遗传病
- 染色体易位

导言

尽管遗传性疾病多表现为常染色体显性、常染色体隐性或 X 染色体连锁隐性遗传模式的单基因遗传病,然而有些疾病或性状的遗传方式更符合非典型或非孟德尔遗传机制(前面的章节中已有介绍)。这些非孟德尔遗传机制包含遗传早现(如强直性肌营养不良和脆性 X 综合征)、线粒体遗传、基因印记和染色体易位,我们已在第七章、第九章和第十章分别展开介绍,并将在本章继续阐述。

第一节 强直性肌营养不良

强直性肌营养不良(或称营养不良性肌强直症),是一种具有遗传早现特征的常染色体显性遗传病,发病率约为 1/7500。典型的临床表现为患者在青少年期开始出现进行性肌无力,主要累及面部肌肉、胸锁乳突肌和肢体远端肌肉。除了肌肉无力外,患者还会出现肌肉强直现象(Myotonia),如双手握拳后松开费力(特别是在气温较低的情况下),需要重复多次后才能放松;85%的患者在晶状体后部出现白内障;易患有心脏传导缺陷,引发糖尿病和麻醉相关并发症。其他临床表现还包括:男性脱发秃顶和睾丸萎缩;疲劳、嗜睡;胃肠道症状以及视网膜色素变性。一般会建议患者进行常规的心电图(ECGs)检查(是否传导性心律失常)、血糖指标检测(是否糖尿病)、视力评估(白内障检测)。

如第九章所述,强直性肌营养不良是由 DMPK 基因 3′端非编码区(UTR)不稳定的 CTG 三核苷酸重复序列异常扩增所致的,在患者中会出现遗传早现现象。在正常人群中,DMPK 基因的 CTG 重复序列为 4~37 次;而患者的 CTG 重复序列异常扩增(为 50~2000 次),并且这些扩增的重复序列很不稳定。强直性肌营养不良的临床表型多样,CTG 重复数目与临床严重程度存在一定的关联性：轻度受累患者的 CTG 重复数目一般在 50～99 次，典型成人型患者的 CTG 重复数目在 100～1000 次，而先天性患者的 CTG 重复数目在 1000～2000 次。重复序列数目较少的携带者一般不表现出临床症状，具有正常的肌电图指标，视觉裂隙灯检查正常；在减数分裂和有丝分裂过程中，CTG 三核苷酸重复序列进一步累积扩增，子女通常遗传了比父母更大的 CTG 重复序列数，导致更严重的表型。女性携带者更有可能在生殖过程中增加后代 CTG 重复序列的数目。在有临床症状的女性 DM 患者中，其所生后代出现新生死亡或患有严重呼吸系统疾病的风险显著增加。相反，致病性的重复序列长度在遗传过程中也可能会偶尔减少，并且通过父系遗传的比例（10%）比母系（3%）遗传的更高。女性患者的后代，平均 50% 的人正常，29% 的人在晚年发病，12% 的新生儿死亡，9% 的新生儿有严重的肌张力减退和严重的学习障碍（图 16.1）。对于男性患者，其后代有一半患病，而另一半正常，新生儿病例很少。

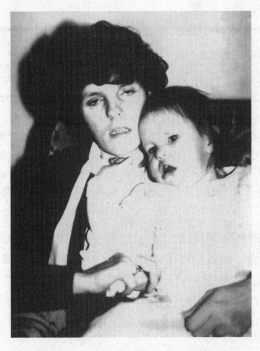

图 16.1 患强直性肌营养不良的母女

DM 携带者检测或产前诊断常采用 DNA 聚合酶 PCR 扩增进行分子诊断，有时也采用 Southern 印迹杂交（Southern Blotting）。在 CTG 重复序列区域两端侧翼设计扩增引物 PCR 的方法无法对致病性的大片段重复序列进行有效扩增，因此，在英国，现在通常采用三核苷酸重复引物 PCR（Triplet Repeat-Primed，TP-PCR）来检测致病性的 CTG 重复序列（图 16.2）。同时采用在 CTG 重复序列区域两端侧翼设计扩增引物 PCR 的方法进行标准对照实验。

当在标准对照 PCR 分析中仅检测到一种产物时，TP-PCR 的结果特别有价值。在这种情况下，TP-PCR 将有助于确定患者是正常纯合型等位基因，还是具有一个正常等位基因和一个大片段重复扩增的突变型等位基因（如包含超过 100 个 CTG 重复序列，则无法通过普通的 PCR 得到扩增）。尽管 TP-PCR（与标准 PCR 不同）能检测到 *DMPK* 大片段 CTG 短串联重复突变的存在，但无法确定重复序列的准确大小。虽然通常不太需要测量重复序列的准确大小,但如果确实需要检测 *DMPK* 基因 CTG 短串联重复的准确大小时,可采用 Southern 印迹杂交来精确测定。

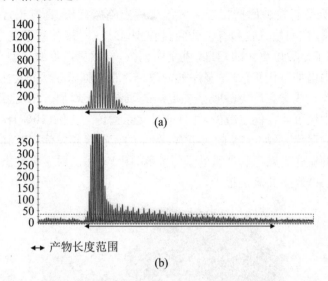

(a)

↔ 产物长度范围

(b)

图 16.2　患者 *DMPK* 基因 CTG 重复序列 TP-PCR 扩增电泳图

注:图(a)为一个患者 *DMPK* 两个等位基因 CTG 重复序列在正常范围内少量扩增。图(b)为一个 DM 患者 *DMPK* 基因 CTG 重复序列大量扩增。在进行 TP-PCR 检测的时候,一对引物与 *DMPK* 基因序列互补配对扩增,另一条引物与 CTG 三核苷酸重复序列互补配对。在图(a)中,TP-PCR 扩增生成的产物长度范围很小,说明 CTG 三核苷酸重复序列互补配对引物结合的范围小。而在图(b)中,PCR 扩增产物大小的范围较广(*x* 轴信号),说明存在大片段的重复序列动态扩增。荧光染料标记在 TP-PCR 引物上,通过 DNA 自动测序仪检测 PCR 扩增产物。图(b)中虚线框出的可见信号在分析过程中是可忽略的。

重复扩增的致病机理复杂,但目前认为是由异常的 *DMPK* mRNA 引起细胞内毒性,影响基因的 mRNA 异常剪接,如氯化物通道蛋白 1(*CLCN*1)的剪接异常可能与肌肉强直现象有关。另外,*DMPK* 中 CTG 重复序列异常扩增引起所在的染色体区段凝缩,导致与 *DMPK* 基因毗邻的 *SIX*5 和 *DMWD* 等基因表达减少。该病的发病分子机理已在此前的综述中进行过详细阐述(详见延伸阅读 Lee,Cooper,2009)。

第二节　脆性 X 综合征

类似于强直性肌营养不良,脆性 X 综合征(Fragile X Syndrome,FXS)也存在遗传早现现象。与其他大多数遗传早现的遗传病不一样,脆性 X 综合征的遗传模式是 X 染色体连锁隐性遗传,而非常染色体显性遗传。

FXS 是常见的学习障碍、智力低下的遗传病。在一般男性群体中,其发病率为1/5000,仅次于唐氏综合征;但唐氏综合征是由非遗传的新发(De Novo)遗传变异(21 号染色体三体)所造成的。脆性 X 综合征于男性患者中多见,且症状表型较重;50%的女性携带者表现出智力低下或其他症状,大多数较轻。完全突变(Full Mutation)的男性患者的典型特征为智力低下,50%的患者在青春期后出现巨睾丸,常见特征为大耳、狭长脸、前额及下巴突出

（图 16.3）。

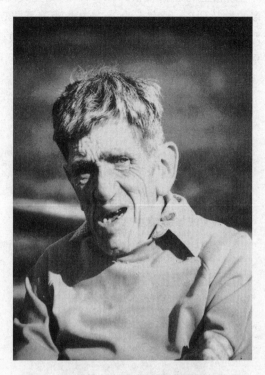

图 16.3　脆性 X 综合征患者典型面部特征

　　脆性 X 综合征的致病基因为 *FMR*1，位于 X 染色体长臂。基本表现为 X 连锁遗传模式。*FMR*1 基因 5′端非编码区（UTR）有一个 CGG 三核苷酸串联重复序列，CGG 重复序列的不稳定性扩增是导致脆性 X 综合征的分子机制（正常人群 *FMR*1 基因 CGG 的重复次数为 6～54 次，中位数为 30，具体机制见第九章）。临床表现出脆性 X 综合征类型的学习障碍患者个体通常携带 *FMR*1 基因完全突变（CGG 重复次数超过 200 次），突变导致 *FMR*1 甲基化水平增加，转录受到抑制，进而引起其编码的 FMRP 蛋白表达量降低或缺失。FMRP 是一个 mRNA 结合蛋白（详见延伸阅读 Pfeiffer，Huber，2009），调节新蛋白翻译合成，是正常调控与学习和记忆相关的神经树突棘和突触的发育所必需的。男女前突变携带者（CGG 重复次数为 55～200 次）不表现出学习障碍。大约 40% 的前突变男性携带者随着年龄的增长（50 岁以上），会表现出脆性 X 相关震颤/共济失调综合征，主要症状包括意向性震颤、共济失调等。大约 40% 的前突变女性携带者，会表现出脆性 X 震颤/共济失调综合征（Fragile X-associated Tremor/Ataxia Syndrome，FXTAS），风险低于男性；大约有 20% 前突变女性携带者会出现卵巢早衰（在 40 岁之前停止月经）。CGG 重复次数正常区间的上限为 41～54 次，女性携带者后代虽然无患脆性 X 综合征的风险，但其后代的 CGG 重复次数可能会增加 1～2 次。

　　分子遗传实验可通过对 *FMR*1 基因的突变检测来明确诊断脆性 X 综合征。利用 PCR 或 Southern 印迹杂交（针对 CGG 高度重复的情况）的方法测定 *FMR*1 基因的 CGG 重复次数。通过分析 Southern 印迹杂交片段的大小来确定患者的突变类型。前突前男性患者 CGG 重复序列的 DNA 片段大小相比正常人增加 150～500 bp；前突变女性患者在核酸电泳胶上会见到一条与前突变男性患者同样大小的条带，另外一条分子量较小的条带来源于正常的 X 染色体(在核酸电泳胶上的迁移较快)(图 16.4);完全突变的男性患者则呈现出比正常人条带分子量大许多的大片段(一般大小为 1~4 kb,涵盖了 230~1000 个 CGG 重复序列及其邻近序列),或者为多重离散的大片段,或者为大片段的弥散(Smear)条带(由体细胞突变的不稳定性导致);完全突变的女性患者(表现/不表现智力低下)呈现出一条与正常人相似的条带,另外一条条带与完全突变的男性患者的条带类似。

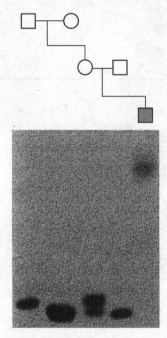

图 16.4 脆性 X 综合征患者的 DNA 分析图

注:上方大片段条带为不稳定的等位基因(重复序列高度扩增的突变型)序列。从上至下检测分析 DNA 片段迁移情况。

脆性 X 综合征在遗传过程中,由于 CGG 重复序列的不稳定扩增,会呈现非典型的 X 染色体连锁遗传方式。临床表型正常的男性前突变携带者,会将 CGG 重复序列遗传给其所有女儿,携带者的女儿会进一步将重复序列稳定或扩增成完全突变传递给她的子代。完全突变 CGG 重复序列会在体细胞有丝分裂或卵母细胞减数分裂的过程中进一步扩增。具有亲缘关系的患者,由于突变长度不同而呈现出不同的临床表型。实际上,男性患者的母亲是前突变携带者或完全突变携带者/患者。完全突变的女性患者或携带者,所生儿子有 50%的概率会表现出学习障碍;同样,所生女儿有 50%的概率遗传获得全突变的等位基因(如前所述,50%呈现出不同程度的学习障碍)。女性前突变携带者可能生育脆性 X 综合征患儿,其前突变基因扩增风险取决于女性前突变携带者 CGG 序列的重复次数。在一项研究中,通过对 1500 名女性前突变携带者及其所生子女分析发现,女性前突变携带者的 CGG 重复次数为 60~69 次,其后代动态扩增为全突变的概率为 5%;女性前突变携带者的 CGG 重复次数为 70~99 次,其后代为全突变的概率为 31%;女性前突变携带者的 CGG 重复次数为 80~99 次,其后代为全突变的概率为 58%;女性前突变携带者的 CGG 重复次数超过 100 次,其后代为全突变的概率为 94%~100%。

在孕早期可以通过 DNA 分析进行产前诊断,但不能明确预测携带突变女胎的具体表型。

第三节　线粒体遗传病

　　线粒体遗传病代表了一大类疾病,不仅能影响肌肉和神经细胞,也能间接影响多种组织器官,包括线粒体肌病、线粒体脑病、高乳酸血症、卒中样发作(MELAS)以及肌阵挛性癫痫伴破碎红纤维综合征(MERRF)(表10.11)。一些线粒体遗传病仅影响单个器官,如 Leber 遗传性视神经病变(LHON 或 Leber 视神经萎缩),会导致中年阶段无痛性中心视力丧失。然而通常情况下,受线粒体遗传病影响的器官包括大脑(导致线粒体脑病、癫痫、痴呆、偏头痛和卒中样发作)、骨骼肌(导致近端肌病)、心脏(导致心肌病)和眼睛(导致视神经萎缩、色素视网膜病、外眼肌麻痹和上睑下垂)。

　　当从临床特征推测患者存在线粒体紊乱时,通常需进行血液 DNA 检测(如果临床特征提示某种特殊疾病)、血液和脑脊液的乳酸检测和空腹血糖检测(因为线粒体功能障碍和糖尿病之间的联系)。同时检测手段还包括神经影像学(CT 或 MRI)、神经生理学(脑电图或肌电图)、心脏检查(心电图和超声心动图)和用于呼吸链复合体研究的肌肉活检。

　　线粒体遗传病是由线粒体呼吸链功能缺陷引起的,而这可能是由线粒体 DNA 本身某个致病性突变引起的。例如,大约95%的 Leber 遗传性视神经病变患者都携带呼吸链复合体Ⅰ(NADH 脱氢酶)基因的3种致病性突变之一。这些突变遗传自母亲,而不是父亲,所以女性患者的子女都有发病的风险。然而,表型的严重程度不仅取决于是否存在致病性突变,还取决于异质性(Heteroplasmy)的程度,即线粒体 DNA 分子异常的比例(见第五章和第十章)。

　　现在人们认识到线粒体遗传病也可能是由核基因突变引起的,从而以常染色体显性、隐性或 X 连锁的方式遗传。如第十章所述,线粒体呼吸链复合物Ⅳ(细胞色素 c 氧化酶)部分多肽的编码核基因(尤其是 SCO2 基因)的突变可导致严重的常染色体隐性线粒体遗传病。此外,位于15号染色体上的 DNA 聚合酶 γ 基因(POLG 基因)的致病性突变为常染色体显性遗传,表现为线粒体 DNA 缺失和进行性眼外麻痹,即眼部肌肉无力(详见延伸阅读 Hudson,Chinnery,2006)。一般来说,这些由核基因突变直接导致的线粒体疾病通常在儿童时期发病,发病早于线粒体 DNA 异常导致的线粒体疾病。

第四节　印记基因相关遗传病

　　如第九章所述,在某些遗传条件下基因改变所造成的表型效应取决于异常的等位基因遗传自父母哪一方。其原因是,父母双方各遗传一套染色体给子代,对于绝大部分常染色体等位基因,转录表达具有一致性(要么一致转录激活,要么一致转录抑制);而有少部分特异等位基因在组织中的表达呈亲源依赖性,有些只从母源染色体上表达,而有些则只从父源染色体上表达。其中无转录活性的等位基因由于 DNA 甲基化而被抑制转录,这一过程称为印记(Imprinting)。印记的建立涉及特异等位基因的 DNA 甲基化,通常在父体或母体形成生殖细胞系时发生。印记基因相关疾病的例子有很多,包括天使综合征、普拉德-威利综合征(临床特征见第六章)和贝克威思-威德曼综合征。在天使综合征和普拉德-威利综合征中,通常具有转录活性的单个或多个相关等位基因分别来自母体或父体(图 16.5),当具有转录活性的拷贝偶尔丢失时,则患病。因此,在染色体区段 15q11~15q13 位点上的母源拷贝的缺失或失活突变可能导致天使综合征,而父源拷贝的类似改变则可能导致普拉德-威利综合征。

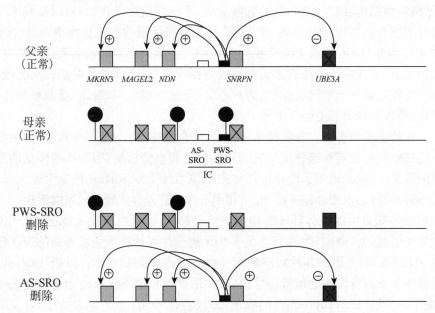

图 16.5　天使综合征和普拉德-威利综合征
印记基因正常或异常表达调控模式图

注:黑色圆圈表示的是甲基化的 CpG 岛的位置。箭头代表转录表达调控。PWS/AS 印记中心包含了两个功能区:PWS 最短重叠区(PWS-SRO,PWS Shortest Region of Overlap)和 AS 最短重叠区(AS-SRO)(两个顺式作用元件区)。正常情况下,父源的 15 号染色体,PWS-SRO 顺式作用元件处于非甲基化的转录激活状态,它能激活 SNRPN、MKRN3、MAGEL2 和 NDN 基因(浅灰色阴影方块)转录;在大脑中,PWS-SRO 顺式作用元件通过反义寡核苷酸抑制 UBE3A 基因(深灰色阴影方块)的转录。在正常母源的 15 号染色体中,由于同一染色体临近的 AS-SRO 作用元件存在,PWS-SRO 顺式作用元件处于甲基化转录抑制状态;最终造成母源染色体上 SNRPN 等基因表达情况与父源染色体上的相反。普拉德-威利综合征患者 PWS-SRO 印记区微缺失,母源基因 SNRPN、MKRN3、MAGEL2 和 NDN 转录失活。对于天使综合征患者,AS-SRO 印记区微缺失造成 AS-SRO 元件丢失,母源 PWS-SRO 元件不能甲基化失活,导致 UBE3A 转录表达失活(与父源 UBE3A 表达模式一致)。本图绘制参照 Horsthemke,Wagstaff,2008(更多相关信息详见延伸阅读)。

在天使综合征中,70%~75%的病例由来源于母体的拷贝缺失导致,大约 5%的病例由父源单亲二倍体(即 15 号染色体上的两个拷贝均由父亲提供)导致,3%由印记缺陷导致。根据标准的遗传分析,上述异常均可导致邻近的 SNRPN 基因的异常甲基化。然而,在另外 10%~20%的病例中,可能的原因是该染色体区段中 UBE3A 基因的突变,而此类突变无法通过甲基化分析检测到。如第六章所述,UBE3A 基因编码一种泛素蛋白连接酶。UBE3A 的正常功能是对需要降解的特异性蛋白进行化学标记(泛素标记)。当天使综合征患者的 UBE3A 缺失时,这些靶蛋白的异常积累导致了典型的神经系统异常。

对天使综合征患者的遗传调查,包括细胞遗传学分析[包括核型分析以及对关键缺失区域的荧光原位杂交(FISH)]和 SNPRN 基因甲基化研究。如果细胞遗传学分析没有异常而

SNPRN 基因甲基化异常,额外的分析可能包括单亲二倍体(Uniparental Disomy,UPD)检测,这需要父母的 DNA 样本。如果细胞遗传学分析与 *SNPRN* 基因甲基化均没有异常,则需考虑进行 *UBE3A* 突变分析,特别是在有家族史的情况下。

与此相反,临床上典型的普拉德-威利综合征则是由于父源 15 号染色体同样位置的等位基因表达缺失所致的。在这个关键区域存在 *MKRN3*、*MAGEL2*、*NDN* 和 *SNRPN* 基因的父源遗传拷贝,这些基因通常在大脑等特定组织中表达,被认为是导致表型的最重要因素。普拉德-威利综合征患者的遗传调查方式与天使综合征患者一致,通常包括细胞遗传学分析、*SNRPN* 基因甲基化研究和 UPD 检测。与天使综合征一样,通过核型分析或 FISH 检测发现在 75% 的病例中存在染色体缺失,不同的是缺失发生在父源染色体上。在剩下的 25% 的病例中,几乎全部显示母体单亲二倍体,仅有 1% 的病例有印记缺陷。

为这类家庭提供遗传咨询时,如果亲本的核型正常,而先证者的表型是新发缺失或父本单亲二倍体的结果,则复发风险非常低。然而,如果父母一方有染色体易位,或者先证者有遗传的 *UBE3A* 突变或印记中心缺陷,则复发风险可能会更高,需要考虑进行产前诊断。印记中心是位于 *SNRPN* 基因上游的一个 35 kb 的基因组 DNA 区域(图 16.5),包括两个负责建立和维持父方和母方印记的印记控制元件。印记中心区域的遗传性微小缺失仅占印记缺陷的 10%～20%,但与 50% 的复发风险相关。剩余的印记缺陷则是未完全解释的甲基化异常的结果,且在兄弟姐妹中的复发风险非常小(<1%)。这些非缺失的、表观遗传学的印记缺陷(即不影响 DNA 序列本身)可能是由原始生殖细胞的印记消除、配子的印记建立或在受精卵分裂后的细胞印记维持过程中出现错误而造成的(详见延伸阅读 Horsthemke,Wagstaff,2008)。

天使综合征和普拉德-威利综合征患者几乎不能生育。然而,从理论上讲,如果一个因 15q11～15q13 基因缺失而导致普拉德-威利综合征的患者生下一个孩子,若孩子是男孩,有 50% 的概率为普拉德-威利综合征;若孩子是女孩,有 50% 的概率为天使综合征。有关说明这一点的家庭示例,如图 9.6 所示。

第五节 染色体易位

染色体之间部分片段位置的交换称为易位。易位主要分 3 种类型:相互易位(Reciprocal Translocation)、罗伯逊易位(Robertsonian Translocation)(着丝粒融合)和插入易位(Insertional Translocation)(见第七章)。罗伯逊易位仅发生在近端着丝粒染色体(即 13～15 号、21 号和 22 号染色体)上;而相互易位可以发生在任何染色体上,包括性染色体。如果易位没有导致染色体片段丢失或增加,通常对个体发育没有影响,则称为平衡易位(Balanced Translocation)。平衡易位的发生频率约为 1/500,与着丝粒融合和相互易位的发生频率大致相等,而插入易位的发生频率相对较小。大多数罗伯逊易位是可遗传的,只有大约 10% 是新发的;而在相互易位中,遗传和新发频率各占一半。

平衡易位携带者的健康和寿命可能不会受到影响。但在减数分裂过程中,他们的子代可能会出现染色体失衡的问题。一些患者可能会自发流产,而生存下来的孩子可能会发生畸形并伴随学习障碍。从理论上讲,大多数后代都会发生染色体失衡,但由于胚胎无法存活以及配子的选择,实际的风险要小得多。染色体失衡的风险取决于易位的类型以及父母双方谁是携带者(表 16.1)。

表 16.1　染色体结构平衡重排携带者子代发生染色体失衡的风险

重排	携带者	子代发生失衡风险(%)
罗伯逊易位 13;14	父亲	<1
罗伯逊易位 13;14	母亲	1
罗伯逊易位 14;21	父亲	<1
罗伯逊易位 14;21	母亲	10～15
罗伯逊易位 21;22	父亲	<1
罗伯逊易位 21;22	母亲	10～15
罗伯逊易位 21;21	父母之一	100
臂内倒位	父母之一	<1
臂间倒位 *	父母之一	1～10(请参见表图例)

* 表示不包括 9 号染色体的常见近中心反转,这是正常变异。更多详细信息见延伸阅读 Gardner,Sutherland,2004。
臂内倒位、相互易位和插入易位携带者子代染色体失衡的风险差异很大,这取决于异常区段的大小和位置。染色体结构平衡的携带者出现染色体非平衡异位的后代(羊膜穿刺时期检测)的风险见表 18.9。

由于染色体断裂点和重排不同,在不同的家庭中相互易位的风险有所不同。非近端着丝粒染色体整臂易位很少有存活的子代,如果仅通过反复流产来评估,通常认为存活下来的子代染色体异常的风险为 5% 或更低。然而,评估胎儿染色体失衡的生存风险可能还涉及:(1)确定潜在失衡染色体片段的长度(常染色体单倍体长度或 HAL),而较高的风险与较短的 HAL 相关。(2)借鉴参考经验数据(即观察到的结果)。(3)研究具有相似染色体失衡的病例报道的表型。(4)考虑平衡易位染色体是否按 3∶1 的比例分离(已在第七章中提到)。后者产生易位染色体三体的风险更大。例如,某些女性携带者在 11 号和 22 号染色体之间存在相互易位。如果仅通过患病儿童或因多种先天性异常终止妊娠的家族史来评估父母染色体平衡易位,通常认为该风险很高(20% 或更高)。通过羊膜腔穿刺术或绒毛膜绒毛取样(Chorionic Villus Sampling,CVS)来分析胎儿核型分型,是了解胎儿发育情况以及治疗胎儿病症或终止妊娠的产前诊断的重要手段。在 CVS 时检测到染色体失衡的胎儿中,大约有半数通常会在羊膜穿刺术之前自然流产。应对外表健康而具有相似生殖风险的染色体易位携带者的亲属展开持续的家族性调查。

如果父母双方染色体正常,通常个体的明显新发平衡易位与临床表型无关。在相互易位而非罗伯逊易位中,基因可能偶尔(<10%)在断点被破坏并产生失衡和异常表型。即使超声扫描显示正常,在进行羊膜穿刺术时也会偶然发现新发相互易位,这点值得关注。

当亲本是倒位的携带者时,后代发生染色体倒位的风险取决于倒位片段在染色体上的位置。因此,如果倒位发生在臂内(即不包括着丝粒),则风险非常低。但如果倒位发生在臂间(即倒位的部分包括着丝粒),尤其是倒位区域较大且远端正常染色体片段较小时(见第七章),则风险可能大大增高。有关计算父母染色体畸变所致风险的更多详细信息见延伸阅读 Gardner,Sutherland,2004;Young,2007。

章末小结

■ 由于遗传早现,强直性肌营养不良(DM)和脆性 X 综合征(FXS)是常染色体隐性遗传和 X 染色体连锁遗传的非典型例子。

■ 强直性肌营养不良是由于 *DMPK* 基因 3′端非编码区(UTR)一个三核苷酸序列重复扩增,间接影响了一些基因的剪接。

■ 有临床症状的强直性肌营养不良的女性患者生重症子女的风险较大。

■ 脆性 X 综合征是遗传性智力低下最常见的原因之一,携带 *FMR*1 基因 5′端非编码区(UTR)三核苷酸序列重复完全突变扩增的男性都会发病,女性携带者有 50%的概率会发病。

■ 脆性 X 综合征男性患者的母亲是前突变或完全突变携带者/患者。

■ 天使综合征(AS)和普拉德-威利综合征(PWS)都是基因印记疾病。母源染色体15q11～15q13 区段缺失引起天使综合征,而该区段在父源染色体上缺失则会引起普拉德-威利综合征。如果父母携带易感的染色体异常或者遗传性的微缺失、点突变,则后代有较高的发病风险。

■ 染色体易位的主要类型为相互易位、罗伯逊易位或罕见的插入易位。携带明显平衡易位的个体虽表型正常,但后代有较高的患病风险。特别是有患病儿或因先天性发育异常而终止妊娠的家族史个体,其后代的患病风险更高。

延伸阅读

Gardner R J M,Sutherland G R,2004. Chromosome Abnormalities and Genetic Counseling[M].3rd ed.Oxford:Oxford University Press.

Harper P S,2010. Practical Genetic Counselling[M].7th ed. London:Hodder Arnold.

Horsthemke B,Wagstaff J,2008. Mechanisms of Imprinting of the Prader-Willi/Angelman Region[J]. Am.J. Med. Genet. A.,146:2041-2052.

Hudson G,Chinnery P F,2006. Mitochondrial DNA Polymerase-γ and Human Disease[J]. Hum. Mol. Genet.,15(2):244-252.

Lee J E,Cooper T A,2009. Pathogenic Mechanisms of Myotonic Dystrophy[J]. Biochem. Soc. Trans.,37:1281-1286.

Pfeiffer B E,Huber K M,2009. The State of Synapses in Fragile X Syndrome[J]. Neuroscientist,15:549-567.

Young I D,2007. Introduction to Risk Calculation in Genetic Counseling[J]. Oxford:University Press.

网络资源

GeneReviews：

http://www.genetests.org

在线人类孟德尔遗传(OMIM)：

http://www.ncbi.nlm.nih.gov/sites/entrez? db＝omim

自测题

1.（多选）如图16.6所示，对一位疑似患有强直性肌营养不良的19岁孕妇进行分析，经判断，以下哪些选项是正确的？（　　）

A. 可以通过基因DNA测序分析来鉴定致病基因的改变

B. 如果在她的DNA中检测到重复序列的扩增，就可以进行产前诊断

C. 通过产前DNA检测分析，可以预测她将要出生子女的表型严重程度

D. 如果她的子女先天异常，那么有可能会出现口唇闭合不全、帐篷样嘴（Tented Mouth）（嘴角下斜）、不能微笑的情况

E. 她的直系亲属也有患强直性肌营养不良的可能，最好也要对他们进行基因诊断

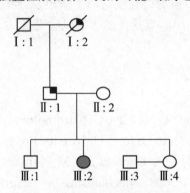

图16.6　某一19岁孕妇的家系

注：一个19岁的孕妇（Ⅲ：4）在她第一次怀孕的第7周，向英国的全科医生讲述了她姐姐（Ⅲ：2）最近在纽约被诊断出强直性肌营养不良。从谈话中得知，她们的父亲（Ⅱ：1）和奶奶（Ⅰ：2）在成年时都曾患有白内障。在进一步的讨论中，她也提到了她自己注意到的一个异常之处，那就是她的手很难松开购物袋，尤其是在寒冷的天气里。她问到是否她也得了和姐姐一样的病，是否有测试可以帮助她确定这一点。她还问及如果她患病，她未出生的孩子是否会受到影响（见自测题中的问题1）。

2.（多选）根据图16.7所提供的信息，以下哪些选项是正确的？（　　）

A. 卡罗尔（Carol）是脆性X综合征致病基因全突变携带者

B. 如果卡罗尔表型正常，没有学习障碍，那么她所生子女患脆性X综合征的概率非常低

C. 如果卡罗尔想生一个儿子，那么其儿子的患病风险为50%

D. 如果卡罗尔希望进行产前诊断，那么就可以判断她怀的胎儿的性别和脆性X综合征致病基因的状况

E. 通过绒毛膜绒毛取样测试后，发现卡罗尔所怀女胎携带完全突变的脆性X综合征致

病基因;通过测定全突变的重复片段数目,可以预测她的女儿出生后的学习障碍严重程度

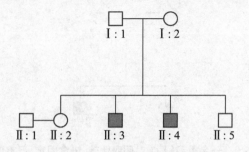

图 16.7 卡罗尔的家系

注:卡罗尔(Ⅱ:2)是一位 26 岁的教师,她在与她没有血缘关系的伴侣结婚之前寻求遗传咨询。她身体健康并在大学里研究数学,但她知道她的 3 个兄弟中的两个(Ⅱ:3 和 Ⅱ:4)有明显的学习障碍,需要特殊的教育。她担心这种家庭倾向可能会对她未来的孩子产生影响。据透露,卡罗尔的一个受累兄弟(Ⅱ:3)最近进行了检测,发现其具有脆性 X 基因改变,其产物大小约为 220 个 CGG 重复。卡罗尔自己现在也进行了基因测试,发现有 104 个重复。她询问了自己孩子的患病风险,以及是否可以依靠产前诊断来判断孩子将受到的影响(见自测题中的问题2)。

3. 根据图 16.8 所提供的信息,以下哪些选项是正确的?( )

A. 亚瑟(Arthur)的爸爸第二次结婚所生子女(Ⅱ:1 和 Ⅱ:2)有很高的患 Leber 遗传性视神经病变(LHON)的风险

B. 亚瑟不会把致病基因遗传给他自己的后代

C. 通过产前诊断可以判断亚瑟姐姐所生子女未来发病的严重程度

D. 亚瑟姐姐(Ⅱ:4)病情表型轻微,所以我们可以确认她不会将致病基因遗传给她的子女

E. 线粒体基因组 DNA 的突变频率低于核内基因组 DNA 的突变频率

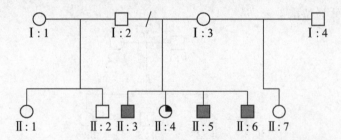

图 16.8 25 岁的亚瑟 (Ⅱ:6)因进行性中枢视力丧失而接受检查

注:亚瑟知道他的两个哥哥(Ⅱ:3 和Ⅱ:5)从 30 岁左右开始逐渐受到类似情况的影响,现在已经失明。此外,他的姐姐(Ⅱ:4)也受到了影响,但程度要轻得多。亚瑟的眼睛有一个中央暗点,并接受血液 DNA 检测以确定是否患有遗传性视神经病变,结果发现他的线粒体 DNA 发生 m.11778G>A 的突变。亚瑟的父母现在已经离婚,各自有新的伴侣并有了孩子(见自测题中的问题3)。

4. (多选)根据图 16.9 所提供的信息,以下哪些选项是正确的?( )

A. 尽管在这个新生儿中未检测到染色体区段 15q11~15q13 的缺失,但该区端缺失比单亲源二体(Uniparental Disomy,UPD)更为普遍

B. 在普拉德-威利综合征患者中,单亲源二体(UPD)来自于父亲

C. 印记中心发生微缺失的普拉德-威利综合征患者,其子女患病风险可能高达 50%

D. 印记中心的变异通常是患综合征的原因

E. 在天使综合征中,单亲源二体(UPD)是一种可能的致病原因,也来自于父亲

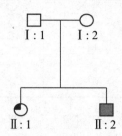

图 16.9　一名男婴(Ⅱ:2)因吸吮差、进食困难、严重流涎、
性腺功能减退且手小而进行调查

注:他的唾液被一位实习医生诊断为异常黏稠而浑浊。他的姐姐(Ⅱ:1)有中度的学习困难,但从未接受过全面诊断。这个男婴被怀疑患有普拉德-威利综合征,并接受基因检测。他的核型分析和荧光原位杂交(FISH)分析的结果是正常的,在15q11~15q13区域没有检测到缺失。然而,甲基化分析确实揭示了一种非常不同寻常的情况:源自父亲的染色体带有母亲的印记。通过对他的DNA进行分析,发现在15号染色体 *SNRPN* 基因的5'端有一个印记中心微小缺失。他的母亲(Ⅰ:2)与姐姐都被发现具有相同的印记中心微小缺失。他的父母担心他们的下一个孩子也会受到类似的影响(见自测题中的问题4)。

5. (多选)如图16.10所示,以下哪些选项是正确的?(　　　)

A. 安(Ann)的健康状况不会严重受到这种类型的染色体易位的影响

B. 这种类型的染色体易位是人类非罗伯逊易位中最不常见的类型

C. 安所生子女的患病风险很高,但也有生一个健康子女的可能

D. 可以进行产前诊断

E. 如有可能,安的父母也要进行染色体易位检测分析,通过亲缘个体染色体核型分析可以鉴定出染色体易位携带者

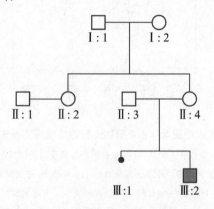

图 16.10　科林与安夫妇两人的家系

注:在安的家庭医生的介绍下,科林(Colin)和他的妻子安(Ⅱ:2)来到了遗传学诊所。医生听说安的妹妹宝拉(Paula)(Ⅱ:4)在一次流产之后,最近生下了一个患有多种先天性畸形的婴儿而使她感到担忧。这件事促使宝拉做了染色体检测。结果发现,核型分析显示宝拉是11号和22号染色体之间明显平衡易位的携带者,即t(11;22)(q23;q11)。安在遗传诊所接受了测试,不幸的是她被发现具有相同的易位。她担心自己可能永远都不能有一个健康的孩子,于是寻求帮助(见自测题中的问题5)。

(徐兴顺、万波、孙森　苏州大学)

第十七章　疾病与携带者筛查

关键知识点

- ■　产前筛查
- ■　新生儿筛查
- ■　成人群体中携带者筛查
- ■　成人症状前筛查

导言

　　本章除了介绍在成人群体中进行携带者筛查外，还介绍了特定情况下需要进行的产前筛查和新生儿筛查项目。人群筛查是指对整个人群进行检测，以便发现具有遗传发病风险的个体或其后代。这种方法并不适用于所有的遗传病，需要遵守某些特定的原则（表17.1）。因此，尽管许多遗传病的致病原因已经明确，但由于其十分罕见，不提倡进行大规模人群筛查。除此之外，早期检测应该对疾病诊治具有意义。例如，产前诊断（如神经管缺陷或唐氏综合征）为孕妇提供了选择性终止妊娠的机会；新生儿诊断（如囊性纤维化）可以在患儿出现症状前开始治疗；携带者检测［如 β-地中海贫血或泰萨氏病（Tay-Sachs Disease），详见下文］可为患者家庭提供遗传咨询，并在将来怀孕时进行产前诊断。用于人群筛查的检测方法必须具有高灵敏度，否则将产生漏诊；同时特异性要强，避免对大量假阳性病例进行复测。筛查实验的灵敏度通过受累个体的检出比例来计算，而其特异性则是通过未受累个体在正常群体中的比例得出（表17.2）。

表 17.1　筛查项目的基本原则

基本原则
致病原因明确的疾病
具有一定的发病率
早期诊断对该病的意义
假阳性很少（特异性）
假阴性很少（灵敏度）
收益大于成本

注：关于是否开展筛查项目的详细标准，参见 National Screening Committee 网站。

表 17.2　筛选实验的灵敏度、特异性和预测值

筛查实验结果	临床情况	
	受累	未受累
阳性	真阳性(TP)	假阳性(FP)
阴性	假阴性(FN)	真阴性(TN)

注:灵敏度根据 TP/(TP+FN)计算,而特异性根据 TN/(FP+TN)计算。阳性预测值是指检测结果是阳性且实际受累个体的比例,这是根据 TP/(TP+FP)计算得出的。阴性预测值是指检测结果为阴性且没有患病个体的比例,根据 TN/(FN+TN)计算。

第一节　产前筛查

目前应用最为广泛的两种产前筛查项目是:(1) 怀孕中期的胎儿超声检查,以发现结构畸形,如神经管缺陷(NTDs)。(2) 在怀孕早期使用的针对唐氏综合征而进行的超声和生化指标联合筛查(CUBS)。

一、神经管缺陷

由于95%以上患有神经管缺陷的儿童没有相关家族史,因此对所有孕妇进行筛查,可以确定大多数神经管缺陷高危妊娠。在妊娠早期,大多数孕妇都会进行定期产检以确认其具体的妊娠状态。在妊娠早期,超声几乎可以检测到所有的无脑儿病例,但很难观察到是否有脊柱裂。

此外,在妊娠中期对胎儿畸形进行详细的超声筛查现已在许多国家得到广泛应用。以前许多国家仅针对高危妊娠的孕妇开展详细的超声检查。在怀孕第18~22周进行检查,可以发现胎儿严重的结构异常,如中枢神经系统、心脏、肾脏、四肢和肠道的畸形(表12.14)。与母体血清胎儿甲胎蛋白筛查(详见下文)相比,超声检查检测神经管缺陷(包括脊柱裂)的灵敏度和特异性更高(尽管公布的数据差异很大),因此,目前在英国推荐使用超声筛查神经管缺陷。然而,超声检查可检测的异常范围是有限的,对于心脏和大脑的某些异常尤其如此。

在引入系统超声检查之前,母体血清甲胎蛋白(MSAFP)被广泛用于检测神经管缺陷。甲胎蛋白(AFP)是主要的胎儿血浆蛋白,其结构和功能与成人白蛋白相似。甲胎蛋白最初由卵黄囊产生,而后由肝脏产生。在怀孕12~14周时,AFP 在胎儿血液中达到高峰,随后下降。羊水中 AFP 的浓度大约是胎儿血清中的0.01%,其中大部分 AFP 来自胎儿的尿液,在怀孕14~15周时达到最高峰。母体血液中胎儿甲胎蛋白的水平比羊水中低1000倍。MSAFP 从怀孕第13周开始上升,至32周左右时达到高峰,约250 ng/mL,然后逐渐下降直到足月(图17.1)。对 MSAFP 结果的正确解读取决于准确的妊娠时间。如果胎儿患有神经管缺陷或某些其他畸形,MSAFP 会因从胎儿暴露的毛细血管渗入羊水而升高。

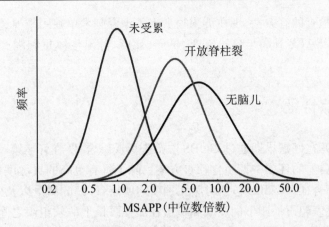

图 17.1　正常孕妇和受神经管缺陷影响孕妇的 MSAFP

注:分布呈对数高斯分布,因此使用中值而不是均值。此图由格拉斯哥约克希尔(Yorkhill)医院的珍妮·克罗斯利(Jenny Crossley)和大卫·艾特肯(David Aitken)友情提供。

如果没有常规的妊娠中期超声检查,可在怀孕第 15～20 周(最佳为第 17 周)进行 MSAFP 的检测。如果高于第 95 个百分位数(相当于中位数的 2 倍),需要做系统超声检查来发现潜在的神经管缺陷或其他缺陷(表 17.3)。

表 17.3　母体血清和羊水中甲胎蛋白升高的原因分析

原因	母体血清甲胎蛋白	羊水甲胎蛋白
早产	+	
过期妊娠	-	+
羊水中的胎儿血液	+ / -	+
多胎妊娠	+	-
先兆流产	+ *	
稽留流产	+	+
无脑儿	+ +	+ +
开放脊柱裂	+	+
闭合脊柱裂	-	-
单纯性脑积水		
腹前壁缺损	+ / -	+
胎儿畸胎瘤	+ / -	+ / -
母体持久遗传性获得的甲胎蛋白	+ +	
先天性肾病综合征	+	+
皮肤缺陷	+	+
胎盘血管瘤	+	+

注:(1) + + 表示很高;+ 表示高;- 表示无变化。

　　(2) * 表示症状消退一周内,母体血清甲胎蛋白恢复正常。

母体血清(和羊水)甲胎蛋白升高的原因见表 17.3,以前偶尔会进行羊水穿刺术(进行羊水中甲胎蛋白水平分析和乙酰胆碱酯酶电泳),以降低神经管缺陷检测的假阳性率。实际上，由于系统超声检查的有效性，现在英国很少将羊水穿刺术单独用于神经管缺陷的诊断。

原因不明的 MSAFP 升高与自然流产、早产、死产、低出生体重和围产儿死亡风险增加有关。

二、唐氏综合征

在英国，现推荐在妊娠早期通过 CUBS 法筛查唐氏综合征[在怀孕第(11＋0)～(13＋6)周]。此方法优于目前的怀孕中期生化筛查方案。除了具有更高的灵敏度和特异性外，还可更早诊断出唐氏综合征。CUBS 包括对胎儿颈项透明层(NT)的测量以及生化指标的检测。颈项透明层厚度代表超声检测下的皮肤和覆盖在胎儿颈椎上的软组织之间的半透明液体区域(图 17.2)。其平均正常厚度(最宽处)在怀孕第 13 周时(在矢状面测量)为 1.4～1.5 mm。在唐氏综合征(图 17.3)、18 三体和 13 三体中，颈项透明层厚度通常会增加。例如，84%的唐氏综合征胎儿的颈项透明层厚度≥2.5 mm，而在无唐氏综合征患儿的孕妇中只有 4.5%的颈项透明层厚度≥2.5 mm。目前在妊娠早期检测的生化指标包括游离 β-人绒毛膜促性腺激素(β-hCG，在唐氏综合征孕妇中升高)和妊娠相关血浆蛋白 A(PAPP-A，在唐氏综合征孕妇中降低)(图 17.4)。据报道，不同的检测机构，联合检测这两种生化指标可以使唐氏综合征的检出率为 85%～90%，假阳性率约为 3.5%。然而，为了达到英国国家筛查委员会的新共识标准(假阳性率＜2%，检出率＞90%)，就需要制定新的筛查方案。这要求部分或所有女性在妊娠不同时期采集一份以上的样本。例如，临时协议结合了孕妇年龄、颈项透明层厚度、妊娠早期的游离 β-hCG 和 PAPP-A，并使用高的正常值，以 1.2%的低假阳性率实现了 60%的唐氏综合征检出率。75%的孕妇被确定为极低风险，无需进一步检查。其余的孕妇在妊娠中期使用标准的生化指标进行检测。此方案的假阳性率为 2%，总体检测率＞90%，大大降低了绒毛膜穿刺术(CVS)和羊水穿刺术的需求。妊娠早期筛查不包括 AFP，因为该阶段 AFP 在神经管缺陷或唐氏综合征中与正常孕妇相比无差异(图 17.4 显示了唐氏综合征和正常孕妇 MSAFP、hCG、游离 β-hCG 和 PAPP-A 的分布)。

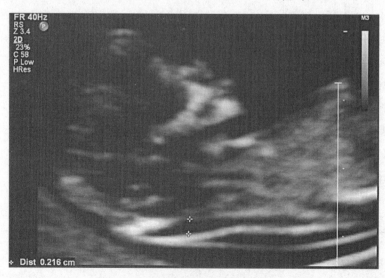

图 17.2　胎儿超声检查

注：用"＋"表示点之间的 NT 值为 2.16 mm。

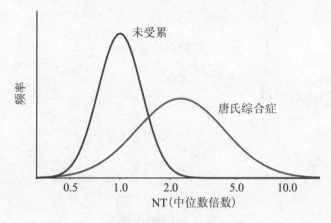

图 17.3　正常孕妇和唐氏综合征孕妇的 NT 值

注：此图由格拉斯哥约克希尔（Yorkhill）医院的珍妮·克罗斯利（Jenny Crossley）和大卫·艾特肯（David Aitken）友情提供。

表 17.4　唐氏综合征筛查方法举例

检测	特征	检测率	假阳性率
仅年龄	为所有 35 岁以上的孕妇提供绒毛膜取样或羊水穿刺术	55%*	20%*
生化三项	妊娠中期（14～20 周）使用 3 种血清标志物（AFP 和总 hCG，或 AFP 和游离 β-hCG）	65%～70%	5%～6%
生化四项	妊娠中期孕妇血清标志物（AFP、Hcg、UE3 和抑制素 A）	75%	5%
CUBS	妊娠早期（10～13 周）超声、NT 和血清（游离 β-hCG 和 PPAP-A）	80%～90%	3.5%
偶发前	CUBS 及标准的妊娠中期检查	＞90%	2%

注：(1) 此表数据主要来自 Aitken 等人发表的文献（详见延伸阅读 Aitken et al.，2007），并添加了 CUBS 的最新结论。

(2) * 表示这种方法的计算数字是在 2008 年，当时英国的分娩年龄中位数为 30 岁，以前，由于孕妇年龄分布较小，这些数字较小，例如，在 1992 年，当分娩的中位年龄为 26 岁时，仅使用年龄的检出率为 32%，假阳性率为 7%。

对于那些无法利用 CUBS 方法检查的孕妇（如预约检查时孕周已超过 14 周），可以进行生化四项检查。这包括对 MSAFP、hCG 或游离 β-hCG、游离雌三醇 3（UE3）和抑制素 A 的检测。例如，患 21 三体或其他常染色体三体疾病的孕妇，其 MSAFP 水平通常在妊娠中期降至中位数的 0.7 倍（图 17.4）。

虽然这些检测结果的正常范围是已知的，但在染色体异常孕妇中，检测数值可能会增加或减少（表 17.5），但这些变化的分子机制尚不清楚。此外，应该指出的是，要注意不同的种族群体需要不同的参考值，例如，亚洲妇女的 MSAFP 水平通常较低（6%），而黑人较高（15%）。

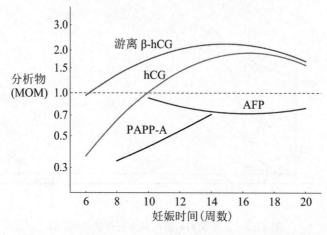

图 17.4　受唐氏综合征影响的孕妇体中分析物浓度变化

注：此图展示了随着怀孕周数的增加，受唐氏综合征影响的孕妇体中分析物浓度的变化（以中位数或 MOM 的倍数表示）。此图由格拉斯哥约克希尔（Yorkhill）医院的珍妮·克罗斯利（Jenny Crossley）和大卫·艾特肯（David Aitken）友情提供。

表 17.5　染色体异常孕妇血清蛋白水平的变化

孕妇血清蛋白水平（妊娠期）	21 三体	18 三体	13 三体
AFP（妊娠中期）	L	L	N/H
hCG（妊娠中期）	H	L	N
游离 β-hCG（妊娠早期）	H	L	L
PAPP-A（妊娠早期）	L	L	L
UE3（妊娠中期）	L	L	L*
抑制素 A（妊娠中期）	H	N	H*

注：（1）L 表示低；H 表示高；N 表示正常。如今，UE3 和抑制素 A 的检查逐渐纳入怀孕中期筛查方案中，此表中的数据来自 Aitken 等人发表的文献（详见延伸阅读 Aitken 等，2007）。

（2）＊表示基于很小的人口数。

对于那些在妊娠早期或中期筛查中被评估为子代患唐氏综合征（或 18 三体或 13 三体）风险很高的孕妇，可以分别进行绒毛膜穿刺术或羊水穿刺术等侵入性检查，然后通过荧光定量聚合酶链反应（QF-PCR，见第七章）进行检测。

纵观筛查发展，最初鉴于 21 三体（作为胎儿染色体异常中最常见的类型）的发病率随着孕妇年龄的增加而增加，绒毛膜穿刺术或羊水穿刺术仅限于向 35 岁及以上的孕妇提供（表 18.8）。随后，向所有孕妇提供中期生化筛查，将孕妇血清生化指标（MSAP 和 hCG 的数值）与孕妇的年龄风险结合起来，从而扩大筛查范围，包括那些具有风险的年轻孕妇。灵敏度可达到 65%～70%，假阳性率仅为 5%～6%。相比之下，仅根据孕妇年龄进行的筛查，只有 32% 的灵敏度，假阳性率达到 7%（表 17.4）。

最近的一项研究得出如下结论，从 1989 年到 2008 年，英格兰和威尔士受唐氏综合征影响的活产儿数量预计将增加 48%（由于孕妇年龄上升），但这似乎已经被产前筛查技术的提高和后续的提前终止妊娠所抵消，因此比例几乎保持不变（详见延伸阅读 Morris，

Alberman,2009)。

虽然颈项透明层检查可能是目前广泛应用且最有效的检测胎儿染色体异常的标记物，但为了从它所提供的信息中获益，孕妇必须在怀孕第(11+0)～(13+6)周这一相当狭窄的时间窗口内进行筛查。如上所述，对于错过颈项透明层检查时间窗口的人，可提供妊娠中期筛查。还应注意的是，非整倍体以外的胎儿异常，如心脏缺陷，可能与妊娠早期异常升高的颈项透明层厚度有关。因此，当颈项透明层厚度显著增加时(如超过中位数的2.5倍或超过3 mm)，而胎儿染色体正常，建议进行妊娠中期或胎儿超声心动图检查。

未来的三体检测方法可能涉及检测母体血液中胎儿 DNA 或 RNA 是否异常。实际上，越来越多的证据表明，尽管目前成本非常高(详见延伸阅读 Fan et al.,2008)，但通过检测母体循环中的胎儿核酸来筛查孕妇染色体异常是可能的。若结果可靠，它将提供比 CUBS 更灵敏的无创检测手段。

第二节　新生儿筛查

新生儿筛查(Neonatal Screening)于1961年(用于苯丙酮尿症)首次引入，它的成功促进了其他新生儿筛查实验的发展。这些检查通常在干血片上进行，血片是在出生后的第5～7天内从足跟穿刺采集(如用滤纸干血片)的。在许多西方国家，几乎所有的新生儿都是通过这种方式进行检测的。

根据区域的不同，需针对多种儿童疾病进行不同的新生儿筛查，这些疾病可能包括苯丙酮尿症(PKU)、先天性甲状腺功能减退、囊性纤维化(CF)和血红蛋白病(表17.6)。随着先进的检测方法的问世，如串联质谱法，可筛查的范围已大大增加。例如，在苏格兰，目前常规新生儿筛查项目包括检测 PKU、先天性甲状腺功能减退和 CF(详见下文)。2010年，将增加对中链酰基辅酶 A 脱氢酶缺乏症(MCADD)和镰状细胞病的检测。其他国家/地区则实行更广泛的筛查计划。

表17.6　新生儿筛查方案中包括的几种疾病

新生儿筛查方案中的几种疾病
苯丙酮尿症
先天性甲状腺功能减退
囊性纤维化
半乳糖血症(在英国不再推荐)
先天性肾上腺增生(英国除外)
血红蛋白病(如镰状细胞病)
中链酰基辅酶 A 脱氢酶缺乏症

注：(1) 中链酰基辅酶 A 脱氢酶缺乏症(MCADD)，于2009年3月引入英国，于2010年引入苏格兰。

(2) 有关英国开展项目的详细标准，请参见 National Screening Committee Website 网站。

PKU 是一种可治疗的常染色体隐性遗传病,表现为学习障碍,是由 12 号染色体上的 *PAH* 基因突变引起的苯丙氨酸羟化酶缺陷所致的。对于患有 PKU 的儿童,如果要正常发育,则必须进行早期诊断和治疗。然而,新生儿几乎没有体征。干血片中苯丙氨酸水平的升高现在可以通过串联质谱法检测(但以前是通过 *Guthrie* 细菌抑制实验确认的)。由于早产或酶成熟延迟而引起的苯丙氨酸轻度升高并不少见,可以通过重复检测将其排除。假阴性很少见。

同样,先天性甲状腺功能减退在早期诊断和治疗的情况下患儿可继续正常发育,但新生儿几乎没有明显症状(表 17.7)。在干血片上测量促甲状腺激素(TSH),患有原发性甲状腺功能减退的新生儿促甲状腺激素水平升高。需复查的概率为 0.05%,假阴性似乎很少。在英国,先天性甲状腺功能减退的发病率为 1/3000~1/4000,而在亚洲人中为 1/900,在非裔美国人中为 1/20000~1/30000。尽管偶尔是由甲状腺合成途径中的酶缺陷(为常染色体隐性遗传病)所引起的(在这种情况下通常是甲状腺肿),但大多数是散发的甲状腺发育异常,复发风险低。

表 17.7　通过新生儿筛查诊断出先天性甲状腺功能低下的婴儿体征

体征	概率
持久性黄疸	80%
开放性囟门	60%
喂养不良	60%
大舌头	47%
低温	40%
脐疝	35%
嘶哑的哭声	18%
促甲状腺激素升高	100%

一、囊性纤维化

囊性纤维化(Cystic Fibrosis)是北欧和美国最常见的严重常染色体隐性遗传病。在第十五章中已详细描述,囊性纤维化作为常染色体隐性遗传病,是由囊性纤维化跨膜电导调节基因(*CFTR*)中的多种突变引起的(超过 1000 种)。在英国,这种疾病在新生儿中的发病率为 1/2500,在非洲本土人和亚洲人中发病率远低于欧洲白种人。*CFTR* 基因中 3 bp 的缺失,导致其翻译的蛋白质中第 508 位(ΔF508)氨基酸丢失是最常见的突变。该突变占白种人等位基因突变的 70%。ΔF508 患者的蛋白质在翻译后被异常加工,并在到达其功能位点之前被降解。其他大多数突变都很少见,尽管有一些与特定的种族群体有关,如 W1282X 突变,它约占阿什肯纳兹犹太人突变等位基因的一半。

病人通常会表现为反复继发感染的慢性肺部疾病、胰腺功能不全,在男性中,由于先天性双侧输精管缺如而导致不育。临床严重程度差异很大,在某种程度上取决于基因型。ΔF508 *CFTR* 纯合突变个体一般都患有胰腺功能不全,但肺部疾病的严重程度差别很大。

病人通常在成年早期发病,超过 30 岁生存率会增加。

越来越多的地区正在提供新生儿筛查,因为人们相信,早期使用抗生素进行预防性干预可以改善临床情况。最初的筛查实验在干血片上进行,用来测量新生儿时期血清免疫反应性胰蛋白酶原水平。胰蛋白酶原是由胰腺产生的,在囊性纤维化患者中释放到循环中的量增加,可能是由胰管分泌异常所致的。这项筛查有很高的灵敏度,但特异性不高,对于那些初始免疫反应中胰蛋白酶原(IRT)结果升高的新生儿来说,额外的筛查非常有必要(图17.5)。进一步的检查包括重复的胰蛋白酶原分析,如果再次升高,将进行 *CFTR* 基因常见突变的分子遗传学筛查。如果检测到两个致病突变,则诊断为囊性纤维化,再进行汗液实验以进行确诊。如果只检测到一个致病突变,则在出生 27 天时进行进一步的胰蛋白酶原检测。如果此时低于预先定义的临界值(如 60 ng/mL),则该儿童被视为囊性纤维化携带者。然而,如果再次发现它大于阈值,则通常进行汗液检查(并能进行更全面的 *CFTR* 基因突变分析),以防该儿童确实是患者(具有在初筛中未查到的 *CFTR* 基因的第二个突变)。这一策略目前在苏格兰每年用于约 6 万名新生儿的检测,需要对其中约 360 名新生儿进行囊性纤维化突变筛查。在这些人群中,大约有 30 人(1/12)被发现是 CF 患者(还有大约 30 人是携带者)。因此,检测囊性纤维化的胰蛋白酶原实验的阳性预测值约为 1/12,即 8.3%。

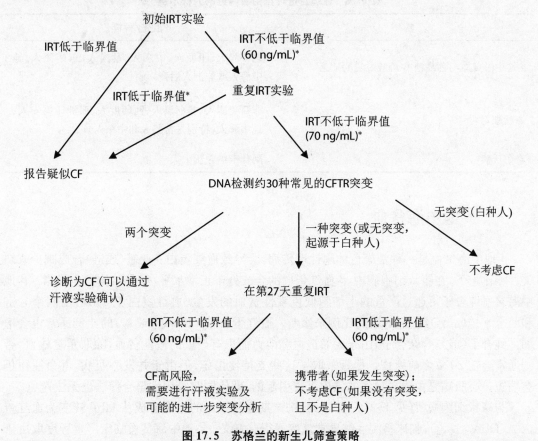

图 17.5　苏格兰的新生儿筛查策略

注:此策略通过免疫反应中的胰蛋白酶原(IRT)和突变分析检测 CF。根据测试的阶段,目前使用的临界值(用 * 表示)为 60 ng/mL 和 70 ng/mL。为了易于说明,已对该策略进行了简化。此图根据格拉斯哥约克希尔(Yorkhill)医院的珍妮·克罗斯利(Jenny Crossley)和大卫·艾特肯(David Aitken)提供的资料改编而成。

一项随机对照实验表明,新生儿囊性纤维化筛查降低了患儿严重营养不良的概率(详见延伸阅读 Southern et al. ,2009)。除了能早期发现患儿外,还可以就复发的可能性向父母提供遗传咨询,为他们提供产前诊断,并对亲属进行级联筛查。

第三节　成人群体中携带者筛查

成人携带者筛查(Carrier Detection in the Adult Population)的目的是让优生优育计划能够在早期进行,最好是在怀孕之前。目前,在英国,携带者检测的群体遗传筛查主要集中在 β-地中海贫血和泰萨氏病(Tay-Sachs Disease)(表 17.8)等特定单基因遗传病高风险族群。目前,这种检测仅在自愿参与的情况下进行。在一些国家,针对 β-地中海贫血的人群携带者筛查项目是强制性的(详见延伸阅读 Zlotogora,2009)。携带者筛查项目也可用于多种遗传病类型,如在英国,携带者筛查项目也应用于参加临床遗传检测并确定有该病的家庭〔如血色病(Haemochromatosis)或囊性纤维化(CF)〕。

表 17.8　最适合进行携带者筛查的人群示例

疾病	祖先/种群
β-地中海贫血与葡萄糖-6-磷酸脱氢酶缺乏	地中海人、印度人、中东人、泰国人、东南亚人、地中海人或非洲人后裔
镰状细胞病	非裔美国人、非洲黑人、西印度人、亚洲印第安人、地中海人(特别是希腊人和中东人)
泰萨氏病	阿什卡纳兹犹太人

一、β-地中海贫血

β-地中海贫血是一种常染色体隐性遗传病,会导致血红蛋白 β 亚基(或链)合成减少或缺失。相比之下,在镰状细胞病中,β-血红蛋白的合成处于正常水平,但其结构发生异常。β-地中海贫血纯合子可通过严重的小细胞低色素性贫血的发生、血红蛋白 F〔HbF,由两个 α 链和两个 γ 链($\alpha_2\gamma_2$)组成〕的增加比例来诊断。血红蛋白 A_2(HbA$_2$：$\alpha_2\delta_2$)的比例通常也会增加。纯合子(或复合杂合子)由于无效造血和溶血而患有严重的慢性贫血,除非重复输血,否则通常会在 20 岁之前死亡。尽管采取了这些支持性措施,但由于并发心肌病,寿命往往仍会缩短。心肌病是由输血导致的铁质沉着引起的,即使同时采用铁螯合疗法也无法避免。

与镰状细胞病(详见下文)一样,一旦围产期血红蛋白的生理合成从 HbF 转变为血红蛋白 A(HbA：$\alpha_2\beta_2$),临床检测 β 链异常就变得很有意义。β-地中海贫血临床严重程度取决于特定的分子损伤,如 β-珠蛋白链合成下降(存在等位基因的 β^+ 突变)或 β-珠蛋白链合成完全抑制(当存在等位基因的 β^0 突变)以及与其他血红蛋白病(如已知的 Hb S、C、E、O_{Arab} 和 Lepore)同时发生。HLA 全相合同胞骨髓移植可以治愈重型 β-地中海贫血。

β-地中海贫血的杂合子频率在不同人群中差异很大,但在地中海国家和东南亚地区特别高。因此,这些种群的人有必要进行携带者筛查。携带者(轻型 β-地中海贫血)可以通过血象检查发现小细胞(红细胞平均体积 $<$ 80 fL)、低红细胞平均血红蛋白浓度(低于 27 pg)以及血红蛋白电泳发现 HbA_2 浓度升高(超过 3.5%;正常高限是 2.5%)来确定。携带者检测可以提供遗传咨询并在夫妇双方均为杂合子时进行产前诊断(通过对绒毛样本进行 DNA 分析,或者在少数情况下通过取胎儿血液进行血液学分析)。因此,在这类夫妇中,在确定为携带者后,通常会进行分子遗传学分析,以确定 β-血红蛋白位点(致病基因 *HBB*)的致病性突变。β-地中海贫血由 11p15.5 上的 *HBB* 基因突变所致,目前已发现 200 多种突变。突变以单核苷酸替换、缺失或插入为主,基因大片段缺失少见。自然选择导致地中海地区人群(如塞浦路斯人 1/6,希腊人 1/14)、亚洲印第安人(1/6~1/50)和中国人(1/50)β-地中海贫血的致病突变携带者频率更高。在每个群体中,少数(4~10 个)特异性突变往往高发,如在印度和泰国人群中 β-珠蛋白基因 1 号内含子的第 5 位核苷酸处的剪接位点突变(c. 92 + 5G $>$ C)和撒丁人中的特异性无义突变(p. Gln39X)。夫妇携带者筛查的引入,特别是在塞浦路斯和撒丁岛,大大降低了 β-地中海贫血纯合子的出生频率。

镰状细胞病是另一种发生在地中海和印度人群中的常染色体隐性遗传性血红蛋白病,但在非洲黑人中尤为好发。镰状细胞病杂合子可以通过将红细胞暴露在极低氧浓度下(化学药物诱导)证实镰状细胞的存在(镰状细胞实验),或通过高效液相色谱、等电聚焦或 DNA 分析等方法来检测。杂合子检测可以提供遗传咨询,并在麻醉师进行手术之前给予提醒和指导麻醉。对于 β-地中海贫血,大多数珠蛋白链结构变异是由点突变引起的单一氨基酸替代所致的。最常见的镰状细胞病等位基因——HbS(11 号染色体上的 β-珠蛋白基因),通常在其第 6 位密码子中有一个单核苷酸被替换。这会导致极性氨基酸谷氨酸被非极性氨基酸缬氨酸取代。因此,它会导致 HbS 在脱氧时聚合,红细胞变形成镰刀状。镰状细胞病患者通常是 HbS 的纯合突变体。然而,一些患者是复合杂合子,具有单一的 HbS 等位基因,其与 HbC 或 β-地中海贫血等位基因相结合,二者确切的比例存在地域差异。由 SS 和 Sβ^0 基因型所导致的临床表型通常比 SC 和 Sβ^+ 基因型所导致的临床表型更严重。然而,镰状细胞病的携带者筛查并没有像 β-地中海贫血那样得到广泛应用。

二、泰萨氏病

泰萨氏病(Tay-Sachs Disease,TSD)是由 β-N-乙酰己糖胺酶 A(HexA)α 链突变所导致的常染色体隐性遗传性神经退行性疾病。在婴儿晚期会出现明显的进行性神经异常,通常在 4 岁左右死亡。因缺乏 HexA 导致其底物神经节苷脂 GM_2 在溶酶体中聚集并引起神经毒性。眼底镜检查可见有诊断意义的"桃红色"斑点(90% 的病人存在),并通过血清检查发现 HexA 活性的降低而进一步证实。

这一常染色体隐性遗传病的杂合子频率在阿什卡纳兹犹太人中为 1/30,而赛法迪(Sephardic)犹太人和其他族群仅为 1/300。携带者可通过测定血清中(怀孕时测定白细胞更可靠)的 HexA 浓度或 DNA 分析来检测。在阿什卡纳兹犹太人中,有两种特别常见的突变:11 号外显子的 4 bp 插入和 12 号内含子的剪接位点突变。携带者检测可以为高风险夫妇提供遗传咨询和产前诊断。产前诊断可以通过 DNA 分析或绒毛(或羊膜细胞)中 HexA 的芯片检测。以前,北美阿什卡纳兹犹太人 TSD 的发病率是 1/3600。然而,经过广泛的教育、人群携带者筛查和遗传咨询,发病率降低了 90% 以上(详见延伸阅读 Kaback,2000)。

除了阿什卡纳兹犹太人外,还发现了其他携带者频率较高的群体。这些人包括路易斯安那州的卡津人和魁北克东部的法裔加拿大人(详见延伸阅读 Roe,Shur,2007)。

三、血色病

血色病(Haemochromatosis)属于慢性铁负荷过多疾病,是常染色体隐性遗传病。未治疗时出现的并发症包括糖尿病、肝硬化、心肌病、关节病、阳痿和肝细胞癌(通常在发生肝硬化后)。

在白种人中,血色病几乎都是由染色体 6p21 上的 HFE 基因突变引起的。两种突变最常见,即 C282Y 和 H63D。H63D 的遗传致病性低于 C282Y。因此,血色病在临床上可能在 C282Y 纯合子和 C282Y/H63D 复合杂合子中发生(尽管不太常见),但在 H63D 纯合子中不发生。白种人中携带者的频率接近 1/10。直接通过 DNA 分析可以检测病人家系中的携带者。纯合子的临床外显率与年龄有关,并且似乎很低(可能低于 5%,尽管精确的数据还不清楚)。在 C282Y 纯合子中,作为患者的一级亲属,其外显率高于在普通人群中检测到的纯合子,这可能是因为前者更容易携带(未识别的)疾病相关的修饰基因变异。此外,女性 C282Y 纯合子的风险约比男性低 10 倍。通常的做法是对患者的父母和成年兄弟姐妹进行基因检测。如果患者有子女,可以对他的伴侣进行基因检测来确定后代的患病风险。如果她是一个携带者(或者拒绝接受测试),可以在青少年时期对其子代进行基因检测。

C282Y 纯合子(或 C282Y/H63D 复合杂合子)的个体可以接受常规的铁测试,如果铁测试结果明显异常,他们可以按要求进行常规的静脉放血治疗,以防发生临床并发症。患者的铁测试通常显示血清铁、转铁蛋白饱和度(检测患者的首选筛查实验)、血清铁蛋白和肝活检(如果发现血清铁蛋白浓度大于 1000 ng/mL,则可以检测是否存在肝硬化)中肝脏铁含量等升高。反复静脉切开放血治疗可减少铁负荷并改善预后,如果在发生上述并发症之前开始治疗,那么预期寿命接近正常人。杂合子通常没有临床表型产生。

第四节　成人症状前筛查

成人症状前筛查(Presymptomatic Screening of Adults)可提供给某些遗传病患者的亲属,虽然他们还未出现临床表型,但这些遗传病通常表现为延迟显性。在家系患者有明确的一个或多个致病性突变时,可以为其亲属提供遗传咨询和突变检测。其目的是确定哪些家庭成员(虽然尚未出现表型)有发生这种疾病的重大风险,并因此可能从临床筛查中获益。筛查内容如下:监测遗传性癌症基因携带者的肿瘤发生情况或进行预防性手术(见第十三章);监测家族性肥厚型心肌病致病突变携带者的心脏状况;以及在有家族性长 QT 综合征突变的亲属中使用 β 受体阻滞剂或植入式心脏复律除颤器(ICD)进行治疗。

未来,对成年期常见慢性病的"高危"基因型的鉴定有望成为可能,而对这些个体进行筛查鉴定,可能有助于避免环境诱因,从而有助于预防疾病。事实上,许多研究已经确定了几种常见的基因变异(主要是单核苷酸多态性或 SNPs),每种变异都会使病情发生的可能性升高或降低。对这几种变异进行联合分析有助于评估患病风险。在实践中,目前此类检测成本昂贵,非遗传因素往往是未知的,并且许多关于遗传因素的知识尚待完善。因此,目前对这类基因变异进行检测的临床价值存在争议,而且这种类型的检测目前在英国的遗传诊所中还没有。

章末小结

■ 人群筛查计划应符合某些特定的条件,包括具有一定的发病率、早期诊断对该病的意义、足够低的假阳性率(即高特异性)和足够低的假阴性率(即高灵敏度)。此外,收益必须大于成本。

■ 广泛应用的产前筛查策略包括妊娠早期通过 CUBS 筛查唐氏综合征,妊娠中期通过系统超声筛查胎儿结构畸形[如神经管缺陷(NTDs)]。

■ 新生儿筛查可能包括一些儿童疾病的检查,如苯丙酮尿症(PKU)、先天性甲状腺功能减退、囊性纤维化(CF)、血红蛋白病、中链酰基辅酶 A 脱氢酶缺乏症(MCADD)和镰状细胞病。

■ 可通过 DNA 检测对成年人进行筛查,以检测突变携带者,以便在早期知情的情况下优生优育。这种检测通常提供给那些对特定的单基因遗传病(如 β-地中海贫血或泰萨氏病)具有高携带率的人群。

■ 可以对某些特定成年期发病的疾病且有高患病风险的成年人进行适当的临床筛查。例如,可以对遗传了癌症易感基因突变的个体进行临床筛查以期早期检测肿瘤。如果在患者的亲属中检测到了突变,就可能需要进行症状前 DNA 检测,提供适当的咨询并进行随访。

延伸阅读

Aitken D A, Crossley J A, Spencer K, 2007. Emery & Rimoin's Principles & Practice of Medical Genetics[M]. 5th ed. Edinburgh: Churchill Livingstone Edinburgh.

Fan H C, Blumenfeld Y J, Chitkara U, 2008. Noninvasive Diagnosis of Fetal Aneuploidy by Shotgun Sequencing DNA from Maternal Blood[J]. Proc. Natl. Acad. Sci., 105: 16266-16271.

Kaback M M, 2000. Population-based Genetic Screening for Reproductive Counseling: the Tay-Sachs Disease Model[J]. Eur. J. Pediatr., 159: 192-195.

Morris J K, Alberman E, 2009. Trends in Down's Syndrome Live Births and Antenatal Diagnoses in England and Wales from 1989 to 2008: Analysis of Data from the National Down Syndrome Cytogenetic Register[J]. BMJ, 339: 1188.

Roe A M, Shur N, 2007. From New Screens to Discovered Genes: the Successful Past and Promising Present of Single Gene Disorders[J]. Am. J. Med. Genet. C. Semin. Med. Genet., 145: 77-86.

Southern K W, Mérelle M M, Dankert-Roelse J E, 2009. Newborn Screening for Cystic Fibrosis[J]. Cochrane. Database. Syst. Rev., CD001: 402.

Stenhouse E J,Crossley J A,Aitken D A,2004. First-trimester Combined Ultrasound and Biochemical Screening for Down Syndrome in Routine Clinical Practice[J]. Prenat. Diagn.,24:774-780.

Vadiveloo T,Crossley J A,Aitken D A,2009. First-trimester Contingent Screening for Down Syndrome Can Reduce the Number of Nuchal Translucency Measurements Required[J].Prenat.Diagn.,29:79-82.

Zlotogora J,2009. Population Programs for the Detection of Couples at Risk for Severe Monogenic Genetic Diseases[J].Hum.Genet.,126:247-253.

网络资源

英国国家筛查委员会(UK National Screening Committee):

http://www.screening.nhs.uk(有关在产前、新生儿、儿童期和成年期进行各种疾病筛查的信息和政策摘要)

http://www.screening.nhs.uk/criteria(用于决定是否对特定情况进行筛查的详细标准)

自测题

1.(多选)一位 35 岁的妇女在第一次怀孕的前三个月接受了血清生化筛查(游离β-hCG和 PAPP-A)和 NT 测量,发现其胎儿患有唐氏综合征的风险很高,并接受了侵入性检查[通过绒毛取样(CVS)或后来的羊膜穿刺术,然后进行 DNA 检测和核型分析]。以下哪项是正确的?(　　)

A. 颈项透明层检查是检测胎儿颈部皮肤下的液体,在唐氏综合征中液体的量通常是增加的

B. 生化指标随怀孕周数而变化

C. 吸烟不影响生化指标

D. 在 CVS 或羊膜穿刺术后,可通过 QF-PCR 快速检测 21 三体,随后通过全核型分析进行确认

E. 在这种情况下,不可能检测到无关的染色体异常,如性染色体异常

2.(多选)如图 17.6 所示,下列哪项是正确的?(　　)

A. 新生儿免疫反应中的胰蛋白酶原(IRT)升高是其患有囊性纤维化(CF)的可靠指标

B. 在子女中检测到一种 *CFTR* 基因突变后,应该对父母进行检测,以便通过级联筛查检测出家系中 *CFTR* 基因突变携带者,并为有受孕风险的亲属提供遗传咨询

C. ΔF508 *CFTR* 突变是一种移码突变

D. ΔF508 突变是致病性的,其会导致 CFTR 翻译减少,从而影响 CFTR 蛋白的合成

E. 在没有任何其他家族病史的情况下,新生儿患者的健康婶婶和叔叔每个人都有大约

50%的可能是携带者

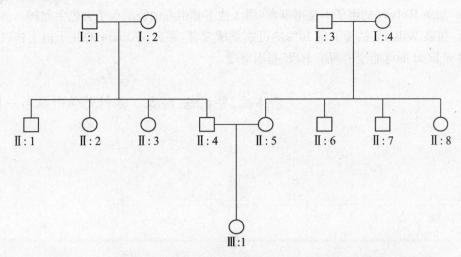

图 17.6　一对健康夫妇的女儿菲奥娜(Fiona)(图中 Ⅲ：1)基因检测发现其

CFTR 基因的 ΔF508 发生纯合突变

注:菲奥娜在常规新生儿筛查中检测到血清免疫反应性胰蛋白酶原(IRT)水平升高后进行基因检测。

3.(多选)一名健康的 27 岁希腊族塞浦路斯妇女在筛查中发现红细胞体积异常小,红细胞平均体积为 76 fL,平均细胞血红蛋白含量仅为 22 pg。以下哪项是正确的?(　　)

　A. 她很有可能是 β-地中海贫血的携带者

　B. β-地中海贫血携带者的血红蛋白电泳显示 HbA$_2$ 的比例降低

　C. 如果发现她是携带者,那么她的伴侣应该接受 β-地中海贫血携带者状态的筛查

　D. 由于突变种类繁多,突变分析通常很难进行

　E. 大多数是缺失突变

4.米勒(Miller)夫妇是纽约的一对阿什卡纳兹犹太人夫妇,他们在结婚后不久就接受了泰萨氏病的携带者检测。两者都被发现是携带者。以下哪项是正确的?(　　)

　A. 可能需要进行产前诊断

　B. 这种疾病通常导致青少年早期死亡

　C. 在西班牙系犹太人中携带者频率特别高

　D. 酶替代疗法对本病十分有效

　E. 神经节苷脂 GM$_2$ 在线粒体中的积累是神经元死亡的原因

5.(多选)一个 25 岁的男人罗伯特(Robert)寻求建议。他的弟弟威廉(William)在 44 岁时被诊断患有血色素沉着症,有肝硬化和糖尿病病史,并且在 *HFE* 基因中发现了两个 C282Y 突变。Robert 本人情况良好,但尚未接受任何检查。以下哪项是正确的?(　　)

　A. Robert 是杂合子的风险为 2/3

　B. 他发生血色病的可能性约为 25%

　C. 如果 Robert 在适当的时候被发现患有早期血色素沉着症,那么定期的静脉切开放

血治疗应该能使他获得正常的预期寿命

　　D. 如果 Robert 的妻子不是携带者,那么他不必担心他们的孩子会患上此病

　　E. 如果 William 的妻子有 10% 的可能是携带者,那么 William 的儿子格雷格(Greig)目前将有 1/20 的可能遗传两个 *HFE* 基因突变

（李伟生、鲁礼魁、孙淼　苏州大学附属第一医院）

第十八章 一种或多种先天性畸形的家族史

关键知识点

- 病因学
- 染色体病
- 神经管缺陷
- 致畸效应
- 多发畸形综合征

导言

畸形(Malformation)是指器官或组织在正常发育或形态形成过程中出现原发性的异常。因此所有的畸形都是先天性的(即在出生时已经发生),尽管这些畸形可能需要出生后才能诊断出来,特别是对于显微层面的改变或者内部器官受累的先天性畸形。畸形可能是单发,也可能是多发,临床意义也有大有小。大约14%的新生儿存在单发的微小畸形,而3%具有单发的严重畸形,此外,0.7%的新生儿具有严重的多发畸形(表18.1)。严重畸形在妊娠早期发生率较高(10%~15%),但是大部分畸形胎儿会发生自然流产(图18.1)。表18.2列出了部分常见的先天性微小畸形,这些畸形本身并没有临床意义,但是应该提醒临床医生与其相关的严重畸形发生的可能性,因为在20%的新生儿中,这些严重畸形与多发性的微小畸形是并发的。

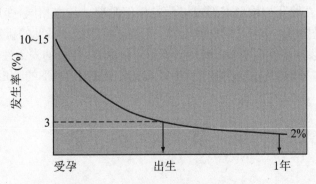

图 18.1 先天性严重畸形的发生率

表 18.1 先天性畸形及变形的分类及出生频率

分类	单发/多发	频率
微小畸形	单发	140/1000
	多发	5/1000
严重畸形	单发	30/1000
	多发	7/1000
变形	单发	14/1000
	多发	6/1000

表 18.2 先天性微小畸形

先天性微小畸形种类
内眦赘皮
眼睑裂上斜或下斜
虹膜缺损
耳廓突起
悬雍垂裂
断掌（通贯掌纹）
小指弯斜
软组织性并指
蒙古斑
血管瘤
脐疝
轻度尿道下裂
单脐动脉

破损（Disruption）（或继发畸形）是由于之前正常的器官或组织发生破坏导致的形态缺陷。破损可以发生在胎儿初始形态形成以后的任何时期。与之相同，变形（Deformation）也在胚胎期后发生，是指由外来异常的机械压力引起的形状改变，约 2% 的新生儿会存在变形，其中 1/3 的新生儿会发生多发性变形。畸形和变形可能共存，严重的先天性畸形的胎儿发生变形的风险会增加 8%，特别是对于存在中枢神经系统或者泌尿道畸形的胎儿更容易发生变形。

第一节 病因学

表 18.3 列出了先天性畸形的已知病因，其中多基因遗传病是最常见的病因，其次是单基因和染色体疾病。因此，遗传因素至少占所有已知病因的 1/3。

所有常染色体可见的重复和缺失都与学习障碍、出生后生长缺陷和形态异常（Dysmorphic Feature）相关，多发性畸形及胎儿宫内生长受限也很常见，且其严重程度与染色体不平衡的程度大致相关。严重的先天性畸形（包括组织发育异常）是超过 250 种单基因遗传病的一种常见或者持续的特征。鉴于其具有高度的复发风险，识别这些单基因遗传病及遗传性的染色体结构重组具有重要的临床意义。

表 18.3　先天性严重畸形的病因

病因	概率
特发性	50%
多基因	30%
单基因	7.5%
染色体	6%
母体疾病	3%
先天性感染	2%
药物、X 线、酒精	1.5%

母亲的状况如糖尿病、癫痫、酒精滥用及苯丙酮尿症等与胎儿畸形风险增加相关。患有癫痫的母亲的胎儿发生畸形的风险升高（约 6%，特别是先天性唇裂和先天性心脏病的风险升高），但是很难区分该风险是由于疾病还是孕期用药（如下文详述的胎儿丙戊酸钠综合征）导致的。未经治疗的苯丙酮尿症患者怀孕时会引起胎儿智力发育迟缓、小头畸形（图 18.2）和先天性心脏病的风险升高（25%）。

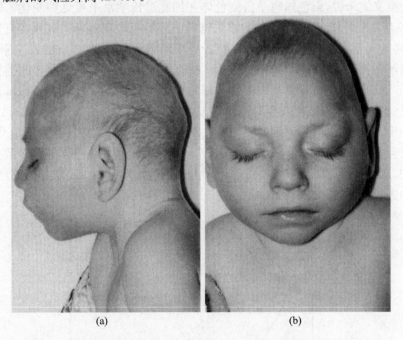

(a)　　　　　　　　　　(b)

图 18.2　小头畸形儿，因为头小显得耳朵相对很大

变形，如先天性的髋关节脱位或马蹄形足内翻（马蹄足），是由于各种因素限制胎儿活动从而造成胎儿长期受压于一种非正常的姿势引起的。造成变形的因素可能是内源性的，也可能是外源性的（表 18.4）。变形可以在新生儿期通过压力矫正达到完全恢复的效果（表 18.5）。

表 18.4　先天性变形的病因

病因	症状
内源性因素	神经肌肉疾病、结缔组织缺陷、中枢神经系统畸形
外源性因素	初产妇、身材矮小、羊水过少、臀先露、子宫畸形、多胎妊娠

表 18.5　先天性变形

种类
畸形足(马蹄足内翻)
先天性髋关节脱位
先天性体位性脊柱侧凸
斜头畸形(扁头综合征)
斜颈
下颌偏斜(下颌骨不对称)

第二节　染色体病

从传统意义上来说,染色体病是指染色体在细胞遗传学水平可见的变化。所有的孕妇中大约 20% 存在染色体异常,但是绝大多数这样的胚胎会出现着床失败或者自然流产的情况,导致最终的出生率只有 0.6%(图 18.3)。在早期流产中,染色体病的发生率约为 60%,而在晚期流产和死产中,其发生率只有 5%。在不同的人群中染色体异常的类型也有所不同。表 18.6 列出了早期自然流产中染色体异常的类型,除了 1 号染色体以外,其他常染色体三体都已经被发现,且 16 号染色体三体的发生率特别高。但与此相反的是,16 三体从未在新生儿中出现,因为没有可识别的胚胎形成。三倍体的胎儿虽然有存活到足月的可能性,但是大部分会发生流产。因此,总体来讲,引起早期自然流产的染色体异常多数是对胎儿有严重影响的。此外,除了 45,X(特纳综合征)外,性染色体异常很少引起早期流产,这些已经在第六章中进行了详述。

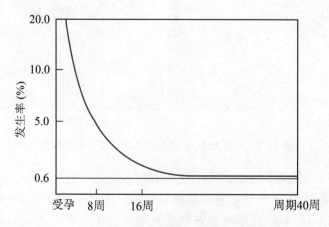

图 18.3　染色体异常的发生频率

表 18.6 早期自然流产中染色体的变化

变化	概率
表面正常	40%
异常	60%
三体	30%
45,X	10%
三倍体	10%
四倍体	5%
其他	5%

　　表 18.7 列出了新生儿中最常见的染色体异常,虽然并不是所有的染色体改变都与疾病相关,但总体来讲,常染色体异常比性染色体异常更加严重,此外,缺失比重复更加严重。在常染色体异常中,学习障碍、多发性先天性畸形、形态异常、生长受限(出生前或出生后)均是常见的症状。尽管特征性的临床表现模式可能提示染色体疾病的类型,但是没有任何单独的临床表现只特异性地指示一种染色体异常。

表 18.7 新生儿染色体异常

染色体异常类型	出生频率
平衡异位	1/500
非平衡异位	1/2000
臂间倒位	1/100
21 三体	1/700
18 三体	1/3000
13 三体	1/5000
47,XXY	1/1000 男性
47,XYY	1/1000 男性
47,XXX	1/1000 女性
45,X	1/5000 女性

　　确切的复发风险随着染色体异常的类型而变化,但是对于高危夫妇,产前诊断是一个较好的选择。如果患儿是规则的非整倍体,则不需要进行父母染色体核型检查,但如果患儿出现染色体部分重复或缺失,则必须进行父母染色体核型检查。如果父母双方有一方出现染色体结构的平衡异位,则需要扩大家系检测。染色体结构异常,如异位、缺失、倒位等已在第七章中详述。

一、21 三体综合征(唐氏综合征)

　　21 三体综合征患儿的出生率约为 1/700,意味着每 700 个活产婴儿就有 1 个 21 三体,怀孕期间的发生率更高,但是超过 60% 会出现自然流产而且至少 20% 会出现死产。随着孕妇年龄的升高,21 三体综合征患儿的发生率升高(表 18.8),因此,在怀孕 16 周时(羊膜穿刺的常规时间)进行检测,35 岁的母亲怀 21 三体胎儿的概率为 1/300,而 45 岁的女性的发生率上升至 1/22。

21 三体的面部特征是形态异常的综合表现,可以作为临床诊断的指标。主要表现为眼裂上斜、虹膜斑点[布鲁什菲尔德(Brushfield)斑]、鼻子小且面部扁平[图 18.4(a)]。在产前检查中,孕 10~13 周进行超声检查可能会发现颈项透明层增厚(见十七章)。21 三体综合征新生儿肌张力明显降低,此外,颈部周围皮肤皱褶也是其与其他几种染色体异常常见的一种特征。多数患者颅骨较短且畸形、耳位置较低,断掌[图 12.4 和图 18.4(b)]较为常见(50%),且小指较短且弯曲(50%),部分患者可能出现第一、二脚趾之间间隙增宽。

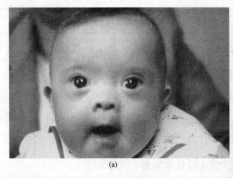
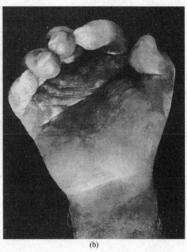

图 18.4　21 三体综合征的表型

注:图(a)为面部,图(b)为患儿的断掌(通贯掌纹)。

学习障碍也是 21 三体综合征的重要特征,其 IQ 通常低于 50,否则则需要考虑嵌合体的可能性。在 21 三体综合征者中先天性心脏畸形的发生率超过 40%,特别是心内膜垫缺损较为常见,此外,十二指肠闭锁也有可能发生。其他的症状主要包括白内障(2%)、癫痫(10%)、甲状腺功能低下(20%~40%),急性白血病(1%~2%)、寰枢椎不稳定(有 2%~3%出现症状,但是 18%存在影像学证据)等。

当出现严重的心脏畸形时,患儿容易在婴儿期死亡,但是一旦度过这个时期,大部分患儿可以顺利存活到成年。在学龄期重度学习障碍的儿童中,21 三体综合征患儿约占1/4,他们大部分可以行走并学会简单的语言,其青春期通常会出现延迟发育且不能发育完全的情况,成人的身高可达 150 cm 左右。在 40 岁以后患者经常会发生早老性痴呆,其神经病理学表现与阿尔茨海默症相似(见十四章)。

(一) 病因学

绝大多数唐氏综合征患者(95%)是由常规的 21 三体导致的(图 18.5)。这主要源于第一次减数分裂的染色体不分离(75%),但是有时也源于第二次减数分裂异常。总体来讲,90%的患者中多余的染色体来源于母亲,而 10%的患者来源于父亲(详见延伸阅读Gardner,Sutherland,2004)。约 1%的患者是体内存在正常细胞和 21 三体细胞的嵌合体。这可能是由于正常合子有丝分裂过程中的染色体不分离造成的,也有可能是由于 21 三体的合子在有丝分裂时丢失了多余的 21 号染色体引起的(有丝分裂补救)。与完全的唐氏综合征患者相比,嵌合体患者的临床症状减轻。此外,3%~4%的患者多余的 21 号染色体来源于携带 21 号染色体平衡异位的父母(特别是 14 号、21 号染色体罗氏易位;如图 7.8 所示)或者患儿本身出现了新发的平衡异位(见第七章及第十六章)。21 号染色体上对临床表型至关重要的区域被认为是位于 21q22 的唐氏综合征关键区域(DSCR)。在 DSCR 区域有两个特殊的基因:*DYRK*1*A* 和 *RCAN*1,这两个基因可能是造成神经病理学异常的重要分子(详见延伸阅读 Park et al.,2009)。

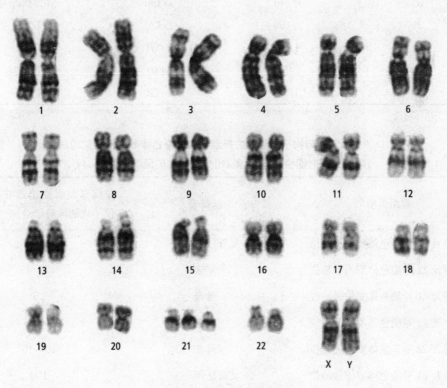

图 18.5 21 三体核型

注:此图为一个 34 岁的母亲在生育了一个唐氏综合征的患儿以后寻求遗传咨询。染色体分析显示如上核型,没有其他的染色体异常相关的家族史。见自测题中的问题 2。

(二) 复发的风险

对于生育过 21 三体综合征患儿(或者 21 三体嵌合体)的年轻夫妇,再次怀孕时在羊膜穿刺时期检测发生 21 三体或者其他严重的染色体异常的风险约为 1.5%(出生时检测其发病风险约为 1%)。这个复发风险较低,但是很多夫妇在再次怀孕时会通过检测胎儿染色体核型进行再次确认。当母亲的年龄达到或超过 40 岁后,应参考年龄特异性的发病风险(表 18.8)且夫妇双方在考虑侵入性检查之前可以选择产前筛查。表 18.9 列出了平衡异位的携带者怀孕时再次出现 21 三体胚胎的复发风险(羊膜穿刺时期检测)。

表 18.8 与母亲年龄相关的 21 三体的发生率（出生时及产前诊断时期）

母亲年龄（年）	出生	羊膜穿刺	绒毛活检
20	1/5000	1/1200（E）	1/750（E）
25	1/1350	1/1000（E）	1/675（E）
30	1/900	1/700（E）	1/450（E）
35	1/380	1/300	1/240
37	1/240	1/190	1/130
39	1/150	1/120	1/75
41	1/85	1/70	1/40
43	1/50	1/40	1/25
45	1/28	1/22	1/13

注：E 为估计频率。

表 18.9 染色体结构平衡重组的携带者出现染色体非平衡异位的后代
（羊膜穿刺时期检测）的风险（出生时检测的风险见表 16.1）

重组类型	携带者	羊膜穿刺时期出现非平衡异位子代的风险（%）
13 号及 14 号染色体罗伯逊易位	父母任何一方	1
14 号及 21 号染色体罗伯逊易位	父亲	1
14 号及 21 号染色体罗伯逊易位	母亲	15
21 号及 22 号染色体罗伯逊易位	父亲	5
21 号及 22 号染色体罗伯逊易位	母亲	10～15
21 号及 21 号染色体罗伯逊易位	父母任何一方	100
相互易位（平均）	父母任何一方	12
插入（平均）	父母任何一方	50
臂间倒位*	父亲	4～15
臂间倒位*	母亲	8～15

*表示排除 9 号染色体的常规臂间倒位，这属于正常的变异。

21 三体综合征的患者很难生育，男性患者基本是不育的，而部分女性患者可以生育后代，且后代发病的概率不足一半。

（三）产前诊断及筛查

表 18.8 列出了随着母亲年龄升高而出现唐氏综合征患儿的风险。在过去，母亲高龄是通过羊膜穿刺或绒毛活检（CVS）进行胎儿染色体核型分析的指征。但是现在已经不再提倡了，因为大约 2/3 的病例发生在 35 岁以下；且在大多数情况下胚胎丢失的比率高于检出的比率。目前，任何年龄段的女性都需要在妊娠早期进行产前筛查，结合母亲年龄、胎儿颈项

透明层的超声测量结果、母体血清妊娠相关血浆蛋白 A（PAPP-A）的浓度和人绒毛膜促性腺激素（β-hCG）的水平进行综合判断。还有一种尚在考虑中的新方案，即在妊娠早期（怀孕 3 个月内）通过 CVS 检测发现低风险的孕妇，出现高风险的孕妇可以选择绒毛活检，而出现中等风险约 25% 的女性可以在孕中期再次进行血清检测。通过这种"对症下药连续"方案，唐氏综合征的检出率＞90% 左右，其中假阳性率为 2%。生化检测筛查的水平不断提高导致有创的产前诊断明显减少，继而减少了正常胎儿的丢失率。母亲的年龄已经不再是孕期评估胎儿唐氏综合征风险的独立因素（见第十七章）。

二、18 三体

18 三体[爱德华兹（Edwards）综合征]的发生率是 1∶3000（活产），而且受母亲年龄的影响。与 21 三体相似，18 三体在怀孕期间的发生率更高，但是约 95% 的胎儿会发生自然流产，此外，出生的 18 三体患儿女性偏多，提示可能男性胎儿更容易发生自然流产。

患儿的出生体重较轻且在新生儿期伴有明显的多发性畸形，主要包括颅骨形状异常伴有小下巴及枕骨后凸、耳低位伴畸形、手紧握且小指和食指交叠、断掌（通贯掌纹）、摇篮足、胸骨短（图 18.6）。此外，男性常伴有隐睾症的发生。

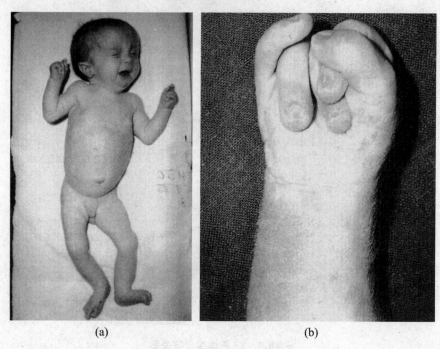

(a)　　　　　　　　　　　　　(b)

图 18.6　18 三体综合征的表型

注：图（a）为大体临床表现；图（b）为手部特写，显示特异性的手势三倍体。

18 三体综合征的患儿常伴有心脏、肾脏及其他器官的畸形，约 30% 的患儿会在出生后 1 个月内死亡，只有 10% 的患儿能够存活超过 1 年，且患儿会逐渐出现明显的学习障碍。18 三体通常是由于母亲的染色体不分离导致的（约占 95%，特别是在第一次减数分裂时期染色体不分离）。父系染色体不分离较为少见（5%），还有极少来源于亲本染色体异位。偶然的情况下也可能出现嵌合体，其临床症状较轻。生育了一个常规 18 三体患儿的父母再次怀孕时,通过羊膜穿刺发现胎儿18三体或者其他严重染色体异常的风险约为1.5%。

三、13三体

13三体的发生率是1:5000(活产),且随着母亲年龄的变化而改变。出生时患儿具有明显的多发性畸形,主要包括前脑无裂畸形、眼球小、唇腭裂、耳畸形、头皮缺损、颈部赘皮、双手紧握、断掌(通贯掌纹)(60%)、多指(小指侧)、足跟向后突出及男性隐睾(图18.7)。13三体综合征的患儿常伴有先天性心脏病,大约50%的患儿会在1个月内死亡,只有10%的患儿可以存活超过1年且渐渐出现明显的发育延迟。13三体主要是由母亲的染色体不分离引起的(65%,主要集中在第一次减数分裂),父系染色体不分离较为少见(10%)。约20%的患者的父母有一方为染色体异位的携带者,5%左右的患者为嵌合体。只要父母双方没有染色体平衡异位的携带者,13三体综合征复发的风险小于1%。

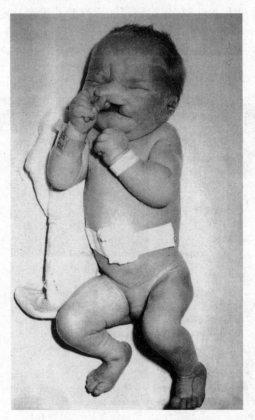

图18.7　13三体综合征表型

四、三倍体

在所有的妊娠胚胎中,三倍体大约占2%,但是大部分会发生自然流产,只有极少可以存活到足月。三倍体的新生儿会出现明显的低体重、躯干小、头和躯干比例不协调、多发性的先天性畸形、胎盘大且呈水泡样改变(图18.8)。三倍体胚胎中多余的染色体主要来源于父亲,66%源于双精子受精,24%来源于二倍体精子受精,10%源自二倍体卵子受精。三倍体胚胎中 69,**XXY** 占 60%，剩余的大部分为 69,**XXX**。只有当多余的一套染色体来源于父方时，胚胎才会出现水泡样改变。三倍体复发的风险不明，但不会高于一般人群风险。

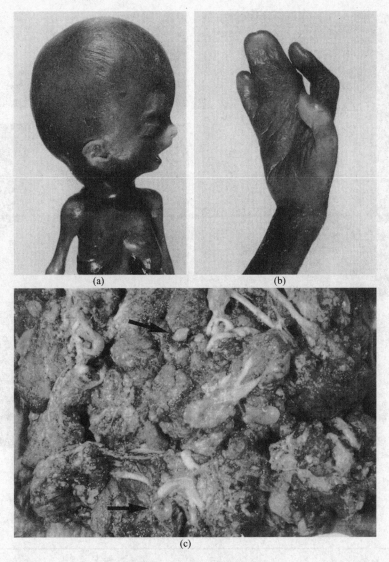

(a)　　　　　　　　(b)

(c)

图 18.8　三倍体的临床表现

注:图(a)为头和躯干比例不协调,图(b)为并指,图(c)为胎盘部分水泡样改变。

第三节　神经管缺陷

在中枢神经系统的发育过程中,神经沟在孕 20 天出现,在孕 23 天左右闭合,从而形成神经管。前神经孔在 24 天闭合后神经孔在 28 天闭合。神经管的闭合缺陷可以发生在任何水平,头端神经管闭合异常(前神经孔)会导致先天性的无脑畸形或脑膨出,而下端闭合异常(后神经孔)则会导致脊柱裂。总体来讲,无脑畸形(伴或不伴脊柱裂)占所有神经管缺陷

（NTD）的 40%，单纯的脊柱裂占 50%～55%，而脑膨出占 5%～10%。约 25% 的患者会并发其他的畸形，特别是脐疝（图 18.9，表 18.10）和肾脏畸形。

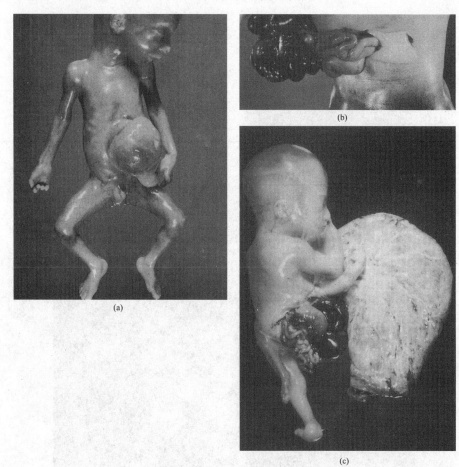

图 18.9　前腹壁缺失

注：图（a）为脐疝，图（b）为腹裂，图（c）为体蒂异常。

表 18.10　腹前壁缺损的分类

类型	概况
脐疝	脐带附着在囊的顶端； 囊内可含肝和/或肠； 染色体异常占 30%； 先天性心脏病（10%）
腹裂	没有囊腔，脐带没有缺陷； 可能与闭锁性肠和先天性心脏病相关（20%）
体蒂异常	脐带非常短且附着在囊腔的顶端； 严重的脊柱畸形； 泄殖腔外翻； 腿部发育不全

在无脑胎儿中,皮肤和颅顶也是缺失的(开放性损伤),同时出现暴露的神经组织退化(图18.10)。下丘脑功能缺陷导致胎儿肾上腺萎缩及母体雌激素水平低下。同时,神经管缺陷导致羊水过多,使妊娠状况更加复杂,最终肯定会出现死产或者新生儿死亡。

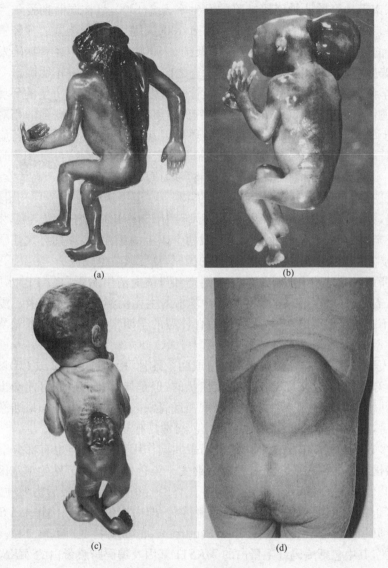

图 18.10 神经管缺陷

注:图(a)为先天性无脑畸形,图(b)为脑膨出,图(c)为开放性脊柱裂,图(d)为闭合性脊柱裂。

脊柱裂通常发生在腰骶部并伴有下肢及括约肌瘫痪。15%～20%的脊柱裂是有皮肤覆盖的(即闭合性损伤),相比开放性损伤,闭合性损伤造成的神经系统功能异常较少。约80%的患儿存在脑积水(其中1/3并发导水管狭窄)。如果不经手术治疗,只有20%左右开放性的脊柱裂患儿能存活超过2年,如果在出生后24 h内进行手术治疗,40%的患儿能够存活超过7年,但是其中约80%会出现严重的瘫痪。患有严重下肢瘫痪、胸腰椎或胸腰骶部病变、脊柱后凸、出生时脑积水或相关异常的患儿预后特别差。与开放性损伤相反,约60%的闭合的脊柱裂患儿能存活至5年,其中1/3存在重度残疾,1/3为中度残疾,而剩余的1/3没有残疾。

脑膨出通常是有皮肤覆盖的(闭合性)(95%),脑膨出患者残疾的程度随着神经系统的受累程度的变化而改变。

神经管缺陷的发病频率存在地域差异。在美国、非洲,其发生率约为 1/1000,而在 1970 年,英格兰东南部地区胎儿神经管缺陷的发生率为 3/1000,且在同时期爱尔兰的发生率更高。威尔士和苏格兰西部更是高达 5/1000～8/1000。随后,整个英国的神经管缺陷的发生率均降低,目前苏格兰西部的发生率已经降低到 2/1000。由于该神经管缺陷发生率的下降发生在英国普遍引入孕期叶酸补充和产前筛查之前,因此,其原因并不明确。

流行病学证据及遗传分析结果提示神经管缺陷是多基因遗传和重要的环境因素共同作用的结果。遗传因素包括 MTHFR 基因的多态性,其会导致神经管缺陷的相对风险升高至 2 倍左右。母体体内叶酸水平是一个重要的环境因素,补充叶酸可以降低高危孕妇再次发生胎儿神经管缺陷的风险。在英国,出现过胎儿神经管缺陷的女性再次怀孕时出现复发的风险为 3%～4%,而通过孕前补充叶酸可以将风险值降低至 1%。对于高危女性,英国推荐备孕期间每日补充 5 mg 叶酸,而不是常规的 400 μg(至少从孕前 1 个月开始到孕 12 周停止)。在英国,神经管缺陷的患者后代的发病风险为 3%～4%,对于二级亲属,发病风险约为 1/70,而三级亲属为 1/150。在生育了两个或两个以上的患儿后,夫妇再次怀孕出现胎儿神经管畸形的复发率为 1/10。在发病率较低的国家,复发风险也较低。

产前诊断可以通过孕中期详细的超声筛查和母体血清甲胎蛋白(AFP)水平检测实现。此外,如果有需要,则可以通过羊膜穿刺进行羊水的生化检测(AFP 水平及乙酰胆碱酯酶),但是目前并不常用。在英国,一般人群针对脊柱裂的孕期常规筛查主要依靠孕中期超声筛查(少数依赖母体血清 AFP 水平检测)(见第十七章)。

在正常人群中,约有 23% 的人存在一个或两个椎骨(特别是 S1、S2 或 L5)的孤立性神经弓缺损(隐性脊柱裂)。这些局部缺陷是无症状的(但是局部覆盖皮肤可能会出现多毛及色素沉着),这并不会增加其兄弟姐妹出现严重神经管缺陷的风险,但是如果涉及三个或三个以上的神经弓,这种损伤称为闭合性的脊柱裂,通常具有复发的风险。

虽然大多数神经管缺陷是由上述的多因素共同作用引起的,但也有部分继发于致畸因素(如丙戊酸钠和母体糖尿病),还有一部分继发于染色体异常或罕见的单基因遗传病。如果同时并发其他的先天性畸形,需要排除 18 三体综合征的可能。最后需要注意的是,脑膨出伴发并指和多囊肾是一种常染色体隐性遗传病,即梅克尔综合征(Meckel Syndrome)或梅克尔-格鲁贝尔综合征(Meckel-Gruber Syndrome)的重要特征(图 18.11)。这种疾病与多个基因相关,其中包括编码纤毛蛋白的 MKS11 基因及编码跨膜蛋白的 MKS3 基因。

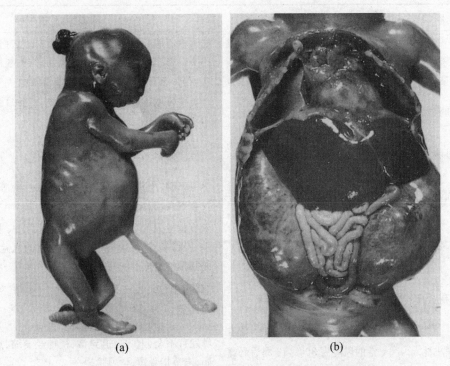

(a)　　　　　　　　　　(b)

图 18.11　梅克尔综合征出现多囊肾、多指(趾)畸形及脑膨出

第四节　致畸效应

　　许多环境因素,如感染性因子或药物已被证明可以导致畸形,但不会引起基因突变,称为致畸物(表18.11)。许多制剂都被怀疑具有致畸性,但很难建立明确的因果关系,因为动物实验往往不能直接提供证据(如沙利度胺据报道在猴子和兔子中具有致畸性,但在大鼠或小鼠中并没有)。此外,约6%的女性在怀孕期间受到感冒以外的其他病毒性疾病的侵扰,且超过80%的女性服用一种或多种药物,因此回顾性研究的结果可能会受到干扰。在英国,胎儿感染风疹、巨细胞病毒或弓形虫引起的畸形目前较为少见。每种病原体感染会产生一种特有的畸形,通常出现黄疸、紫癜和肝脾肿大提示活动性的新生儿感染。疾病的确诊需要依赖新生儿体内特异性抗体的升高,特别是 IgM 抗体。除了巨细胞病毒可能发生再次感染外,孕妇的免疫系统通常可防止再次怀孕时病毒感染的复发。如果孕妇在胎儿发育的关键时期出现了病毒感染的血清改变的证据,那么通过胎儿镜获得胎儿血样以确定胎儿是否感染对于决定是否终止妊娠具有一定的价值。

　　在母亲感染了弓形虫后可使用螺旋霉素治疗来降低胎儿感染的风险,如果胎儿仍然存在血清学变化,母亲可以加用其他抗生素进行治疗,以减少胎儿后遗症的发生。

表 18.11　人类致畸物

致畸物	关键时期	畸形
风疹	若在孕 6 周前发生感染,则发病率较高,若大于孕 16 周,则风险很低	先天性心脏病(尤其是动脉导管未闭)、白内障、小头畸形、学习障碍、感音神经性耳聋、视网膜病变、20%患有晚期胰岛素依赖型糖尿病
巨细胞病毒	3～4 个月	在先天性感染中,5%～10%会发生学习障碍或小头畸形
弓形虫	6～17 周感染发病风险为 12%,17～28 周风险为 60%	学习障碍、小头畸形、脉络膜视网膜炎
酒精	孕早期和孕中期	学习障碍、小头畸形、先天性心脏病、肾脏异常、发育迟缓、腭裂、特征性面容(图 18.12)
苯妥英	孕早期,约 10%发病	末节指骨发育不全、鼻短、鼻梁宽而平、上睑下垂、唇腭裂、学习障碍、患恶性肿瘤的风险增加,尤其是神经母细胞瘤
沙利度胺	从末次月经起 34～50 天	海豹肢畸形、先天性心脏病、肛门狭窄、外耳道闭锁
华法林	孕 6～9 周暴露则发生结构异常的风险为 30%,16 周后暴露可能只出现学习障碍	鼻发育不全、上呼吸道异常、视神经萎缩、点状骨骺、末节指骨短、学习障碍
锂	孕早期	先天性心脏病
丙戊酸钠	孕早期和孕晚期	神经管缺陷(1%～2%)、尿道下裂、小口畸形、鼻小、人中长、上唇薄、发育迟缓

若母亲每天摄入超过 150 g 的酒精,会对胎儿造成很大的风险,即使少量摄入,也可能有害。胎儿酒精综合征的面部特征主要表现为眼睑裂短、人中平滑(图 18.12)。

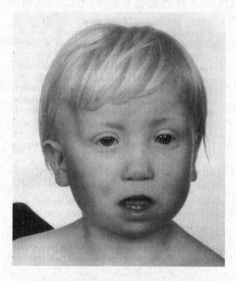

图 18.12　胎儿酒精综合征面容

一般来说,对于这些致畸物已经确定了其作用的关键时期,超过这个时期畸形出现的可能性很小。早期胚胎显然对致畸物有一定的抵抗力,对大多数器官来说,最脆弱的时期是怀孕4~8周(从末次月经开始)。对这些致畸物的敏感性似乎也存在个体差异,例如,服用华法林的母亲只有10%~40%的后代受到药物的影响。这种易感性差异可能反映了母体或胎儿通过细胞色素P450单氧合酶代谢致畸物的差异,这可能是由于遗传变异(如单核苷酸多态性)组合过程中造成人与人之间的差异引起的(见第四章)。尽管包括扑热息痛、阿莫西林和头孢呋辛在内的一些药物通常被认为是不致畸的,但对于大多数药物来说,它们在怀孕期间的安全性是未知的,在可能的情况下应该避免使用。

第五节　多发畸形综合征

0.7%的新生儿存在多发畸形,多数为微小畸形和严重畸形的组合。在大多数情况下,这种组合是随机的,但在一些新生儿中,这种模式是非随机的,可能是2000多种畸形综合征中的一种(详见延伸阅读Jones,2005)。在某些情况下,特定的诊断可以通过染色体分析进行验证,如果已经报告了该综合征的致病基因,则可以通过DNA检测进行验证。序列征(Sequences)和联合征(Associations)是畸形综合征的亚型。在一个序列征中,一系列异常均与一种原发性畸形相关。如波特(Potter)序列征中,羊水过少会引起肺发育不全、羊膜结节和扁平面容,而羊水过少可能是由肾发育不全(或发育不良)或胎儿阻塞性尿路病变引起的(图18.13)。胎儿腹胀和随之而来的梅干腹(Prune Belly)样外观也是潜在的肾脏或泌尿系统异常的常见结果(图18.14)。与之相反,在联合征中,两个或两个以上的结构缺陷的非随机组合不是由胚胎发生过程中的单一局部缺陷造成的。一个众所周知的疾病是联合畸形(VACTERL/VATER Association),症状包括椎体缺陷、肛门闭锁、心脏异常、气管-食管瘘、肾脏异常和肢体缺陷。识别这些畸形综合征至关重要,因为这样可以得到准确的复发风险并进行产前诊断。利用现有的计算机化数据库,查找有关罕见综合征的医学文献非常方便。这些宝贵的资源包括GeneReviews数据库、在线人类孟德尔遗传(OMIM)数据库、PubMed数据库及Winter-Baraitser Dysmorphology数据库(见第十九章及延伸阅读)。目前越来越多以前无法解释的畸形综合征(如CHARGE联合征;详见延伸阅读Johnson,2006)和多发性先天性畸形的病例被发现是由单个基因的异常造成的,而这些异常之前并没有被认为与人类疾病或染色体亚显微病变相关(详见下述的其他微缺失疾病)。

此外,在某些综合征,如努南综合征[Noonan Syndrome(图18.15)]中,临床表型可由编码位于相同细胞内信号通路的蛋白质的多个基因(如*PTPN*11 / *SHP*2、*SOS*1和*KRAS*)中的一个突变引起(图18.16)。努南综合征的表型特征包括身材矮小、学习障碍、肺动脉狭窄、耳低和上睑下垂。关于这种情况和许多其他已知的畸形综合征的更多内容,读者可以参阅后文的延伸阅读,特别是Jones、Baraitser和Winter的书(如果有的话),或使用网络资源中列出的电子数据库查阅相关资料。

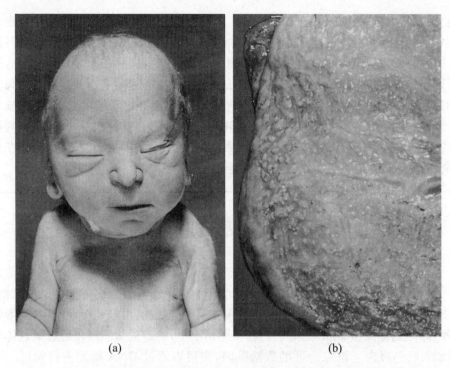

(a)   (b)

图 18.13   由于双侧肾脏发育不全造成的波特(Potter)序列征

注:图(a)为特征性面容,图(b)为羊膜结节。

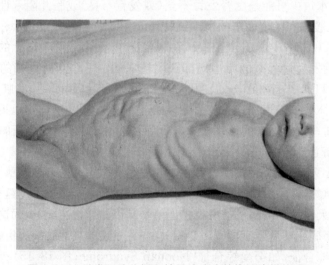

图 18.14   继发于胎儿梗阻性尿路疾病的梅干腹样外观

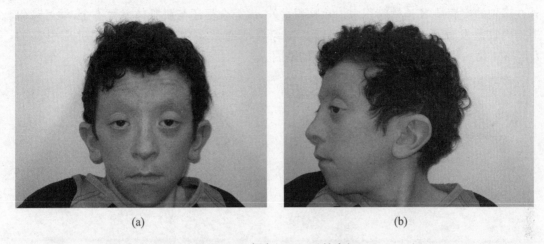

(a)   (b)

图 18.15　努南(Noonan)综合征

注:图(a)和图(b)为努南综合征,在该综合征中,*SOS*1 基因突变的患儿少于 *PTPN*11 基因突变的患儿,这两个基因编码参与相同生长因子信号通路的两种不同的蛋白质(图 18.16)。

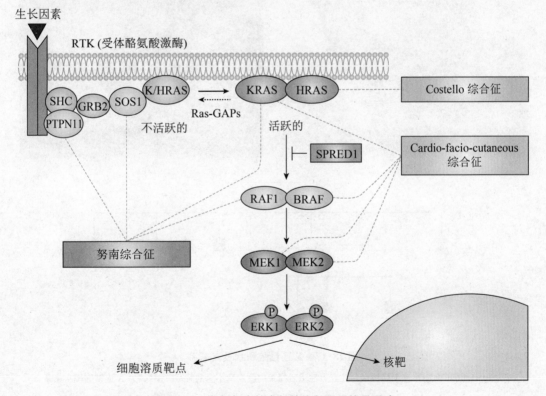

图 18.16　参与努南综合征的生长因子信号通路

注:此图根据 Tidyman 和 Rauen(2008)的修改重新绘制,并经 Cambridge Journal 许可。

在中枢神经系统方面,虽然中枢神经系统胚胎发生最活跃的时期是 3~12 周,但神经元的增殖、迁移、突触的发育和髓鞘形成贯穿整个妊娠期,一直持续到胎儿 2~3 岁。因此,大脑比其他任何器官都具有更长的发育期,这一特点及其复杂性是其畸形发生率较高的原因。如果没有详细的影像学或神经病理学检查,这些导致特发性学习障碍的畸形通常很难诊断,因为这些畸形中只有一小部分产生了外在的变化。一个典型的中枢神经系统畸形且能通过外在识别的疾病是 X 连锁脑积水。除脑积水外，该综合征还与胼胝体发育不全、学习障碍、拇指内收及发育不全有关（图 18.17）。该综合征通常是由 *L1CAM* 基因突变引起的，*L1CAM* 是一种编码神经细胞黏附分子的基因。

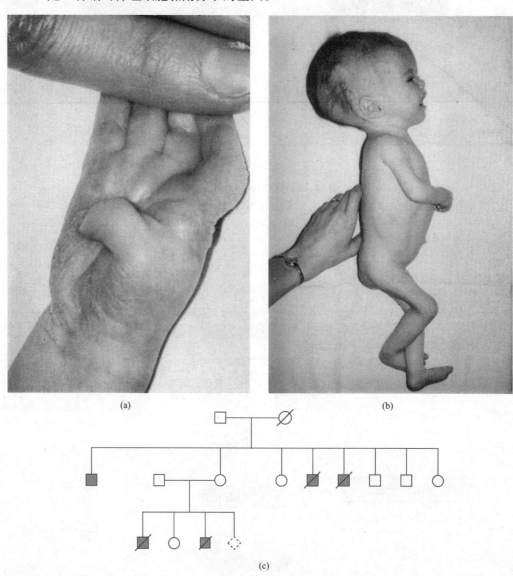

图 18.17　X 连锁脑积水及其家系

注：图（a）和图（b）为 X 连锁脑积水。注意男性患者拇指内收发育不全的特征。图（c）为 X 连锁脑积水家系。

除了一系列影响面容、内脏器官（如大脑、心脏和肾脏）和外生殖器的异常外，各种肢体缺陷（图 18.18）可能与畸形综合征有关。例如，严重的上肢复位缺陷是公认的德朗热综合征（De Lange Syndrome）的常见表现（图 18.19）。该综合征还伴有严重的学习障碍、生长迟缓、先天性心脏缺陷和包含嘴唇薄、一字眉及鼻孔前倾在内的特征性面孔。就目前的认知来看，在至少 50% 的病例中，德朗热综合征是由 *NIPBL* 基因突变引起的，*NIPBL* 基因可以编码一种蛋白质，这种蛋白质有助于姐妹染色单体的聚合和基因表达的长期调控。然而，在许多综合征中,手和脚的肢体缺陷通常是不明显的(图 18.20)。

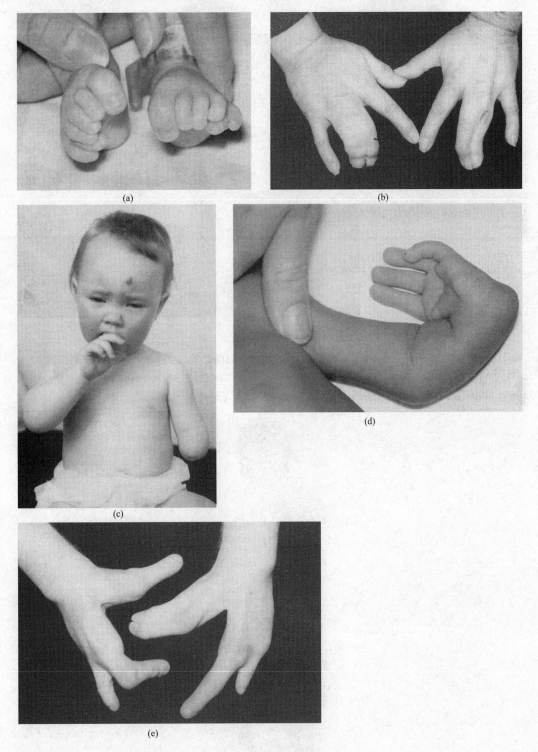

(a)

(b)

(c)

(d)

(e)

图 18.18　肢体缺陷

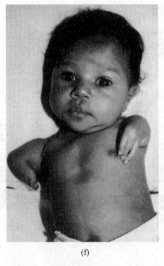
(f)

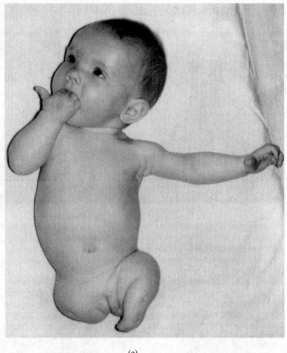
(g)

图 18.18　肢体缺陷(续)

注:图(a)为多指畸形,图(b)为并指畸形,图(c)为由于羊膜带导致的横向肢体截肢,图(d)为桡骨发育不全,图(e)为缺指畸形,图(f)为海豹肢畸形,图(g)为无肢畸形。

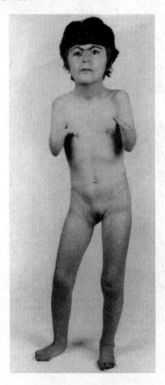

图 18.19　德朗热综合征

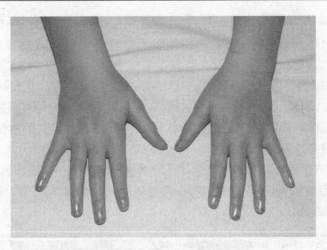

图 18.20　低钙血症男孩的手

　　注:由于学习障碍以及室间隔缺损和永存动脉干的病史,医生对这个男孩的手进行了检查,男孩新生儿时期曾出现低钙血症。一位年轻的医生注意到他的手指异常细长,检查发现染色体核型分析正常,但进一步 FISH 检查,在 22q11 处发现微缺失,没有显著的家族史,父母寻求遗传咨询。见自测题中的问题 6。此图由格拉斯哥约克希尔(Yorkhill)医院的马戈·怀特福德(Margo Whiteford)友情提供。

　　在多发畸形造成围产期死亡的病例中,通过染色体分析、尸检、全身射线检查和临床图片,有助于进行遗传咨询。死后 2～3 天仍然可以通过培养筋膜成纤维细胞样本进行染色体分析。复发的风险取决于病因,然而,如果检查结果都是正常的,经验丰富的临床遗传学家不能明确诊断出综合征的存在且父母非血亲的情况下,复发的风险平均为 2%～5%(除了一般人群的风险外)。在后续再次怀孕的过程中,可以通过详细的超声检查来确认。

一、22q11 微缺失综合征

　　该综合征表现为一种包括多个临床特征的临床表型,范围从腭心面综合征到更严重的迪格奥尔格综合征(DiGeorge Syndrome)。临床特征包括发育不良、继发于甲状旁腺功能减退的新生儿癫痫、继发于胸腺发育不全的反复病毒和真菌感染,这些症状特别是在严重的病例中更加明显。低钙血症和细胞免疫缺陷在儿童期均有改善。

　　在 22q11 微缺失(即一种接近光镜分辨率极限的染色体缺失)的病例中,约 75%存在先天性心脏缺陷。已报道的先天性心脏缺陷有多种,包括法洛四联症、室间隔缺损、主动脉弓离断、房间隔缺损、永存动脉干和大动脉转位。患者手指较为细长(图 18.20),此外,尽管不明显,但患者也常伴有面部形态异常,常见的面部特征包括鼻子突出(鼻尖呈“方形”)、眼距过宽、睑裂短且上斜或下斜、耳朵异常(如上缘扁平)和小嘴畸形。腭裂(或黏膜下腭裂)较为常见(10%～15%),腭咽功能不全占 30%左右,生长迟缓也较为常见。约 1/3 的患者存在结构性尿路异常,2/3 的患者存在学习困难的症状。此外,在成年期,约 20%的患者患有精神疾病。Robert Shprintzen 最近发表了一篇关于该疾病的综述,他在 1978 年就首次描述了这种症状(详见延伸阅读 Shprintzen,2008)。

　　15%～20%的患者在 22q11 处可以发现细胞遗传学上可见的微缺失。其余的患者可以使用荧光原位杂交(FISH)、多重连接依赖性探针扩增(MLPA)或微阵列比较基因组杂交(aCGH)来确认缺失的存在(见第四章和第七章)。这种缺失在近端和远端都有一段相同的长链 DNA 序列(所谓的"低拷贝重复"序列),通常在 22q11.2 跨越约 3 Mb 的长度,包含 40 多个基因(图 18.21)。*TBX*1 基因的单倍剂量不足可能是导致该临床表型的主要原因,*CRKL* 基因可能起次要作用。这种缺失可能是来源于母亲或父亲(没有证据表明这个区域存在印记),但 94% 的病例是新发的。当父母中有一方存在缺失时,复发风险为 50%。如果双亲中均没有缺失,则复发的风险很小(约 1%),但也不是 0,因为还有很小的可能性会发生生殖腺嵌合。产前诊断可以通过绒毛活检或羊膜穿刺术、心脏异常的检测及胎儿超声监测来进行。目前在越来越多的病例中发现了与微缺失位置相同的长度为 3 Mb 的区域内出现了微重复,尽管其临床表型似乎比该染色体区域缺失的个体更加多变和温和(详见延伸阅读 Portnoi,2009)。目前认为,减数分裂过程中染色体间同源重组是 22q11.2 产生微重复和微缺失的主要机制(图 18.22)。

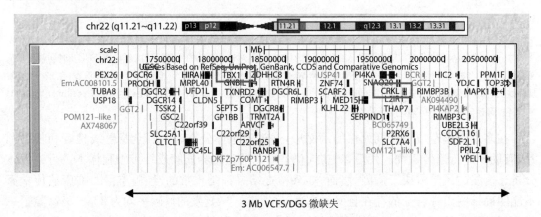

图 18.21 腭心面综合征(VCFS)和迪格奥尔格综合征(DGS)患者 22q 上最常缺失的 3 Mb 区域

注:*TBX*1 和 *CRKL* 基因的位置用灰框标记。人们认为,*TBX*1 单倍剂量不足是导致临床表型的主要因素,*CRKL* 可能起到修饰的作用。本图根据 UCSC genome browser 修订(http://genome. ucsc. edu)。Kent et al.,2002,12(6):996-1006。

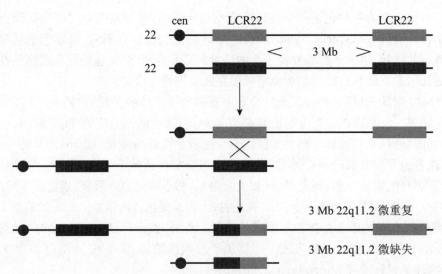

图 18.22 通过 DNA 序列间的染色体间同源重组产生 22q11.2 微缺失和微重复的模型

注:此图经许可重新绘制(不按比例),详见延伸阅读 Portnoi,2009。

二、其他染色体微缺失疾病

除了 22q11 微缺失综合征外，还有其他几种疾病被证明是由染色体微缺失引起的（表 18.12）。在许多情况下，这种缺失是通过低拷贝数的 DNA 重复之间的重组发生的，这些重复可以出现在缺失区域的任意一侧。我们在上文中提到的腭心面综合征中的染色体微缺失以及威廉姆斯综合征相关的 1.55 Mb 的微缺失都属于这种情况（图 18.23）。虽然偶尔可以检测到较小的缺失，但如前所述，在大多数情况下，最小的细胞遗传学可见的缺失一般为 4～5 Mb。因此，大量基因可能丢失或获得，但不会产生细胞遗传学上可见的变化。这些异常的临床表现包括学习障碍、多发先天性异常和/或畸形。要检测这些缺失，常常需要使用更专业的检测方法，如 FISH、MLPA 或 aCGH（见第四章和第七章）。随着这些技术的日益使用，越来越多的微缺失综合征被发现，如 1p36、2q37、9q34、16p11 和 16p12。通过 aCGH 检测到的基因组缺失程度的数据以及临床表型的详细信息，正在被 DECIPHER 数据库等收录（同时还收录了以临床无症状个体作为对照的数据）。

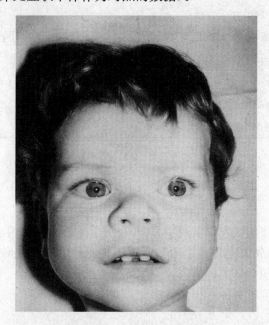

图 18.23　威廉姆斯综合征

注：该综合征常表现为身材矮小、学习障碍、暂时性高钙血症、主动脉瓣上狭窄和典型的面部特征（嘴唇突出、鼻子小且前倾）。

三、多发畸形患儿的评估

正如在第十二章中详细讨论的，患有多发畸形的儿童应仔细检查，特别注意面容、头围、手、脚及生殖器。这些检查首先由儿科医生进行，评估内容包括发育、家族史以及关于孕妇（如孕妇患有的疾病和孕期用药）和分娩的细节。染色体分析是非常有价值的，如果怀疑有 21 号、18 号和 13 号染色体三体，可首先进行该染色体的快速检测，然后进行全染色体核型分析。在进行了全核型分析以及对可疑的致畸物（如怀孕期间的病毒感染）进行检测后，通常会转到遗传服务中心进行进一步的咨询或检查(如在诊断不确定或可能涉及家庭成员的情况下)。遗传学家随后进行的检测可能包括特殊的染色体微缺失分析(如 FISH、MLPA 或 aCGH)或单基因异常检测(如特定基因的 DNA 测序)。

现在可以通过检索计算机数据库来确定可能存在的罕见综合征的类型。在实践过程中,最好使用在一般人群中最不寻常且模糊性最低的临床特征作为搜索词。通过对不同症状的详细研究,可以确定哪一种综合征最符合进行咨询的患者。第十九章提供了在医学遗传学中使用这类数据库的进一步详细资料。

表 18.12 可能由染色体微缺失引起的疾病

疾病	微缺失位置
Alagille 综合征	20p12
天使综合征	15q11、15q12
迪格奥尔格综合征/腭心面综合征	22q11
Langer-Giedion 综合征	8q24
Miller-Dieker 综合征	17p13
普拉德-威利综合征	15q11、15q12
Rubinstein-Taybi 综合征	16p13
史密斯-马吉利综合征	17p11
小儿巨脑畸形综合征	5q35
威廉姆斯综合征	7q11

章末小结

■ 畸形是器官或组织发育出现了异常,在出生时就存在。相比之下,破损是一种形态缺陷,它是通过破坏先前正常形成的器官或组织而产生的。变形(如马蹄足)是指之前正常形成的器官或组织在外力(如压力)作用下发生的形状改变。

■ 细胞遗传学上可见的常染色体重复或缺失通常会导致学习障碍、生长迟缓和形态异常。

■ 常染色体异常通常会比性染色体异常产生更严重的临床表型。染色体缺失造成的表型效应通常大于染色体重复造成的后果。

■ 21、18 和 13 三体综合征通常是由母亲在第一次减数分裂时染色体不分离引起的,并且随着母亲年龄的增加,发生三体的概率也增加。相反,在三倍体中,所有 23 条染色体都有一套额外的染色体,这些额外的染色体通常来自父亲而不是母亲。

■ 序列征(如波特综合征)是一种畸形综合征,是由一系列与原发性畸形相关的异常组成的。联合征是由多种不同的缺陷组合而成,然而,这些缺陷并不是由胚胎发生过程中单一的局部解剖异常引起的。

延伸阅读

Baraitser M，Winter R M，1996. Color Atlas of Congenital Malformation Syndromes[M]. Philadelphia：Mosby-Wolfe.

Gardner R J M，Sutherland G R，2004. Chromosome Abnormalities and Genetic Counseling[M]. 3rd ed. Oxford：Oxford University Press.

Johnson D，Morrison N，Grant L，et al.，2006. Confirmation of CHD7 as A Cause of CHARGE Association Identified by Mapping A Balanced Chromosome Translocation in Affected Monozygotic Twins[J]. J. Med. Genet.，43：280-284.

Jones K L，2006. Smith's Recognisable Patterns of Human Malformation[M]. 6th ed. Philadelphia：Saunders.

Park J，Oh Y，Chung K C，2009. Two Key Genes Closely Implicated with the Neuropathological Characteristics in Down Syndrome：DYRK1A and RCAN1[J]. BMB Rep.，42：6-15.

Portnoi M F，2009. Microduplication 22q11.2：A New Chromosomal Syndrome[J]. Eur. J. Med. Genet.，52：88-93.

Reardon W，2008. The Bedside Dysmorphologist[M]. Oxford：Oxford University Press.

Shprintzen R J，2008. Velo-cardio-facial Syndrome：30 Years of Study[J]. Dev. Disabil. Res. Rev.，14：3-10.

Tidyman W E，Rauen K A，2008. Noonan，Costello and Cardio-facio-cutaneous Syndromes：Dysregulation of the Ras-MAPK Pathway[J]. Expert Rev. Mol. Med.，10：e37.

Tolmie J L，2006. Emery and Rimoins Principles and Practice of Medical Genetics[M]. 5th ed. Edinburgh：Churchill Livingstone.

网络资源

DECIPHER(利用 Ensembl 资源建立的人类染色体失衡和表型数据库)：
https：//decipher. sanger. ac. uk/application/
GeneReviews(专家撰写的疾病评论；在此网站选择"GeneReviews")：
http：//www. geneclinics. org
Genetics Home Reference(遗传学家庭参考；美国国家医学图书馆)：
http：//ghr. nlm. nih. gov/
OMIM(在线人类孟德尔遗传)：
http：//www. ncbi. nlm. nih. gov/omim/
PubMed[期刊出版物数据库(含全文文档链接)]：
http：//www. ncbi. nlm. nih. gov/sites/entrez/

自测题

1. (多选)下面哪些属于畸形?(　　)
A. 马蹄内翻足
B. 内眦赘皮
C. 悬雍垂裂
D. 脐疝
E. 尿道下裂

2. (多选)图 18.5 展示的是一个女子的女儿的染色体核型,下列哪项是正确的?
(　　)
A. 该女子或者女儿的父亲存在能导致唐氏综合征的染色体异常的概率并不大
B. 女儿体内多余的 21 号染色体很可能来源于母亲
C. 有丝分裂过程中的染色体不分离是最可能的病因
D. 该女子再生一个孩子出现唐氏综合征的概率升高至 5%
E. 如果仅有部分细胞出现 21 三体(嵌合体),那么复发的概率会升高

3. 下列哪一种情况多余的染色体来源于父亲?(　　)
A. 13 三体
B. 18 三体
C. 21 三体
D. 三倍体
E. 脊柱裂

4. 如图 18.24 所示的家系,该咨询者的第一个孩子患神经管缺陷(NTD)的概率大约是多少?(　　)

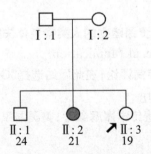

图18.24　一个苏格兰西部家庭的家系

注:Ⅱ:3 是咨询者,19 岁(箭头所示),最近她刚刚结婚,希望开始自己的新生活。她的姐姐(Ⅱ:2)从出生起患有脊柱裂,但是没有其他异常。家族中没有其他人患过相似的疾病,见自测题中的问题 4。

A. 1/2
B. 1/10

C. 1/17

D. 1/25

E. 1/70

5. 如图 18.25 所示的患病男孩,以下哪种原因最可能导致其患病?(　　)

A. 丙戊酸钠引起的插入突变

B. 丙戊酸钠引起的移码缺失

C. 丙戊酸钠引起的核苷酸替换

D. 丙戊酸钠引起的胎儿基因表达的改变

E. 高外显率的常染色体显性遗传

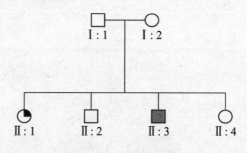

图 18.25　某家庭家系

注:在这个家庭中,一个男孩(Ⅱ:3)在新生儿时期出现生殖器异常:尿道下裂。后来,发现他发育迟缓,同时具有不寻常的面部特征:短鼻子、人中平滑及薄上唇。这位母亲患有癫痫,医生建议她在怀孕期间继续服用丙戊酸钠治疗,她上次怀孕时也是一样用药。据了解,男孩的姐姐(Ⅱ:1)有轻微的发育迟缓和与男孩相似的面部特征,但没有其他与此相关的家族史。参见自测题中的问题5。

6. (多选)如图 18.20 所示的男孩,下列哪些情况是正确的?(　　)

A. 有很大的可能性父母双方有一方携带同样的缺失

B. 父母双方都应该进行染色体缺失的检测

C. 如果父母中均没有这种缺失,那么他们再次怀孕时不会发生同样的胎儿染色体缺失

D. 如果将来这个男孩有后代,那么他的每个孩子患病的概率均为 50%

E. 该缺失可能是由 DNA 序列之间的同源重组引起的,这些 DNA 序列构成了长度约 3 Mb 的基因组区域,包含多个基因。

7. 下列哪一项最接近使用标准光学显微镜可见的最小的染色体缺失?(　　)

A. 4 kb

B. 40 kb

C. 400 kb

D. 4 Mb

E. 40 Mb

(杜艳芝　上海交通大学附属仁济医院)

第三篇　电子数据库用户指南

第十九章　电子数据库用户使用指南

关键知识点

- 查找有关特定疾病和相关基因名称的信息
- 遗传检测实验室
- 患者信息和支持小组
- 基因和蛋白质特异性序列、结构、功能和表达信息
- 核苷酸序列和人类突变
- 自动引物设计工具
- 显示基因和标记的图谱数据
- 在线错义突变分析工具
- 计算机辅助疾病诊断
- 专业的遗传学学会
- 人类基因组计划:伦理与教育

导言

现在有许多有价值的在线数据库可用,在大多数情况下是免费的,并且对于临床医生和科学家来说,不仅要熟悉可利用的资源,而且要最有效地利用它们,这是至关重要的。与其他领域一样,许多现有的与遗传学相关的数据库比其他数据库更有用。几个不同的网站虽然提供非常相似的信息,但在显示方式、易用性以及内部和外部链接方面却存在显著差异。尝试在一个复杂的数据库中的各个页面中浏览可能会占用大量时间,而这些信息可能更易于在不同的网站或是用另外的方式来获取。通常,有不同的途径来获取相同的数据或者有多种方式获取相同的页面。

在本章中,将根据常见病例以问答形式提供一份实用指南,指导人们如何选择和使用许多有用的遗传学相关网站。此处所描述的有特定用途的网站是根据其展示方式和易用性选择的网站。本章表格中列出了所提及的网站的网址,这些网址均作为本书相关网站的网络链接。(www.wiley.com/go/tobias)

案例一

您遇到一个受 1 型视神经萎缩症——一种罕见遗传病（称为视神经病）影响的大家族。您该如何从网上找到以下内容？

1. 有关病情的临床信息。
2. 遗传方式。
3. 基因的名称和染色体位置。
4. 对该疾病进行突变分析的实验室名称和联系方式。
5. 相关患者支持小组的名称和联系方式。

下文将给出答案。

第一节　查找有关特定疾病和相关基因名称的信息

人类遗传病的参考目录是在线人类孟德尔遗传（OMIM）数据库（表 19.1），该数据库最初是已故的维克多·马克库斯克（Victor McKusick）在 1960 年初汇编的印刷版。该数据库当前包含约 20300 个条目，包括约 13600 个基因。对于每种情况，它提供了相关基因的正式名称及其染色体位置，还有该疾病及其遗传学相关的大量信息。但是，这些信息是渐进式编译的，阅读起来相对比较困难。

表 19.1　临床资料

网站	网址
OMIM（在线人类孟德尔遗传）	http：//www.ncbi.nlm.nih.gov/omim/
GeneReviews（专家撰写的疾病评论；在此站点选择"GeneReviews"）	http：//www.geneclinics.org
PubMed（医疗和生物期刊出版物的在线数据库，链接到全文文档）	http：//www.ncbi.nlm.nih.gov/sites/entrez/
Genetics Home Reference（遗传学家庭参考；美国国家医学图书馆）	http：//ghr.nlm.nih.gov/

在 OMIM 中，要获取文字说明，直接在搜索框中输入感兴趣的疾病名称即可（图 19.1）。在如图 19.2 和图 19.3 所示的搜索结果中，"♯"后的"1"表明该疾病的遗传通常是常染色体显性。对于常染色体隐性遗传病，第一个数字为"2"；对于那些 X 连锁隐性遗传病，第一个数字为"3"；对于线粒体遗传病，第一个数字是"5"。但是，有必要检查详细说明的第一段以及其他相关条目，因为通常存在遗传异质性。"♯"表示该疾病尚未与独特的基因座相关联。相反，"∗"表明该疾病与已知序列的特定基因有关。通过单击 OMIM 主页左侧"FAQ"下方的"Numbering System"，可以获得该术语的完整详细信息。

在此框中输入疾病名称

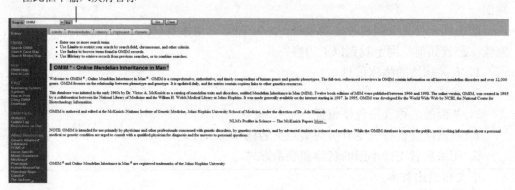

图 19.1　OMIM 主页

注:按疾病名称搜索。约翰斯·霍普金斯大学(马里兰州巴尔的摩)内森遗传医学研究所和美国国家医学图书馆(马里兰州贝塞斯达)国家生物技术信息中心(2010 年 6 月 9 日)。可从以下网站获得:http://www.ncbi.nlm.nih.gov/omim/。

点击这里获取更多信息

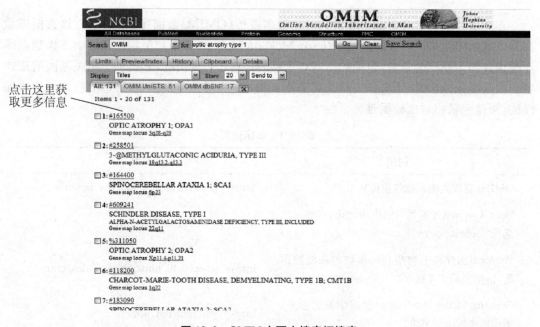

图 19.2　OMIM 主页中搜索框搜索

注:此图为在 OMIM 主页的搜索框中输入"optic atrophy type 1"后的搜索结果,输入需要搜索的信息后点击"Go"。

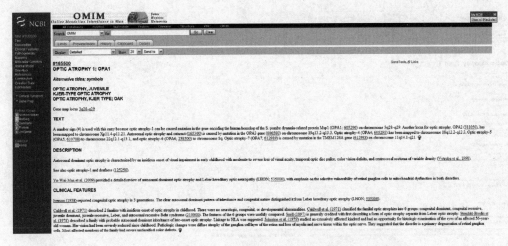

图 19.3　单击"♯165500"后显示与 OMIM 疾病相关的文章

注：如果显示在 OMIM 页面的右上角，那么单击 GeneTests 链接是快速访问相关 GeneReview 目录的途径。

　　链接的 GeneReviews 目录中提供了更易于阅读的疾病概述（表 19.1，图 19.4～图 19.6）。

　　这些综述写得很好，通常由专家撰写。它们包含相当全面的以疾病为导向的综述，不仅总结了许多遗传病中每种疾病的临床表现，而且总结了遗传模式、相关出版物及患者支持小组的链接（主要在美国）。可以使用完整或不完整的搜索词轻松搜索数据库，并且每个内容都有一个超链接的目录。单击 OMIM 页面右上角的 GeneTests 链接，是访问相关 GeneReview 目录的另一种途径。

　　与非遗传性医学疾病一样，PubMed 是一个宝贵的、不断更新的索引数据库，包含数百万篇临床和科学研究同行评审的文章，该索引由美国国家医学图书馆提供（表 19.1）。该索引允许单独搜索综述文献，并提供许多文章的电子 PDF 版本的链接。

　　对于非专业人员，比较有用的网站是美国国家医学图书馆提供的"遗传学家庭参考"，它为 350 多种疾病的遗传学提供了"对使用者友好的"指南（表 19.1）。该指南提供了相关疾病、基因、基因家族、突变、遗传、DNA、染色体、基因检测的基本信息，以及患者支持小组和其他组织的链接。它还包括医学和遗传学定义的词汇表。

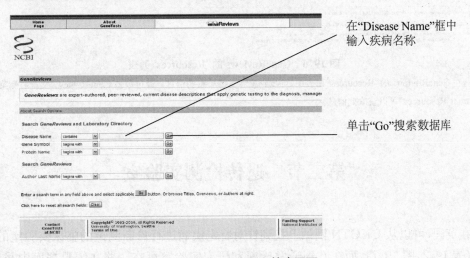

在"Disease Name"框中输入疾病名称

单击"Go"搜索数据库

图 19.4　GeneReviews 搜索页面

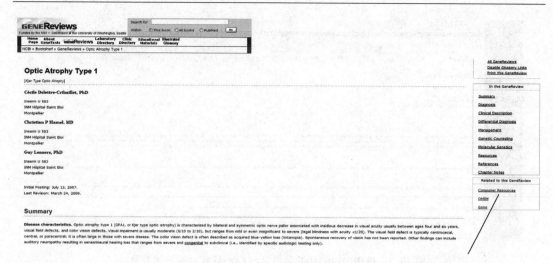

在"Related to this GeneReview"标题下单击"Consumer Resources",以获取患者支持小组的信息(主要在北美)

图 19.5 有关该疾病的 GeneReviews 文章

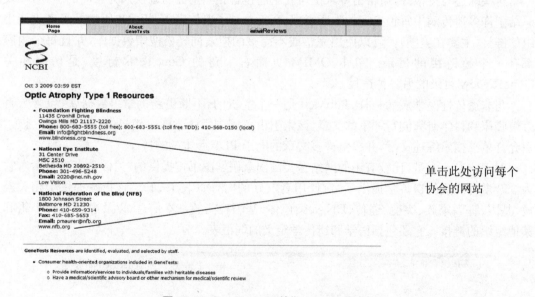

单击此处访问每个协会的网站

图 19.6 GeneReviews 的"Resources"列表

注:在 GeneReviews 的"Resources"列表中,可找到患者支持小组的信息。通过单击 GeneReviews 文章右侧菜单中的"Consumer Resources"可以获取此信息。

第二节 遗传检测实验室

在英国,可以从 UKGTN 网站上找到针对特定疾病进行诊断测试的临床实验室的详细信息(表 19.2,图 19.7),而在欧洲通常诊断和研究实验室可在一些在线数据库中找到,如 ORPHANET。ORPHANET(由法国卫生部和欧盟委员会资助,最近进行了重新设计)提供了针对 35 个国家/地区的 7000 种罕见病的服务目录。欧洲 DNA 诊断实验室目录（EDDNAL）也是有用的可搜索目录（图 19.8）。

表 19.2 基因检测实验室目录

目录名	网址
UKGTN（英国基因检测网站）	http://www.ukgtn.nhs.uk/gtn/Home
GeneTests（特别是北美，选择"实验室目录"）	http://www.geneclinics.org/
ORPHANET（主要是欧洲）	http://www.orpha.net
EDDNAL（欧洲）	http://www.eddnal.com
欧洲骨骼发育不良网络（ESDN）	http://www.esdn.org

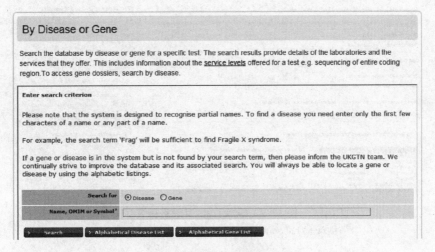

图 19.7 UKGTN 搜索页面

注：单击主页顶部的"Search"和"By Disease or Gene"后出现的页面。UKGTN 2001—2010，版权所有。

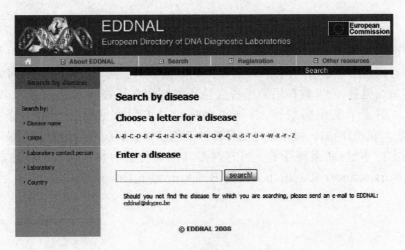

图 19.8 EDDNAL 搜索页面

注：单击主页上的"Search"即可出现此页面。EDDNAL 2010，版权所有。

由美国国立卫生研究院资助的 GeneTests 网站(包含上面提到的 GeneReviews)提供主要位于美国的测试实验室的实验室目录(图19.9),以及相关服务类型的信息。目前,已经建立了更专业的网站,如欧洲骨骼发育不良网站(ESDN),该网站的成员为特定的骨骼发育不良病例提供专家诊断意见,并在适当的情况下提供基因检测。

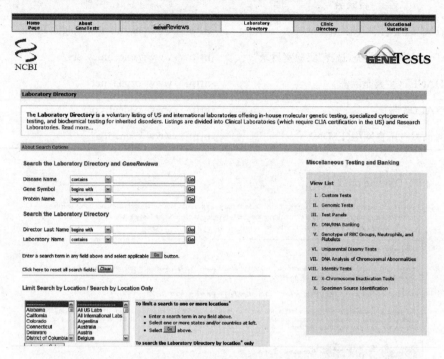

图 19.9　GeneTests 实验室目录

注:单击"Laboratory Directory"从 GeneTests 主页访问。

第三节　患者信息和支持小组

通过与适当的患者支持小组联系,患者及其亲属通常会受益匪浅(表19.3)。这些网站通常都提供有用且信息丰富的网站,以及本地的联系方式。可以使用一般的网络搜索引擎找到这些网站。但是,大多数有用的患者支持小组都列在了在线目录中,如 CAF 目录(英国)、NORD(国家罕见疾病组织,位于华盛顿)、遗传学家庭参考(美国,详见上文)和 POSSUM(澳大利亚)网站。很多家庭如有各种染色体相关疾病可以通过与 UNIQUE(罕见染色体疾病支持小组)联系而受益。另有许多其他有价值的特定疾病的网站,如 Scottish Muscle Network、Cancer Research UK 与 Breakthrough Breast Cancer。

案例二

您希望用一种新的实验室方法来分析常染色体隐性多囊肾病患儿的 DNA 样本。为此,利用在线数据库,您该如何从网上找到以下内容?

1. 基因编码序列的大小。
2. 最长转录本拥有的外显子数量。
3. 编码蛋白质的可能功能。
4. 预测的肽序列存在哪些蛋白质结构域。
5. 基因在哪些组织中表达。

下文将给出答案。

表 19.3 患者支持目录

目录	网址
CAF Directory(对英国尤其有用)	http://www.cafamily.org.uk/index.php?section=861
Genetic Alliance UK(包含 130 多个患者组织)	http://www.geneticalliance.org.uk/
Genetics Home Reference(通过"Patient Support"链接)	http://ghr.nlm.nih.gov/
GeneReviews(通过"Resources"链接)	http://www.geneclinics.org
NORD(国家罕见疾病组织)	http://www.rarediseases.org/
POSSUM(总部位于澳大利亚维多利亚)	http://www.possum.net.au/links/html
UNIQUE(罕见染色体异常支持小组)	http://www.rarechromo.co.uk/html/home.asp
Scottish Muscle Network(从页面左上角的菜单中选择"Patient and carers"或"Affiliations & links")	http://www.gla.ac.uk/departments/scottishmusclenetwork/
Cancer Research UK(在"Patient Information"部分)	http://www.cruk.org/
Breakthrough Breast Cancer(在"About breast cancer"部分)	http://www.breakthrough.org.uk/

第四节 基因和蛋白质特异性序列、结构、功能和表达信息

可以从几个不同的网站查看和下载单个基因的 DNA 序列,这些网站包括本节中描述的 Ensembl 和 GeneCards 数据库、NCBI 网站(托管 OMIM 和 PubMed 数据库)以及下面讨论的 UCSC 网站(表 19.4 和表 19.5)。

表 19.4　关于基因和蛋白质的科学信息

网站	网址
OMIM（在线人类孟德尔遗传）	http://www.ncbi.nlm.nih.gov/omim/
GeneCards	http://www.genecards.org/
Ensembl（例如,基因序列中已知 SNP 的外显子/内含子结构和位置）	http://www.ensembl.org/
UCSC（加利福尼亚大学圣克鲁兹分校;例如,便于使用的图谱和卫星标记轨迹）	http://genome.ucsc.edu/
NCBI（国家生物技术信息中心）	http://www.ncbi.nlm.nih.gov/
CEPH 基因型数据库浏览器	http://www.cephb.fr/en/cephdb/browser.php

表 19.5　DNA 或蛋白质序列分析的工具

工具	网址
BLAST（NCBI 基本局部对齐搜索工具）	http://blast.ncbi.nlm.nih.gov/Blast.cgi
BLAT/BLAST（在 Ensembl 数据库中）	http://www.ensembl.org/Multi/blastview
Pfam 蛋白序列分析	http://pfam.sanger.ac.uk/
ClustalW2 的 DNA 或蛋白质序列比对	http://www.ebi.ac.uk/Tools/clustalw2/index.html
限制性内切酶切割位点搜寻器（新英格兰生物实验室）	http://tools.neb.com/NEBcutter2/index.php

一、Ensembl 数据库

Ensembl 基因组浏览器（表 19.4,图 19.10）提供了非常清晰的注释序列信息（针对几种物种）,该信息由欧洲生物信息研究所（EMBL-EBI）和桑格（Sanger）研究所共同提供,主要由英国维康基金会（Wellcome Trust）资助。

（一）浏览 Ensembl 数据库的方法

尽管 Ensembl 数据库中包含大量信息,但是在其许多页面中浏览并寻找所需信息时,一开始会令人迷惘。因此,在图 19.11 中提供了 Ensembl 数据库中一些页面的路径导航图,以帮助用户。

（二）编码序列和转录本

在 Ensembl 数据库中,可以通过简单地选择物种并输入基因（或疾病）的名称（图 19.10）,然后从搜索结果（图 19.12 和图 19.13）中单击"Ensembl protein coding gene"来找到序列。这将显示在"Ensembl Gene summary"页面（图 19.14）,在该页面中,对于每个基因,都会显示有关一个或多个相关转录本的数据。对于每个转录本,都有一个"Transcript summary"(图 19.15),显示了转录本的长度、外显子数量和预测的蛋白质长度。

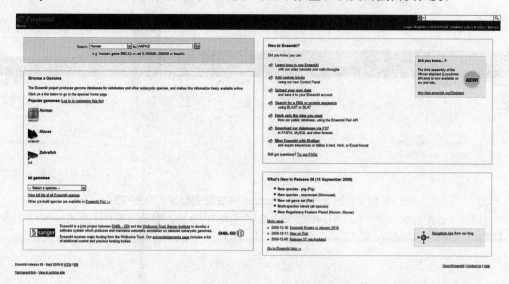

图 19.10 Ensembl 基因组浏览器

注:转载经英国桑格研究所许可。详见延伸阅读 Flicek et al.,2010。可从以下网站获得:http://www.ensembl.org/index.html。

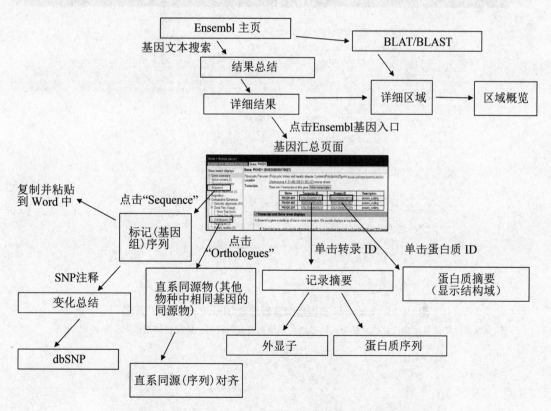

图 19.11 Ensembl 数据库中各个有用页面的路径导航图

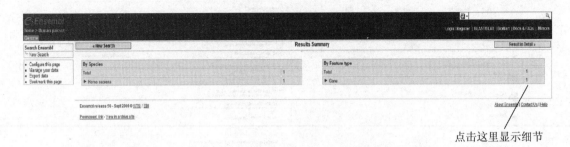

点击这里显示细节

图 19.12　在列表中选择"Human"并在搜索框输入"ARPKD"

注：从列表中选择"Human"并在页面顶部的搜索框中输入"ARPKD"（常染色体隐性多囊肾病）后，Ensembl 显示的结果。转载经英国桑格研究所许可。详见延伸阅读 Flicek et al.，2010。

点击这里显示更多该基因的详细信息　　　或者，点击这里显示"Region in Detail"，以显示包含该基因的染色体区域

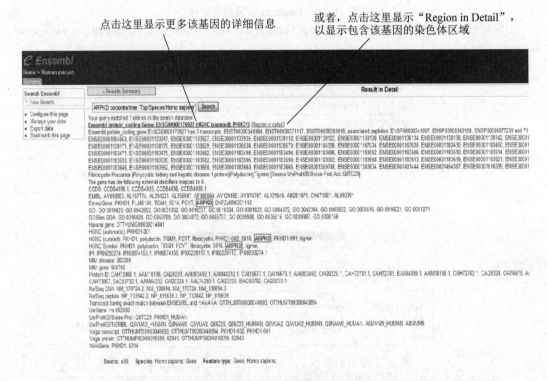

图 19.13　Ensembl 基因组浏览器搜索"Result in Detail"页面

注：页面显示的信息可能比此图更简短。转载经英国桑格研究所许可。详见延伸阅读 Flicek et al.，2010。

不同转录本的列表，即不同的mRNA分子

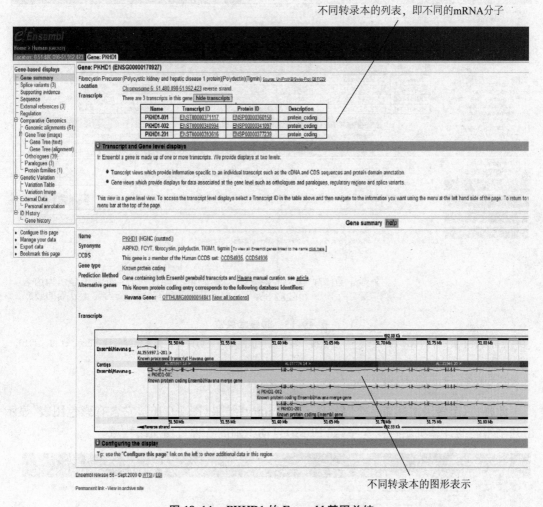

不同转录本的图形表示

图 19.14 *PKHD*1 的 Ensembl 基因总结

注:转载经英国桑格研究所许可。详见延伸阅读 Flicek et al.,2010。

点击"Gene"标签，回到"Gene summary"页面

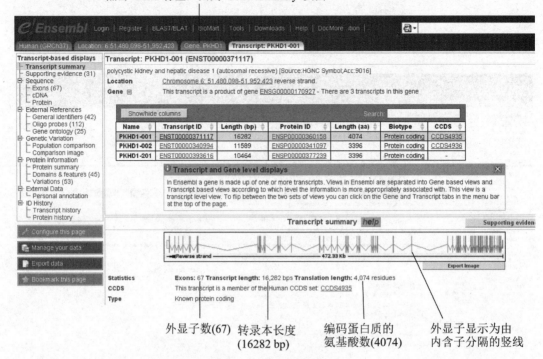

外显子数(67)　转录本长度　　编码蛋白质的　　外显子显示为由
　　　　　　　(16282 bp)　　氨基酸数(4074)　　内含子分隔的竖线

图 19.15　转录本总览

注:点击列表中第一个转录本的转录本 ID 后获得。转载经英国桑格研究所许可。详见延伸阅读 Flicek et al.,2010。

(三) 蛋白质结构域

此外,每个转录本还有一个"Protein summary"结果(图 19.16),它含有彩色图表,显示由几个不同的计算机域查找程序(如 Pfam)自动识别的各种蛋白质结构域。

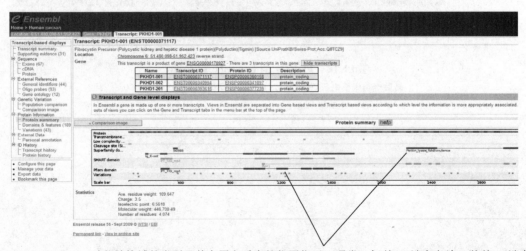

功能结构域的类型及其在蛋白质中的位置指示。通常,氨基(N)端在左边,羧基(C)端在右边。在左侧命名的不同域的搜索算法(如SMART和Pfam)之间,域的识别略有不同

图 19.16　点击所列的第一个转录本的蛋白质 ID 后出现的结果

注:转载经英国桑格研究所许可。详见延伸阅读 Flicek et al.,2010。

当"Transcript summary"页面可见时，点击页面最左边"Sequence"下方的"Exons"显示每个外显子完整的序列细节以及周围的内含子序列（图 19.17）。通过点击"Configure this page"，可以显示更多的内含子序列。或者，通过点击同一列中的"Protein"，可以显示蛋白质的氨基酸序列（图 19.18），并使用不同的颜色（必要时）来区分单个外显子。该页面还可以设置显示氨基酸编号和已知的可变转录本。

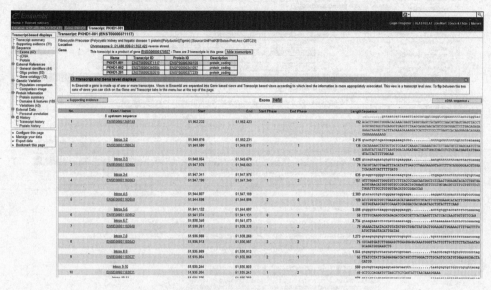

图 19.17　选择特定转录本的外显子序列

注：从左侧列表中选择"Exons"即可获得。转载经英国桑格研究所许可。详见延伸阅读 Flicek et al.，2010。

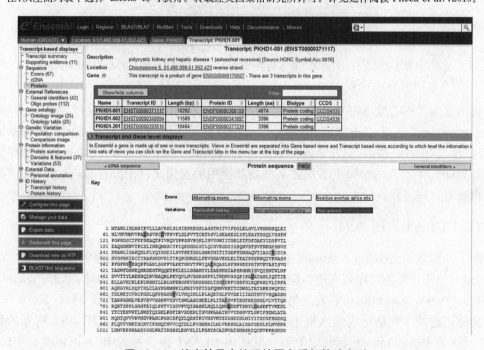

图 19.18　特定转录本编码的蛋白质氨基酸序列

注：进入转录本总结页面时，点击左侧的"Protein"即可显示。要显示所示蛋白质的特点，需要选择"Configure this page"，然后打开编号和变体，最后点击右上角的"Save and close"。转载经英国桑格研究所许可。详见延伸阅读 Flicek et al.，2010。

对分析基因突变的人来说,选择"Ensembl Gene summary"页面左侧列表中的"Sequence"所显示的信息尤其有用(图 19.19)。其显示了外显子和内含子的完整序列,即基因的基因组序列。

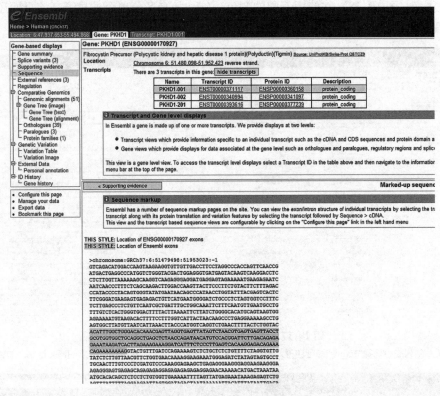

图 19.19 标记基因组序列

注:此图显示了外显子和内含子。可点击其最左边的"Sequence"从基因总结页面进入。转载经英国桑格研究所许可。详见延伸阅读 Flicek et al.,2010。

许多其他类型的数据都可以从 Ensembl 网站获取,用得越多,帮助越明显。例如,在"Gene summary"页面,点击"Orthologues",也可以获得其他物种中特定基因的同源基因列表,并显示与"query"基因(即开始选择基因)的同源程度(图 19.20),同时查看每个序列的比对结果(图 19.21)。此外,观看描述某些功能使用的视频文件十分有益,点击"Help"超链接可以查看这些文件。

(四)BLAT / BLAST 检索

除了使用基因名称在 Ensembl 中搜索特定的序列外,还可以使用序列相似性"BLAST"检索,搜索与您感兴趣的序列高度匹配的数据库序列(核苷酸或肽)。为此,单击 Ensembl 主页(http://www.ensembl.org)右上角的"BLAST",或直接打开 BLAST 网站(表 19.5),然后将您感兴趣的序列粘贴或键入框中(图 19.22)。必要时,可以更改 BLAST 搜索的物种〔当前默认为人类(human)〕和特定类型。默认的 BLAST 搜索称为 BLAT(或类似 BLAST 的比对工具),它是一个非常快速的版本,可以有效地搜索代表组装基因组的非重叠序列。相比之下,之前建立的速度较慢的 BLAST 算法则搜索大量重叠的数据库条目。点击"RUN"后,在结果页面("BlastView")中,已找到的任何相似序列的位置都会显示在页面底部,并在页面底部显示汇总表(图 19.23)。此外,页面左下角提供了可单击的比对链接(按住 Control 键可以进行多种选择)。例如,点击"C"链接会将用户带到"Region in detail"页面(之前名为"ContigView",因此称为"C"链接)(图 19.24)。"Region in detail"页面也可以通过点击"Result in Detail"页面上的"Region in Detail"链接,或者点击"Gene summary"页面顶部的位置标签来访问。

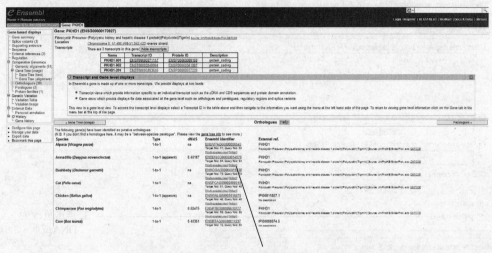

点击这里的"Alignment"或"Align"以显示人类基因与犰狳同源基因之间的序列比对

图 19.20　相同基因在其他物种中的同源基因列表

注:点击基因总结页面中的"Orthologues"获得。转载经英国桑格研究所许可。详见延伸阅读 Flicek et al.,2010。

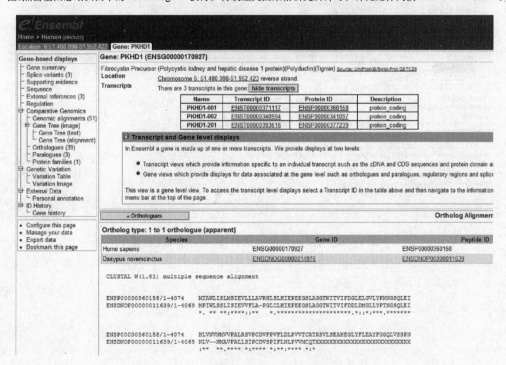

图 19.21　人类和犰狳 PKHD1 基因序列比对

注:在直系同源表的 Ensembl 标识栏里点击"Alignment"即可。转载经英国桑格研究所许可。详见延伸阅读 Flicek et al.,2010。

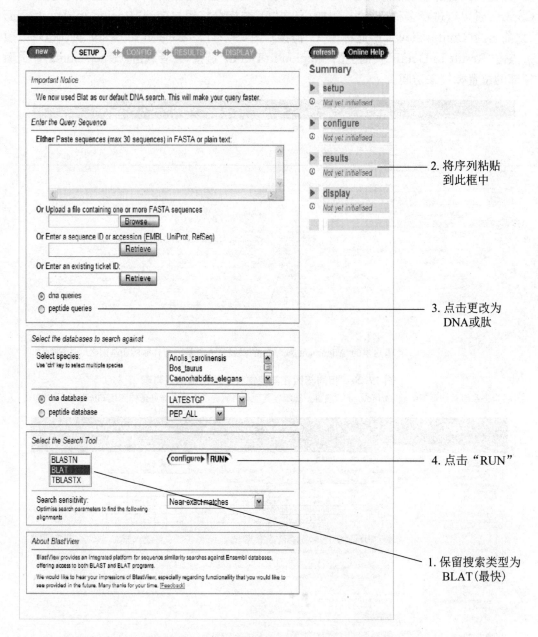

图 19.22　在 Ensembl 中进行 BLAT/BLAST 检索

注:转载经英国桑格研究所许可。详见延伸阅读 Flicek et al.,2010。

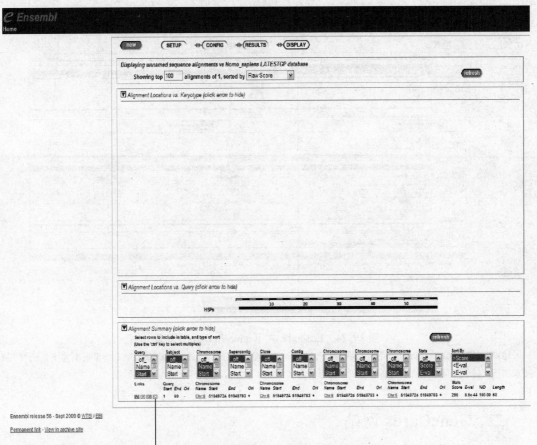

点击 "C" 链接，在"Region in detail" 视图中显示搜索命中的详细信息

图 19.23　Ensembl 中进行 BLAT/BLAST 搜索的结果

注：转载经英国桑格研究所许可。详见延伸阅读 Flicek et al.，2010。

开始BLAT搜索的"query"序列位置　　点击这里放大或缩小区域

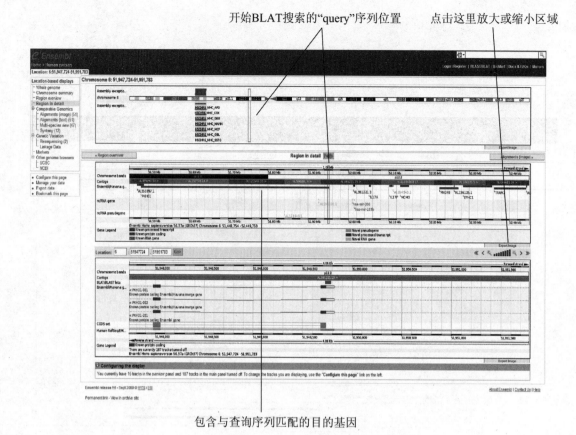

包含与查询序列匹配的目的基因

图 19.24　Ensembl 中"Region in detail"页面

注:通过点击"Gene summary"页面顶部附近的"location"选项,或通过点击 BLAT/BLAST 结果页面左下角的"C"链接来访问。转载经英国桑格研究所许可。详见延伸阅读 Flicek et al.,2010。

二、GeneCards 网站

魏茨曼科学研究所提供的 GeneCards 网站(表 19.4,图 19.25～图 19.28)整理了大量关于单个基因、其编码的蛋白质以及许多其他数据库中特定数据的链接等详细信息。详细的超链接数据在这里总结为一个单页格式,这对于某些特定用途是特别有帮助且易于使用的。GeneCards 所呈现的信息还包括基因别名、染色体和基因组位置、蛋白质大小、选择性剪接转录本参考序列或"RefSeq mRNA"和剪接模式(在"Transcripts"部分)、疾病联系、突变和单核苷酸多态性(SNP)(SNP 的类型、频率和序列,以及基因 SNP 单体型数据库的直接链接)。GeneCards 还含有大量其他有用的信息,包括已鉴定的蛋白质结构域(单击"Protein domains"部分中的"Graphical view of domain structure")、基因预测功能(在"Gene function"部分中的 UniProt/Swiss-Prot 标题下方)和其他物种同源物。此外,GeneCards 还介绍了有关基因功能的信息和相关研究文章,还有研究人员十分感兴趣的有效抗体、重组蛋白、克隆、表达测定和 RNA 干扰(RNAi)试剂的直接链接。

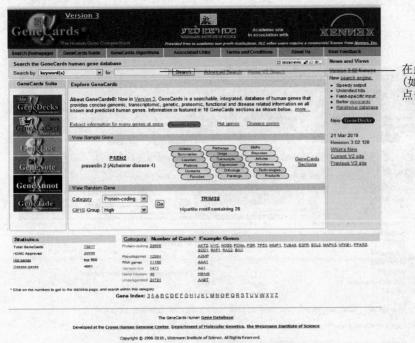

在此框中输入基因名（如ARPKD），然后点击"Search"

图 19.25 GeneCards 主页

注:转载经魏茨曼科学研究所许可。

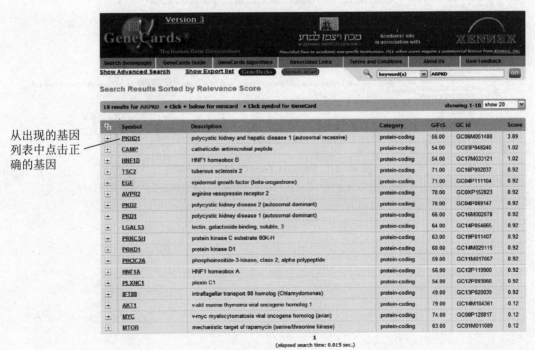

从出现的基因列表中点击正确的基因

图 19.26 GeneCards 搜索结果

注:转载经魏茨曼科学研究所许可。

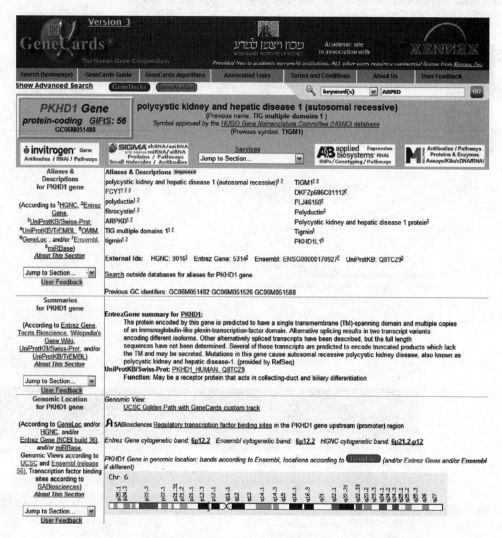

图 19.27　*PKHD*1 GeneCard 的第一部分

注：显示替代名称以及基因的染色体和基因组位置。转载经魏茨曼科学研究所许可。

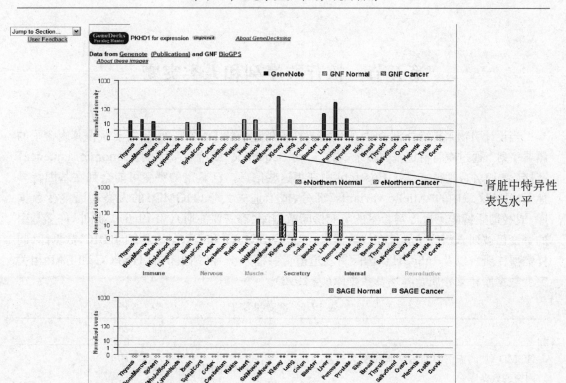

图 19.28　GeneCards 中由基因芯片分析(GeneNote 和 GNF)和电子预测(eNorthern)获得的 *PKHD*1 表达数据

注:可见 *PKHD*1 在肾脏中的表达水平相对较高。转载经魏茨曼科学研究所许可。

(一) 基因表达数据

此外,GeneCards 网站还提供了基因在不同组织中表达丰度的图形总结(图19.28)。这些数据是从与各种组织的 RNA 杂交后的微阵列数据中获得的,或是推断出来的,如由不同表达序列片段(即"electronic Northerns"或者 eNorterns)的相对丰度得出。

案例三

您希望设计寡核苷酸引物,这样能够依次扩增一个基因的每个外显子,并对该外显子及其外显子/内含子边界进行测序。您该如何从网上找到以下内容?

1. 相关的核苷酸序列信息。

2. 哪些突变已经在基因中被鉴定,哪些突变是最常见的(可能的突变热点)。

3. 用于单个区域或整个基因的引物自动设计软件工具。

4. 用于选择引物序列不含 SNP 和显示基因组已知 SNP 位置的工具。

5. 快速检查您所选的引物是否会产生非特异性扩增的算法。

下文将给出答案。

第五节　核苷酸序列和人类突变

当设计引物来扩增外显子时,不仅需要获得外显子的 DNA 序列,还需要获得其内含子的侧翼序列。通过查看特定基因转录本的"Exon sequence"或特定基因的"Genomic sequence"链接(表 19.4),则很容易从 Ensembl 中获得这些信息。已鉴定的突变可能会列在基因特异性 OMIM 文章中的"Allelic variants"部分,或卡迪夫大学(HGMD)的人类基因突变数据库,或曼彻斯特国家遗传实验室的突变诊断数据库(都需要注册)(表 19.6)。此外,许多基因的突变已被列入疾病特异性在线数据库,如包含 *BRCA*1 和 *BRCA*2 突变的(BIC)数据库(同样需要注册),以及 InSiGHT(国际胃肠道遗传肿瘤学会)网站提供的 HNPCC 和 FAP 相关突变数据库和莱顿肌营养不良数据库(表 19.6)。

表 19.6　突变和 SNP

数据库	网址
HGMD（加的夫医学遗传学研究所人类基因突变数据库）	http://www.hgmd.cf.ac.uk
乳腺癌信息核心（BIC）数据库（需要密码）	http://research.nhgri.nih.gov/bic/
dbSNP（NCBI 单核苷酸多态性数据库）	http://www.ncbi.nlm.nih.gov/projects/SNP/
HapMap（国际 HapMap 项目）	http://www.hapmap.org/
人类基因组变异学会	http://www.hgvs.org/
未分类变种的实验室报告指南（选择最佳的实践指南，然后选择未分类变体）	http://www.cmgs.org
诊断突变数据库（曼彻斯特国家遗传学参考实验室）	http://www.ngrl.org.uk/Manchester/dmudb.html
InSiGHT（国际胃肠道遗传肿瘤学会）	http://www.insight-group.org/mutations/
莱顿肌营养不良数据库	http://www.dmd.nl/

第六节　自动引物设计工具

Primer3 升级版是常用的一种引物设计工具,它最初由美国马萨诸塞州的怀特黑德(Whitehead)研究所开发。Primer3Plus 版本(表 19.7,图 19.29)现有一个更便捷的用户界面。这是一个免费在线工具,允许用户粘贴一段核苷酸序列,并指定哪些区域应该设计引物。由于自动测序仪读出的开始 30 个核苷酸序列往往是不可靠的,紧靠外显子的几个碱基对剪接效率和准确性十分重要,因此,通常利用 Primer3Plus 挑选与待测外显子间隔至少 30

个核苷酸的潜在引物序列。该软件还允许用户设置引物的最小、最大长度和正反向引物退火温度的差异，以及许多其他参数。它将生成一个引物序列表，同时显示预测的退火温度，并估计每个引物通过内部碱基配对形成意外二级结构的可能性。

表 19.7　设计引物时有用的网站

网站	网址
Primer3Plus	http://www.bioinformatics.nl/cgi-bin/primer3plus/primer3plus.cgi
Genomic Primers（一次获得多个外显子的引物）	http://pcrsuite.cse.ucsc.edu/Genomic_Primers.html
DNA OligoCalculator（用于计算退火温度）	http://www.sigma-genosys.com/calc/DNACalc.asp
SNPCheck（英国曼彻斯特国家遗传学实验室）	https://ngrl.manchester.ac.uk/SNPCheckV2/snpcheck.htm
NCBI 上的 Reverse e-PCR 网页（选择"Table input"）	http://www.ncbi.nlm.nih.gov/sutils/e-pcr/reverse.cgi

如果实验室需要，请单击此处将GC clamp
设置为1或2，具体取决于您的喜好

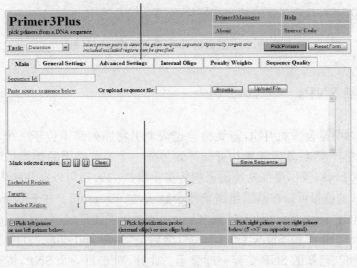

在这里粘贴DNA序列，在外显子的两侧添加方括号，将其标记为扩增目标，
用 "<" 和 ">" 符号圈出更宽的范围进行引物设计

图 19.29　Primer3Plus

另一个网站不仅可以自动选择引物序列，还可以自动选择基因中的每一个外显子。该网页（图 19.30）以 Primer3 为基础，标题为"Genomic Primers"，它非常有用但需要一个参考文件，即 Genbank 序列文件。后者可以通过点击页面上的"How to obtain a GenBank file"链接获得。该 GenBank 文件必须首先保存到磁盘，然后在基因组引物页面使用"Browse"按钮上传。

通过点击这个链接选择并
上传保存的GenBank文件

当您点击该链接时，请按照所提供的说明获
取一个GenBank文件，然后保存在磁盘中

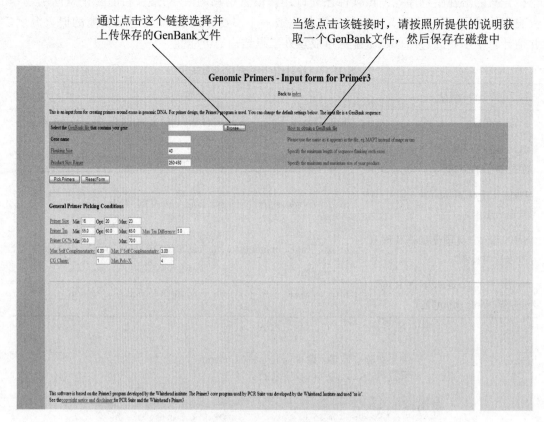

图 19.30　基因组引物（用于选择多对引物）

一、检测 SNPs

对于每一对明显合适的引物，需要检验这两个引物序列都不位于一个已知的 SNP 上，因为如果存在变异，等位基因的脱扣可能导致另外一个等位基因的优势扩增。一个有用的网页工具 SNPCheck（英国曼彻斯特国家遗传实验室；表 19.7）可以在几秒内对此进行检查。

另外，SNP 的位置可以在基因组浏览器中显示，如 Ensembl。在 Ensembl 中，显示 SNP 的方法如下：点击"Sequence display"到"Gene summary"页面，点击"Configure this page"，激活"Line numbering"和"Show variations"（之后是"Save and close"）（图 19.31）。该基因的基因组序列将与已知的 SNP 变异一起显示。此外，对于每一个 SNP，核苷酸位置和已知突变显示在序列的右边（图 19.32），并可点击链接到"Variation summary"页面（图 19.33），它包含更多关于变异的信息，还包括一个特定的 dbSNP 页面链接（图 19.34），其中包含该 SNP 不同等位基因的已知种群频率。另外，基因组序列与其右边的注释可以复制并粘贴到 Word 文档中，为使序列显示正确，需要在"页面设置"中（文件菜单）选择"纸张方向"为横向。然后用户就可以对序列进行注释了（如下划线标注已选 PCR 引物序列），还可保存并打印。链接也通常会保存在 Word 文档中，并可以通过鼠标右击选择"Open hyperlink"单独打开。

2. 将"Line numbering"项改为
"Relative to this sequence"

1. 将"Show variations"项
改为"Yes and show links"

3. 最后点击"Save and close"

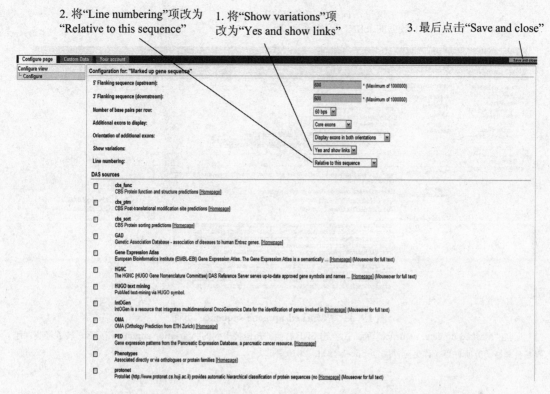

图 19.31　通过 Ensembl 中"Marked up gene sequence"的设置界面可以显示 SNP

注：这一页是通过点击"Gene summary"界面的"Sequence"后点击"Configure this page"得到的。转载经英国维康基金桑格研究所许可。详见延伸阅读 Flicek et al.，2010。

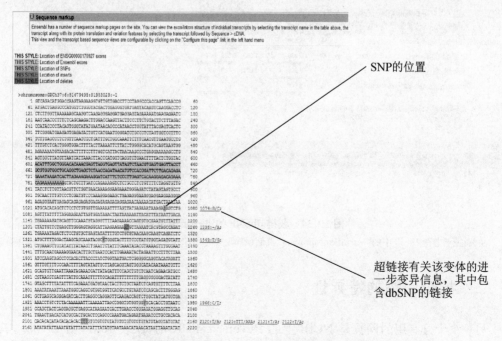

SNP的位置

超链接有关该变体的进一步变异信息，其中包含dbSNP的链接

图 19.32　标记的基因序列设置为显示变异位置（带有链接）和行编号

注：转载经英国维康基金桑格研究所许可。详见延伸阅读 Flicek et al.，2010。

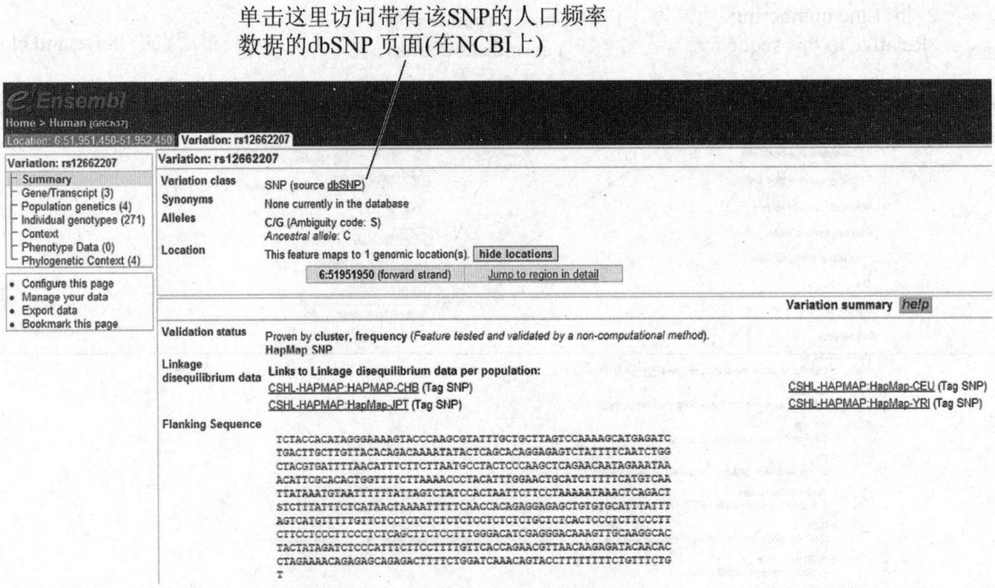

单击这里访问带有该SNP的人口频率
数据的dbSNP 页面(在NCBI上)

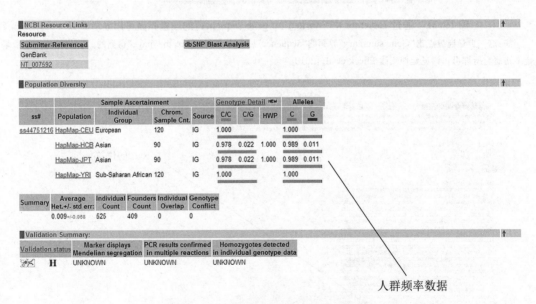

图 19.33　"Marked up gene sequence"页面

注:在"Marked up gene sequence"页面中,点击 SNP 右侧的超链接得到的"Variation summary"页面。转载经英国维康基金桑格研究所许可。详见延伸阅读 Flicek et al. ,2010。

图 19.34　获得 dbSNP 的进一步信息

注:通过点击图 19.33 中的"Variation summary"页面顶部附近的 dbSNP 链接,可以获得 dbSNP 的进一步信息。

二、检查引物的特异性

另一个十分有用的网页是 NCBI 上的 Reverse e-PCR 网页(表 19.7,图 19.35),其中"Table input"部分用户使用起来很方便。在选择人的基因组数据并粘贴其引物序列和已预测 PCR 产物长度到文本框后,最好增加"Allowed STS size deviation"(允许 STS 大小偏差)

到 100 以上并改变"Primer Alignment quality"（引物比对质量），允许两个不匹配和两个缺口出现，从而降低搜索要求。之后电子基因组搜索会自动进行 PCR 模拟，显示所有预测产物精确的染色体位置和大小。这会验证所选引物能否扩增预期序列，并且显示是否有（非预期）大小类似的产物出现，这些产物通常是与基因组的其他位置不正确互补（即微量非特异性杂交）而产生的。

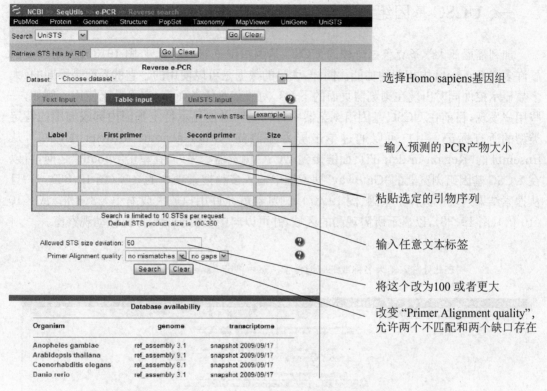

选择Homo sapiens基因组

输入预测的 PCR产物大小

粘贴选定的引物序列

输入任意文本标签

将这个改为100 或者更大

改变 "Primer Alignment quality"，允许两个不匹配和两个缺口存在

图 19.35　NCBI 上的 Reverse e-PCR 搜索工具（选择"Table input"后）
注：它执行一个虚拟 PCR，检查引物对的特异性。

案例四

您在两个看似无关的家庭中发现了相同的突变。想要比较两个家族的突变等位基因周围的 DNA 序列，以试图找出这两个看似相同的突变是独立发生的，还是同一祖先发生的突变。为此，想要分析附近序列的多态性，您该如何从网上找到以下内容？

1. 基因内(CA)$_n$ 类型的微卫星标记的位置和特性。

2. 在这些标记处发现杂合个体的大致比例。

3. 其他人已经发现的可通过 PCR 成功扩增的那些微卫星标记的引物序列。

4. 通过预期的结果衡量这些引物是否可用。

下文将给出答案。

第七节　显示基因和标记的图谱数据

一、UCSC 基因组浏览器

加利福尼亚大学圣克鲁兹分校的 UCSC 基因组浏览器（表 19.4，图 19.36）为用户提供了许多与 Ensembl 中相似的功能。同样，大量的数据是可以使用的。它的界面是不同的（大多数显示控件同时出现在浏览器页面的下部），对于某些任务而言，它更易于使用。例如，一些用户发现，目前在 UCSC 基因组浏览器中可以更容易地显示特定基因内部或周围的特定类型的所有标记。用户可以通过单击屏幕左侧的"Other genome browser：UCSC"，从 Ensembl 的"Region in detail"页面链接到 UCSC 浏览器。另外，在单击"submit"之前，可以在 UCSC 基因组浏览器的"Gateway"搜索框中输入多种搜索项中的一项（图 19.36）。一旦从搜索结果列表中选择了基因（图 19.37），浏览器就允许用户放大或缩小×3（3 倍）或×10（10 倍）（图 19.38），以显示所需观测的区域，并可以向中心粒或端粒方向移动观察窗。

在此处输入基因名称或细胞遗传带，然后单击"submit"

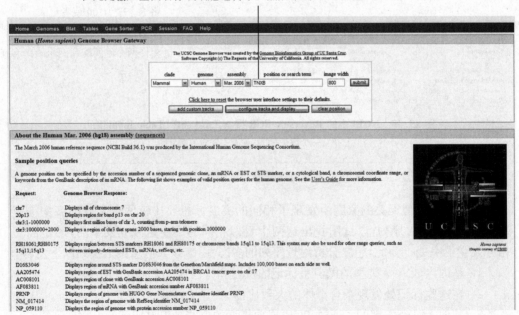

图 19.36　UCSC 基因组浏览器"Gateway"

注：此图及图 19.37 均来自 http://genome.ucsc.edu/（Kent W J, et al., 2002. The Human Genome Browser at UCSC[J]. Genome Res., 12(6):996-1006.）。

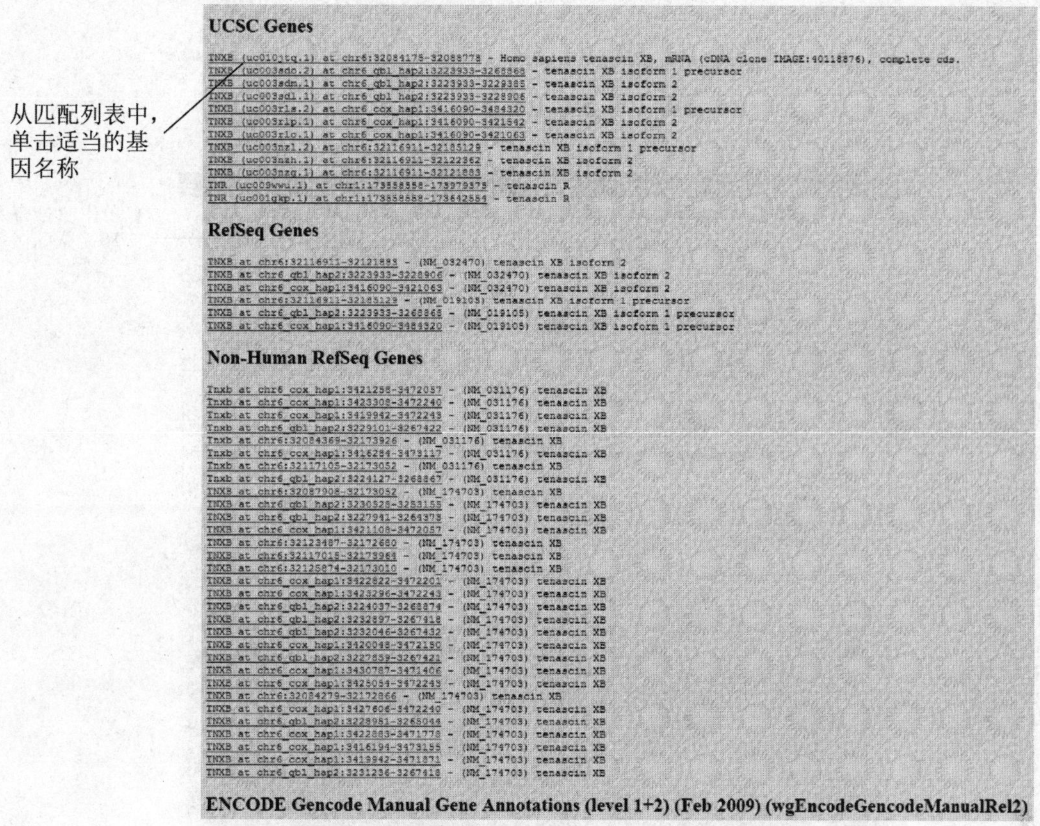

从匹配列表中，单击适当的基因名称

图 19.37 从 UCSC 的搜索结果列表中选择基因

注：此图来源于 http://genome.ucsc.edu，详见延伸阅读 Kent et al.，2002。

二、显示微卫星标记

在 UCSC 基因组浏览器中，公认的 Genethon 系列的多态微卫星（CA）$_n$ 标记可以在染色体模式图下方显示，包括它们的精确位置和身份。这可以通过单击"Mapping and Sequencing Tracks"（图 19.38）中的"STS markers"，将显示模式更改为"full"，然后单击"refresh"来完成。随后，从标记类型列表中（通过单击"STS markers"轨道左侧的灰色垂直条来显示）选择"include"过滤器（图 19.39）和"Genethon"，然后选择"submit"。选择这些标记中的一个（图 19.40）就能展示有关产物的大小和合适的 PCR 引物序列（图 19.41）信息。如果需要，可以使用"CEPH 基因型数据库浏览器"（表 19.4）进行搜索，以获取其中一个标记杂合子的个体比例。

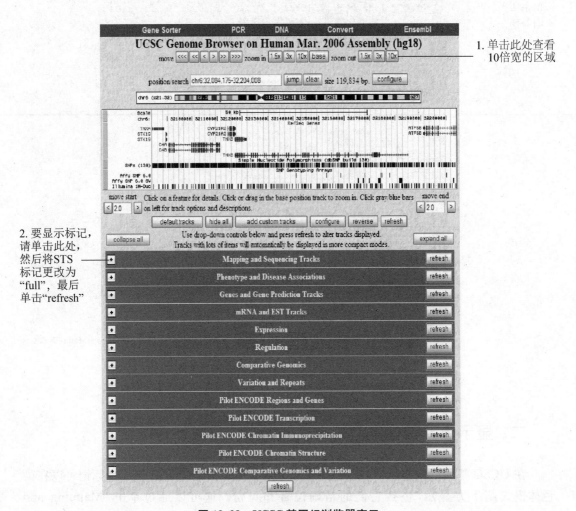

图 19.38 UCSC 基因组浏览器窗口

注：通过单击"Other genome browser：UCSC"（从 Ensembl 的"Region in detail"界面的左侧菜单中打开），打开 UCSC 基因组浏览器窗口。也可以使用 UCSC 基因组浏览器的"Gateway"进行搜索并如图所示进行缩小来达到此目的。此图来源于 http：//genome.ucsc.edu，详见延伸阅读 Kent et al.，2002。

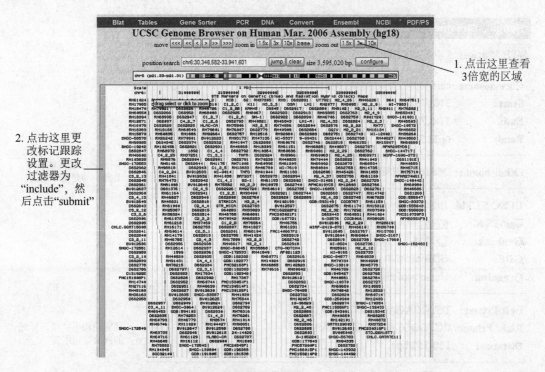

图 19.39 在 UCSC 基因组浏览器窗口中点击"zoom out×10"

注：在 UCSC 基因组浏览器窗口中点击"zoom out×10（10 倍）"后，屏幕上显示的基因组区域变宽。此图来源于 http://genome.ucsc.edu，详见延伸阅读 Kent et al.，2002。

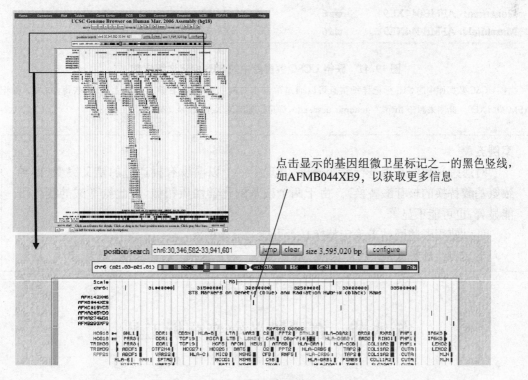

图 19.40 从下拉列表中选择"include"

注：从下拉列表中选择"include"基因组标记，然后点击"submit"。此图来源于 http://genome.ucsc.edu，详见延伸阅读 Kent et al.，2002。

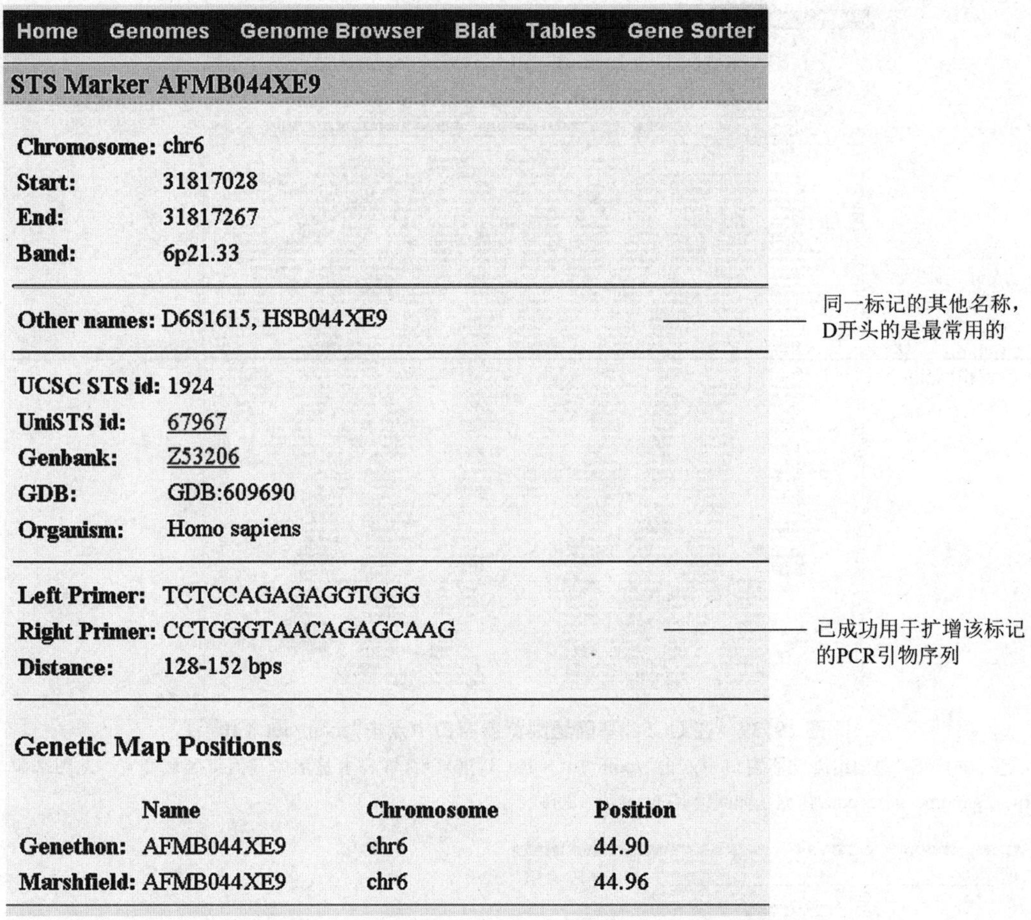

| Home | Genomes | Genome Browser | Blat | Tables | Gene Sorter |

STS Marker AFMB044XE9

Chromosome: chr6
Start: 31817028
End: 31817267
Band: 6p21.33

Other names: D6S1615, HSB044XE9 ——— 同一标记的其他名称，D开头的是最常用的

UCSC STS id: 1924
UniSTS id: 67967
Genbank: Z53206
GDB: GDB:609690
Organism: Homo sapiens

Left Primer: TCTCCAGAGAGGTGGG
Right Primer: CCTGGGTAACAGAGCAAG ——— 已成功用于扩增该标记的PCR引物序列
Distance: 128-152 bps

Genetic Map Positions

Name	Chromosome	Position
Genethon: AFMB044XE9	chr6	44.90
Marshfield: AFMB044XE9	chr6	44.96

图 19.41　获得 UCSC 数据库中的 STS 标记详细信息

注：UCSC 数据库中的 STS 标记详细信息可以通过单击小的黑色垂直线（在该窗口的上部）后获得，如 STS 标记 AFMB044XE9。此图来源于 http://genome.ucsc.edu，详见延伸阅读 Kent et al.,2002。

案例五

对您感兴趣的基因进行突变分析，发现了一个以前没有报道过的错义突变（即导致氨基酸替换的核苷酸替换）。由于两个残基的化学性质相似，因此氨基酸的变化可能显著，也可能不显著。

可以使用哪些网站来确定替换是否可能是显著的？

下文将给出答案。

第八节　在线错义突变分析工具

现在有各种各样的网站可以用来分析一个特定类型的突变（表 19.8）。它们使用的算法考虑了氨基酸的化学性质（如水亲和度，即亲水性或疏水性），以及该特定氨基酸的进化保守性。例如，一般情况下，如果蛋白质中某位置在物种之间的差异很大，那么在该位置引起氨基酸替换的突变就不太可能是致病性的，尽管由其替换引起的残基疏水性变化的程度也很重要。提供此类自动分析的网站包括 PolyPhen 和 SIFT。这两种方法都需要使用单字母代码以及特定的数据库蛋白质识别符对替换进行简要描述。要注意，如果要以 FASTA 格式将序列插入 PolyPhen 网站中，则该序列不得包含空格，并且必须以">sequence name"形式的标题行开头，即它必须以">"符号开头。另一个网站 Align GVGD 目前非常难以使用，因为它要求用户事先创建跨物种的多序列比对。目前，它正在进一步开发优化，可能以后会变得更易于使用。

表 19.8　提供错义（氨基酸替代）突变可能的功能意义分析的网站

网站	网址
PolyPhen（预测人类 nsNPs 的功能效应）	http://genetics.bwh.harvard.edu/pph/
SIFT BLink	http://sift.jcvi.org/www/SIFT_BLink_submit.html
Align GVGD	http://agvgd.iarc.fr/agvgd_input.php
RCSB Protein Data Bank（RCSB 蛋白质数据库）	http://www.pdb.org/
Human Splice Site Prediction Tool（伯克利果蝇基因组计划）	http://www.fruitfly.org/seq_tools/splice.html
ESE Finder（预测突变对任何潜在外显子剪接增强子序列的影响，这是剪接因子结合所必需的）	http://rulai.cshl.edu/cgi-bin/tools/ESE3/esefinder.cgi?process=home

不幸的是，这三个网站针对蛋白质中特定氨基酸替代产生冲突的结果并不少见。因此，在实践中，必须对突变数据库和已发表的报告进行彻底的搜索，以找到以前具有该特定突变的其他家族的任何证据，或者已经进行的任何生物学研究来验证该突变的病理。

RCSB 蛋白质数据库网站是很有趣的，它包含许多蛋白质域的原子坐标。该网站允许用户搜索（图 19.42）和查看（图 19.43 和图 19.44）许多令人印象深刻的蛋白质域的 3D 模型，从而可能识别蛋白质内特定目标氨基酸在蛋白质结构内的精确位置。但是，结构生物学家主要使用的 X 射线晶体学和核磁共振波谱学获得的数据通常无法涵盖整个蛋白质分子。

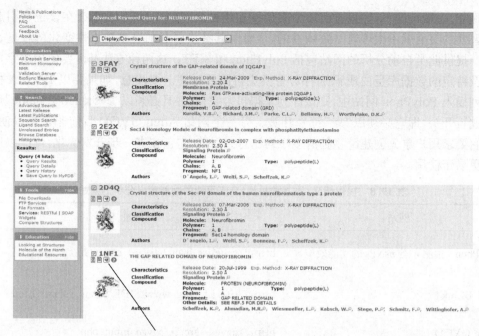

单击第三个图标，使用Jmol查看3D结构

图 19.42　在 PDB 主页右上角的搜索框中输入"neurofibromin"后的匹配结果列表

注：此图来源于 RCSB PDB（www.pdb.org），详见延伸阅读 Scheffzek et al.，1998。

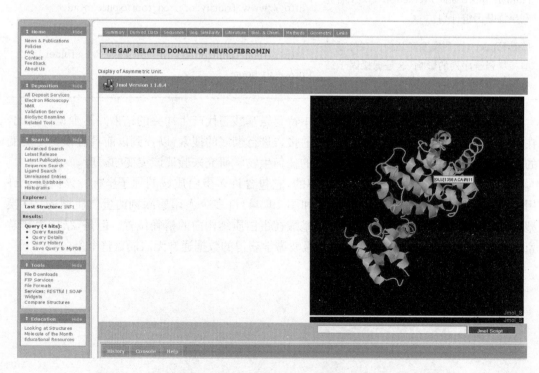

图 19.43　3D 图像显示神经纤维蛋白（neurofibromin）的 GAP 相关区域

注：可通过右击和选择各种选项来放大、旋转和注释。此图来源于 RCSB PDB（www.pdb.org），详见延伸阅读 Scheffzek et al.，1998。

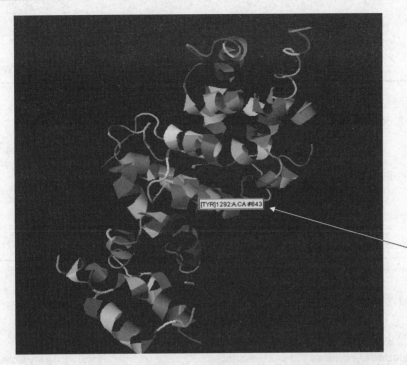

残基名称和编号在鼠标悬停处显示

图 19.44　通过右击选择获得彩色视图：颜色/结构/动画/方案/氨基酸

注：此图来源于 RCSBPDB（www.pdb.org），详见延伸阅读 Scheffzek et al.，1998。

案例六

　　一个孩子发现有轻微的发育迟缓，具有异常宽阔的大脚趾和一个比平均值低两个标准偏差的头围，核型正常。

　　如何使用计算机数据库来识别并诊断出可能的病症？

　　下文将给出答案。

第九节　计算机辅助疾病诊断

　　在此种情况下，尽管不是唯一的解决方案，但使用商业软件非常有价值（表 19.9）。如果可以使用 Winter-Baraitser Dysmorphogy 数据库，则可以使用"综合征特征搜索"（Syndrome Feature Search）功能在数据库中搜索可能的潜在综合征（图 19.45 和图19.46）。在这里，如图 19.47 所示，搜索词"宽拇趾""小头畸形"和"发育迟缓"可用于搜索症状。搜索词可以从"Search Syndrome on Features"（搜索病症的特点）右侧的可扩展列表中获得（图 19.46），也可以通过单击"Find"（查找）按钮（图 19.46）后直接搜索该词获得。搜索获得的可能综合征列表如图 19.48 所示。然后可以显示每种综合征的临床详细情况、特征列表和临床照片。

表 19.9　计算机辅助疾病诊断网站

网站	网址
OMIM（在线人类孟德尔遗传）	http://www.ncbi.nlm.nih.gov/omim/
Phenomizer	http://compbio.charite.de/Phenomizer/Phenomizer.html
Winter-Baraitser Dysmorphogy 数据库（专有）	http://www.lmdatabases.com/
POSSUM 数据库（专有）	http://www.possum.net.au/
Orphanet：Search by clinical sign	http://www.orpha.net/

点击这个图标用于综合征特征搜索

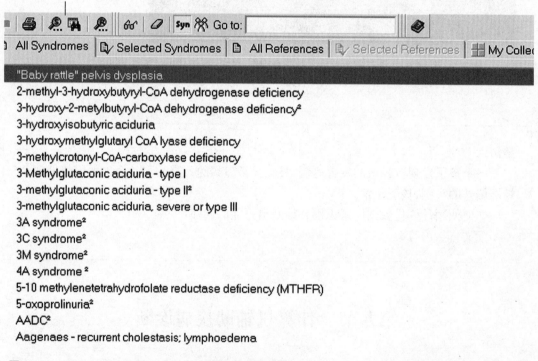

图 19.45　Winter-Baraitser Dysmorphogy 数据库[London Medical Databases(伦敦医学数据库)]软件包
注：转载经伦敦医学数据库许可。

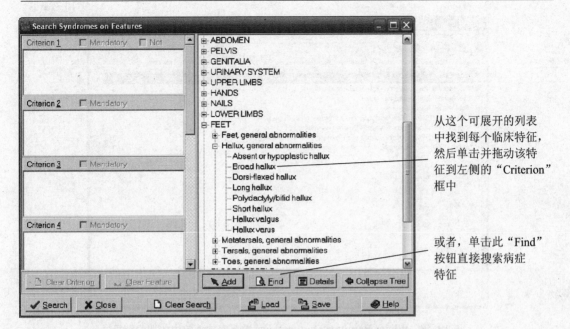

从这个可展开的列表
中找到每个临床特征，
然后单击并拖动该特
征到左侧的"Criterion"
框中

或者，单击此"Find"
按钮直接搜索病症
特征

图 19.46　在 Search Syndromes on Features 检索窗口中查找临床特征
注:转载经伦敦医学数据库许可。

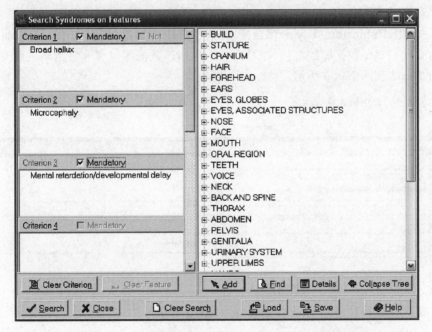

图 19.47　在 Winter-Baraitser Dysmorphogy 数据库软件
包中搜索窗口 Search Syndromes on Features
注:转载经伦敦医学数据库许可。

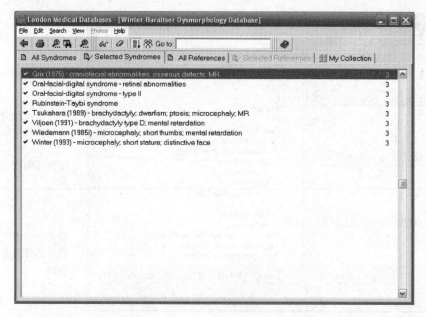

图 19.48　Winter-Baraitser Dysmorphogy 数据库软件包中的搜索结果

如果无法使用这种专有软件包，则通常可以使用 OMIM 数据库（表 19.1），或尝试使用新的免费可用的 Phenomizer 数据库（详见下文）。可以在 OMIM 搜索页面的输入框中输入相同的搜索词，如图 19.49 所示，结果如图 19.50 所示。选择单个综合征［在所示示例中为鲁宾斯坦-泰比（Rubinstein-Taybi）综合征］将展示详细的病症描述（图 19.51）。此外，还提供了指向 GeneTests 数据库的链接（在页面右上角），该数据库包含非常清晰的综述，其相关网页如图 19.52 和图 19.53 所示。

在这个方框中输入临床特征

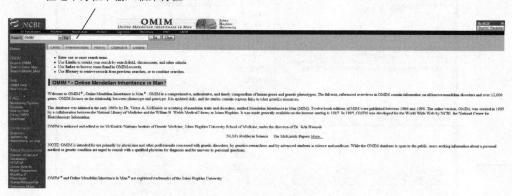

图 19.49　OMIM 主页

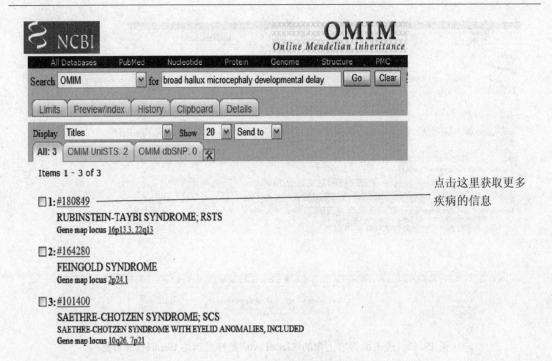

图 19.50 使用 OMIM 的搜索结果

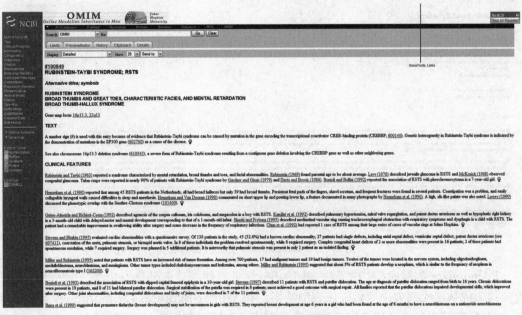

图 19.51 OMIM 中病症的描述

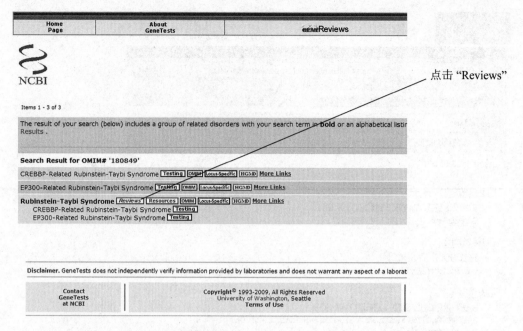

图 19.52　点击页面右上角的"GeneTests"链接后到达 GeneTests 页面

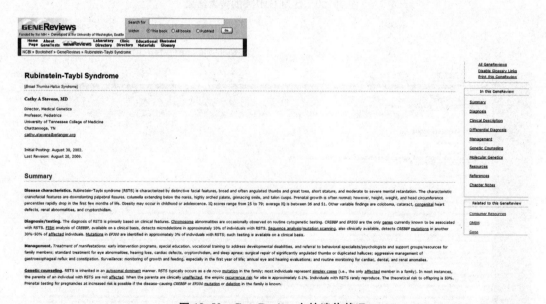

图 19.53　GeneReview 上的遗传状况

　　Phenomizer 数据库(图 19.54～图 19.56；详见延伸阅读 Köhler et al.,2009)允许用户直接搜索或从层次列表中搜索临床表型特征。和 Winter-Baraitser Dysmorphogy 数据库类似,这些特征可以组合使用以搜索综合征数据库。在这种情况下,表型特征和临床症状之间的关系是由计算机使用 OMIM 数据库自动分析生成的,而不是由临床畸形学专家给出的。此外,目前在 Phenomizer 数据库中没有专家对综合征的总结或精心选择的临床照片。因此,由于这些原因,在某些情况下使用 Phenomizer 数据库获得的结果列表在实践中可能难以评估。然而,它可能被证明是非常有用的附加诊断工具。Orphanet 网站上提供了另一个免费的、相似的在线综合征搜索工具,尽管当前它似乎无法处理或生成许多可能的综合征列表。

再次输入观察到的临床特征,然后点击"search"

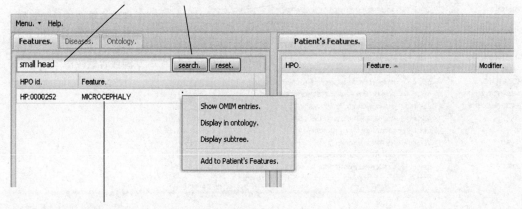

右击此处,然后选择"Add to Patient's Features"。
可对其他观察到的临床特征重复这些步骤

图 19.54 Phenomizer 数据库在线搜索

注:选择要添加到患者特征列表中的临床特征。转载经 Phenomizer 网站塞巴斯蒂安·克勒(Sebastian Kohler)许可。详见延伸阅读 Kohler et al.,2009。

增加其他的临床病症

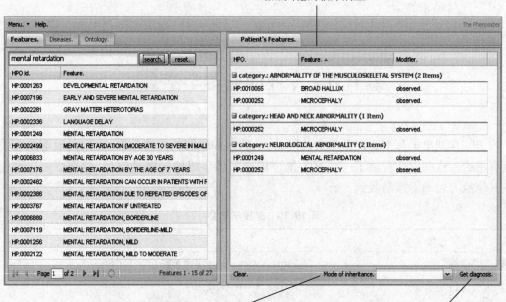

在这里,您可以指定遗传模式,如果已知   然后点击右下角的"Get diagnosis"
(如常染色体隐性遗传),可以缩小搜索范围   进行病症搜索

图 19.55 将特异性临床特征添加到患者特征列表后的 Phenomizer 数据库在线搜索页面

注:转载经 Phenomizer 网站塞巴斯蒂安·克勒(Sebastian Kohler)许可,详见延伸阅读 Kohler et al.,2009。

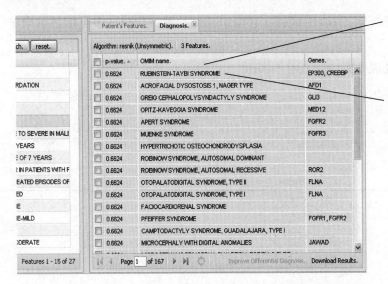

根据预测列出可能的综合征诊断，按照可能性大小从上到下排列

右键单击单个综合征名称，然后选择一个 OMIM 条目来查看综合征描述、已知基因或谷歌图像

图 19.56　Phenomizer 数据库在线搜索

注：点击"Get diagnosis"后得到的结果列表。详见延伸阅读 Kohler et al.，2009。

案例七

您希望找到更多与遗传学相关的专业协会和理事机构的信息，以及有关"人类基因组计划（Human Genome Project）"和伦理问题的更多详细信息。

可以从哪些有用的网站上寻找此类信息？

下文将给出答案。

第十节　专业的遗传学学会

表 19.10 列出了几个遗传学学会的网站，从临床和研究的角度来看，它们可能都是有价值且有用的。这些网站提供了一些有关伦理道德和理事机构的链接信息，而这些信息和链接在其他地方可能不容易找到。

表 19.10　遗传学学会

遗传学学会	网址
英国人类遗传学学会	http://www.bshg.org.uk/
欧洲人类遗传学学会	http://www.eshg.org/
美国人类遗传学学会	http://www.ashg.org/
美国医学遗传学学院	http://www.acmg.net//AM/Template.cfm? Section = Home3
澳大利亚人类遗传学学会	http://www.hgsa.com.au/
国际人类遗传学协会联合会	http://www.ifhgs.org/

第十一节 人类基因组计划:伦理与教育

表 19.11 列出了可以提供有关人类基因组计划本身信息的网站的详细情况,如使用的方法、生成的数据、数据分析、项目对社会的益处以及伦理道德问题。该表还包括各种层次的有关遗传学教育的网络信息源。

表 19.11 人类基因组计划:伦理与教育

网站	网址
美国人类基因组计划信息(美国能源和NIH 部)	http://www.ornl.gov/sci/techresources/Human_Genome/home.shtml
美国国家人类基因组研究所(NIH)	http://www.genome.gov/
维康基金桑格研究所	http://www.sanger.ac.uk/ Cambridge/Sanger
人类基因组组织	http://www.hugo-international.org/
The Geee! in Genome(由加拿大自然博物馆开发)	http://nature.ca/genome/index_e.cfm
ScotGEN(苏格兰遗传学教育网)	http://www.scotgen.org.uk/
格拉斯哥大学医学遗传学系	http://www.gla.ac.uk/departments/medgenetics/
剑桥比较基因组学资源中心	http://www.chromhome.org
格拉斯哥大学医学遗传学硕士课程	http://www.gla.ac.uk/departments/medgenetics/mscinmedicalgenetics/

延伸阅读

Flicek P,Aken B L,Ballester B,et al.,2010. Ensembl's 10th Year[J]. Nucleic. Acids. Res.,38(Database Issue):557-562.

Kent W J,Sugnet C W,Furey T S,et al.,2002. The Human Genome Browser at UCSC [J]. Genome. Res.,12(6):996-1006.

Kohler S,Schulz M H,Krawitz P,et al.,2009. Clinical Diagnostics in Human Genetics with Semantic Similarity Searches in Ontologies[J]. Am. J. Hum. Genet.,85:457-464.

Scheffzek K,Ahmadian M R,Wiesmueller L,et al.,1998. Structural Analysis of the GAP-related Domain from Neurofibromin and Its Implications[J]. EMBO J.,17:4313-4327.

网络资源

访问 www.wiley.com/go/tobias 获取更多关于基因数据库的资源。

自测题

使用本章中描述的数据库,尝试回答以下问题。

1. 对于名为 *CCNE*1 的基因,下列哪个范围包含其组成外显子的正确数目?(   )

A. 1～4

B. 5～9

C. 10～14

D. 15～19

E. 20～24

2. 对于名为 *FOXC*1 的基因,下列哪项描述了它编码的蛋白质最有可能的功能?(   )

A. 分泌激素

B. 离子通道

C. 酪氨酸激酶

D. 转录因子

E. 核膜成分

3. 在 7p15.1 的染色体区域中,下列哪一项全部或部分包含 RefSeq(即参考)基因的数量?(   )

A. 1～5

B. 6～10

C. 11～15

D. 16～20

E. 21～25

4. 对于名为 *CALCRL* 的 RefSeq 基因,查找 UCSC 数据库中相应部分给出的(Genethon)基因内(CA)$_n$ 重复微卫星标记的替代名称、PCR 引物序列和 PCR 产物大小的预测范围。

5. 根据 CEPH 基因组数据库浏览器,杂合子个体在以下哪一个相邻标记中的比例最高?AFM292WD1、AFMB297XC1、AFMA057VG9。

(姜雪、李文卿、高玲莉、鲍坚强　中国科学技术大学附属第一医院)

自测题答案

第一章

1. 答案:C。内含子不存在于线粒体染色体中,实际上它包含的非编码DNA很少(请参阅本章第一节"五、线粒体疾病"部分)。

2. 答案:B。在5~10个细胞阶段,只取出并测试胚胎的1个细胞。

3. 答案:C。McCune-Albright综合征通常被认为是单个基因 *GNAS*1 突变的结果,尽管这种嵌合情况是受精后发生了突变,即突变是合子后突变。

4. 答案:E。酶替代疗法目前有可能治疗高切氏病和法布里氏病。对于FAP,肠道检查是合适的,通常在患者进行肠道手术后进行。

5. 答案:D。杰弗里斯(Jeffreys)是与DNA指纹技术的发展(1984~1986年)有关的人。1959年,勒琼(Lejeune)及其同事首次发现了染色体异常21三体。

第二章

1.(1) 答案:错误。人类基因组约有32亿个碱基对。

(2) 答案:正确。

(3) 答案:错误。只有约1.1%的人类基因组真正编码蛋白质。

(4) 答案:正确。现在已经定义了几种RNA基因类别,包括所谓的 microRNA(miRNA)。这些短的单链RNA分子可以通过结合其mRNA来调节其他基因的表达。

(5) 答案:错误。使用非放射性方法对人类基因组进行测序,在该方法中,被分析的DNA分子内的核苷酸用四种不同的荧光染料标记,分别对应于四种不同的碱基(A,C,G和T)。

(6) 答案:错误。每个常染色体的基因数量变化很大,一般从最大的1号染色体逐渐减少到最小的21号和22号染色体。

2. 答案:C。细胞质中存在多种RNA分子,包括核糖体RNA(rRNA)、转运RNA(tRNA)、小细胞质RNA(scRNA)和microRNA(miRNA)。

第三章

1.(1) 答案:错误。嘧啶碱基是胞嘧啶和胸腺嘧啶,而腺嘌呤和鸟嘌呤是嘌呤碱基。

(2) 答案:正确。

(3) 答案:错误。C与G配对,A与T(在DNA中)或U(在RNA中)配对。

（4）答案：正确。

2. 答案：E。剪接体包含 RNA 分子和蛋白质，在转录完成后，剪接初级转录物。

3. 答案：E。*MUTYH* 相关性息肉病是由一种碱基切除修复缺陷引起的，而着色性干皮症则是由核苷酸切除修复缺陷引起的。结肠癌可由错配修复缺陷引起，亨廷顿病与其编码序列中 CAG 三核苷酸重复异常增多有关。

4. 答案：D。在外显子中很好地进行这种类型的单核苷酸取代可能会导致氨基酸取代，但通常不会影响编码蛋白质的数量或长度。T 到 C 的替换不会产生翻译终止（终止）密码或引起移码。插入或删除多个碱基（不是 3 的整数倍）将导致移码。接近蛋白质起点的移码可能会导致翻译终止密码子过早，从而截断蛋白质。启动子中胞嘧啶的甲基化通常会导致转录沉默。

5. 答案：B。多聚腺苷酸化发生在转录后、翻译前的初级转录本的 3′端。

第四章

1. 答案：A，C，D。需要热稳定的 DNA（非 RNA）聚合酶。进行 PCR 所需的时间通常为 2～3 h（而不是几天）。

2. 答案：A，C，D。由于无法使用 PCR 扩增超过 10 kb 的区域，因此它们无法检测非常大的重复或缺失。标准的细胞遗传学分析将是检测中心融合易位的最佳方法。

3. 答案：A，B，E。TP-PCR 用于检测强直性肌营养不良和弗里德希氏共济失调中的三联体重复扩增。MLPA 用于检测通常比 DNA 测序容易检测到的缺失或重复更大的缺失或重复。两种技术都不能用 DNA 测序验证。

4. 答案：A，B，E。不同致病基因的存在（基因座异质性）或假基因的存在使得间接突变基因的鉴定更加困难，因为最后可能会确定错误的致病位点。

5. 答案：A，C，D，E。DNA 结合过滤器或滤膜对于 DNA 印迹杂交法来说是必需的，以固定（电泳分离的）DNA 片段，然后可以将其与特定的探针一起温育以进行杂交和随后的杂交检测。

6. 答案：嫌疑人 1。

7. 答案：F2 是父亲。

第五章

1. 答案：A，C，E。组蛋白尾部各种氨基酸的乙酰化与基因转录水平的增加有关。那些基因转录水平降低的染色体区域倾向于在 S 期晚期而不是早期复制。

2. 答案：B。

3. 答案：A，B，C，D，E。

4. 答案：B，D，E。线粒体染色体是双链的，但与细胞核中的染色体不同，它们是圆形而不是线形的。线粒体染色体上没有内含子。

第六章

1. 答案:A,E。在减数分裂中,DNA 复制只发生一次,在第一次减数分裂细胞分裂之前。减数分裂的结果是染色体由一对染色单体组成,但由于交叉,后者不完全相同,从而增加了遗传变异。在合子期同源染色体之间发生配对。然而,X 染色体和 Y 染色体只在短臂的末端,即所谓的假常染色体区配对。

2. 答案:A,B,C,D,E。

3. 答案:E。特纳综合征患儿出生后,下次妊娠受特纳综合征影响的概率似乎没有明显增加。

4. 答案:A,B,E。*SRY* 基因是人类 TDF 的主开关,被认为编码一种转录因子,该转录因子引起诸如 *SOX*9 之类的基因的激活。*SOX*9 基因在男性性别决定中具有活性,但它位于常染色体(17 号染色体)上,而不是 Y 染色体上。

5. 答案:A,B,D。*XIST* 基因调控 X 染色体失活,但不调控常染色体基因组印记。普拉德-威利综合征可能由母源(非父源)单亲二体引起,因为普拉德-威利综合征基因在 15q11~15q13 的拷贝通常是父源的而不是母源的。

第七章

1. 答案:B,C,E。通常光学显微镜可以检测到大小至少为 4~5 Mb 的缺失。多倍体是指染色体总数是单倍体数的整数倍,并且也有超过二倍体数的情况。

2. 答案:A,B,C,D。染色体断裂的分布不是随机的。

3. 答案:B。平衡易位的携带者通常在临床上是正常的。易位可影响 X 染色体,导致 X 染色体常染色体易位。对于某些易位,四价体的三对一分离可能会产生活的子代。

4. 答案:A,E。导致罗伯逊易位的断裂最常发生在着丝粒上方,因此,产物之一是带有两个着丝粒的双染色体(双着丝粒)。罗伯逊易位的携带者通常总共有 45 条而不是 46 条染色体,因为其中 2 条顶端着丝粒染色体将融合为 1 条染色体。在配子发生过程中,罗伯逊易位的携带者在减数分裂中形成三体形式。

5. 答案:A,C,D。DNA 测序不是检测染色体亚显微缺失(微缺失)的可靠方法,因为可以从正常染色体上扩增获得正常序列。重复实际上比缺失更常见,尽管缺失往往更有害。

6. 答案:A,C,E。单亲二体共有 46 条染色体,而不是 47 条。单亲等二体是指两个染色体同源物起源于同一祖父母的情况,因此即使只有父母一方是携带者,也可能导致常染色体隐性遗传。

7. 答案:QF-PCR 结果显示,13 号、18 号、21 号 3 条染色体上的微卫星标记均为三体(双峰大小比为 2:1)或三等位基因型,此次妊娠结果非常可能为三倍体。

第八章

1. 答案:A,B。代谢酶缺陷和近亲婚配常见于常染色体隐性遗传,但不是常染色体显性遗传。父系(非母系)年龄的增加与新突变频率的增加有关。

2. 答案:B。当然,他们的每个孩子也是如此。

3. 答案:D。

4. (1) 答案:C。

(2) 答案:A。

(3) 答案:D。

(4) 答案:B。

5. 答案:A,E。女性通常不受累,但可能受到轻微影响。男性会将 Y 染色体(而不是 X 染色体)传给他们的儿子,因此 X 染色体连锁疾病的男性间传递是不存在的。

6. 答案:A,B,C,D,E。

7. 答案:A,B,E。X 连锁鱼鳞病以及血友病 A 和 B 是 X 连锁隐性遗传。

第九章

1. 答案:A,B,C,E。虽然弗里德希氏共济失调最常见的原因是三核苷酸重复序列扩增(在 FXN 基因的内含子 1 中),但这种情况是常染色体隐性遗传,因此通常观察不到遗传早现(因为弗里德希氏共济失调通常只发生在一个家族的一代中)。

2. 答案:C。这些条件都与 X 染色体上的基因有关。但是,在这些情况中,仅已知莱里-威尔软骨发育不良综合征是由位于 X 染色体的假常染色体区域(PAR)中的基因引起的[(重组在 Xp 和 Xq 臂末端的区域)可能与 Y 染色体一起发生]。

3. 答案:A,D,E。在假显性遗传和常染色体隐性遗传中,两个等位基因都必须异常才能影响个体。然而,由于高携带者频率(以及患者伴侣可能是携带者的结果),遗传似乎是显性的。1 型克里格勒-纳贾尔综合征是以常染色体隐性方式遗传的,非常罕见。它是由与吉尔伯特综合征相关的同一基因(UGT1A1)突变引起的。然而,在吉尔伯特综合征中,基因异常更为常见(尤其是在欧洲北美人群中),并且位于基因的启动子中。在 1 型克里格勒-纳贾尔综合征中,突变位于基因编码区。

4. 答案:A,D,E。抗维生素 D 佝偻病(或 X 连锁低磷血症)是一种 X 连锁显性疾病,但通常不会表现出对男性的致命性。血友病 B(第 9 因子缺乏症或圣诞病)是一种 X 连锁隐性(非显性)疾病。

5. 答案:C,D,E。由于父母的特定印记,普拉德-威利综合征和天使综合征可能分别来自 15 号染色体的母源和父源 UPD。7 号染色体的单亲二倍体是导致 CF 的公认原因(尽管很少见)。

第十章

1. 答案:D。囊性纤维化被认为是一种单基因遗传病,因为只有一个基因(CFTR)即可决定一个人是否患病。血压、体重和头围是多因素的,但却是连续的特征。

2. 答案:A,B,E。唇裂和神经管缺陷是不连续的多因素特征。

3. 答案:B,D,E。只有大约 75% 的单卵双胞胎共用 1 个绒毛膜。双卵双胞胎是 2 个精子使 2 个卵子受精的结果。

4. 答案:A,E。致命性婴儿心脑血管病是 22 号染色体上的基因突变的结果,该基因是

(线粒体)细胞色素 c 氧化酶功能所必需的。进行性眼外肌麻痹可能是线粒体遗传,也可能是常染色体(15 号染色体)*POLG* 突变所致的常染色体显性遗传。相反,LHON、MELAS 和 MERRF 是线粒体遗传性疾病。

5. 答案:D(即 1/8 或 12.5%)。

第十一章

1. 答案:A,B,C,E。人口数量的增加本身不应影响疾病的患病率。

2. 答案:A,B,D,E。单个 SNP 通常位于连锁不平衡区中,导致多个 SNP 彼此紧密相关。

3. 答案:A,C,D,E。多态性标记可以帮助确定一个家族中哪些成员拥有特定基因的突变,但检测突变本身就需要 DNA 测序等技术。

第十二章

1. 答案:D。在羊膜穿刺术之后发现的胎儿核型分析中明显的 46,XX/46,XY 镶嵌现象几乎总是代表母源细胞被男性胎儿污染。

2. 答案:D。这种风险通常被高估。然而,如果有遗传病的家族史或有血缘关系,则可能明显大于 5%。

3. 答案:A,B,C,E。如果断裂点以前没有被确定,QF-PCR 对于检测染色体平衡易位是没有用的。这是因为不知道侧翼 DNA 的序列就不可能设计出特异的寡核苷酸 PCR 引物。

4. 答案:E。

5. 答案:A,B,D。目前还没有有效的基于 DNA 的诊断肾发育不全或无脑的方法。

第十三章

1. 答案:E。原癌基因是正常的细胞基因,如参与生长因子反应途径,并在许多非恶性组织中表达。通常在肿瘤中发现此类基因的单个等位基因中的激活突变(导致所谓的"癌基因")。*MLH*1 基因是肿瘤抑制基因。

2. 答案:A,E。TSG 编码的蛋白质在正常运行时可能会促进细胞凋亡或抑制有丝分裂。*c-MYC* 基因是原癌基因。

3. 答案:B。p53 蛋白是一种细胞内转录因子,不是激酶。

4. 答案:C。*NF*1 基因与 1 型神经纤维瘤相关,*APC* 基因与家族性腺瘤性息肉病相关,RB1 基因与视网膜母细胞瘤相关,*MUTYH* 基因与常染色体隐性结直肠癌相关(表 13.1 和表 13.2)。

5. 答案:D。她遗传这种突变的风险是 50%(假设她的母亲拥有这种突变;如果她有这种突变,患乳腺癌的风险约为 80%)。因此,她目前的风险是:50%(0.5)×80%(0.8),即 40%(0.4)。

6. 答案:B,C。家族性乳腺癌是由 *BRCA*1 或 *BRCA*2 突变引起的,而不是由 *TP*53 突变引起的。BRCA1 和 BRCA2 蛋白参与 DNA 修复的同源重组形式。胰腺癌和恶性黑色素瘤是与遗传性 *BRCA*2 突变相关的肿瘤,而不是与 *BRCA*1 突变相关的肿瘤。

7. 答案:D。见表 13.1 和表 13.2,以及本章第七节"二、结直肠癌"部分。

8. 答案:E。见表 13.1 和表 13.2。

9. 答案:C。需要常规结肠镜检查而不是乙状结肠镜检查。CHRPE 与 FAP 有关。与 FAP 和 AFAP(均为常染色体显性遗传)不同,MAP 是常染色体隐性遗传。微卫星不稳定性是错配修复缺陷的一个特征。

第十四章

1. 答案:B。男传男排除了 X 连锁遗传。从男性继承病病的情况可排出线粒体遗传(母系遗传)。

2. 答案:D。1 型和 2 型糖尿病不是孟德尔遗传的。多诺霍综合征是一种常染色体隐性遗传病,涉及严重的胰岛素抵抗。CADASIL 是常染色体显性遗传,但是一种家族性痴呆,而不是糖尿病。

3. 答案:A,C,E。Ⅲ:1 和Ⅲ:3 生出患儿的风险是 50%。在 C 选项描述的情况下(即线粒体突变为潜在原因),Ⅱ:1 的后代患病的风险将较低,因为此类突变不是男性传递的。尽管患者发病年龄和表型严重程度差异很大,但这种线粒体突变是由母亲传递给所有孩子的。

4. 答案:E。在这个家族中,这种疾病以常染色体显性遗传的可能性很低,因为受累个体的年龄不会被认为是早发性阿尔茨海默症的典型特征。由于这个原因,加上比利是受累个体的二级亲属,比利在 65 岁之前患上这种疾病的风险很低。在英国,*APOE* 基因分型目前在遗传学临床上并不合适。*APOE* ε4 等位基因相关风险是复杂的,无法精确计算风险。此外,在晚发性痴呆病例中,易感性很可能是环境因素和一些已知和未知的遗传因素的综合作用。

5. 答案:C,D,E。小效应的遗传易感性变异导致了大多数常见的成人发病疾病。在大多数常见成人发病的疾病中,兄弟姐妹和后代的风险相似。在从父亲传递的过程中,重复序列扩增的风险明显大于从母亲传递的风险。症状前检测是可能的,但需要根据既定的协议进行仔细的遗传咨询。

6. 答案:B。重复序列位于外显子内,编码一连串谷氨酰胺氨基酸。

第十五章

1. 答案:B。她不受囊性纤维化的影响,因此不具有突变/突变基因型。这使得三种可能的基因型(即正常/正常、正常/突变或突变/正常)中有两种携带者基因型的携带者风险为 67%。

2. 答案:C。如果琳达的配偶的侄女是患者,那么他成为携带者的概率是 1/2。这是因为,由于他侄女的父母都是携带者,他自己父母中的一个也必然是携带者。他将有 50% 的概率继承来自父母的突变。由于琳达的配偶成为携带者的概率是 1/2,夫妻双方都是携带者的概率是 1/2×2/3,即 2/6 或 1/3。如果夫妻双方都是携带者,则出生患儿的概率为 1/4。因此,在这种情况下,夫妻成为携带者的概率只有 1/3,出生患儿的概率是 1/3×1/4,即 1/12。

3. 答案:D。由于患儿的父母几乎肯定是携带者,其中一位外祖父母(Ⅰ:1或Ⅰ:2)必须是携带者。因此,受累男孩的舅舅(Ⅱ:3)有 50%的概率是携带者,而他的女儿(Ⅲ:5)有 25%的概率是携带者(加上从她母亲Ⅱ:4那里继承突变的概率要小得多)。突变分析有助于更精确地评估携带者的风险。

4. 答案:Ⅱ:2 和Ⅰ:2。

5. 答案:B。海伦(Helen)成为携带者的概率是 1/2(因为她的母亲是肯定携带者)。因此,孩子是男性患者的概率是 1/2×1/2×1/2,即 1/8。

6. 答案:A。露西尔(Lucille)成为携带者的概率是 1/4(因为她的祖母是肯定携带者,露西尔的母亲有 1/2 的概率成为携带者)。因此,露西尔的孩子是男性患儿的概率是 1/4×1/2×1/2,即 1/16。

7. 答案:C。休森(Huson)等人于 1989 年研究的 96 例 NF1 成人病例中,只有 1%报告了嗜铬细胞瘤,费纳(Ferner)等人于 2007 年报告的病例中约有 2%报告了嗜铬细胞瘤。

第十六章

1. 答案:B,D,E。致病基因改变的鉴定通常采用 PCR、TP-PCR 或 Southern 印迹法。胎儿 DNA 分析可用于产前诊断,但预测未来孩子的表型严重程度是不可靠的,尽管大多数先天性受累的婴儿在产前检查时有超过 1000 次重复。

2. 答案:C,D。尽管她表型正常,不表现出疾病症状,但她所生子女患该病的概率显著增加。在这种情况下,卡罗尔的妈妈很可能携带一个在减数分裂过程中扩增形成的前突变。卡罗尔本身就是一个 CCG 重复次数比较多的前突变携带者,如果她要把它传给子女的话就有可能扩展形成一个完全的突变。如果她要生一个儿子,那么他受累的概率约为 50%,而所生女儿则有 50%的概率是突变携带者(受累的概率为 25%,尽管表型通常比受累的男性更轻微)。测定女性携带者完全突变 CCG 重复次数的大小并不能预测这些个体表型的严重程度,这在很大程度上取决于她在胚胎期的 X 染色体失活模式。

3. 答案:B。由于这种情况是线粒体 DNA 突变的结果,它是母系遗传的。因此,亚瑟母亲(和亚瑟姐姐)的所有子女都有患上这种疾病的风险,但亚瑟父亲第二次婚姻的子女没有风险。虽然产前诊断是可能的,但很难预测疾病的严重程度或发病年龄,因为羊膜细胞和绒毛膜中含有突变的线粒体 DNA 分子的比例很可能与成人组织中随后出现的比例不同。m.11778G>A 突变是最常见的 LHON 突变。在 LHON 突变中,男性受累的可能性是女性的 4 倍,但如上所述,突变的遗传是母体的,其他线粒体疾病也是如此。线粒体 DNA 的突变率高于细胞核 DNA。

4. 答案:A,C,E。普拉德-威利综合征患者的单亲二倍体(UDP)来源于母亲,而天使综合征患者的 UDP 来源于父亲。如果一名患有普拉德-威利综合征的儿童在染色体 15q 普拉德-威利综合征/天使综合征区域有细胞遗传学可见的缺失或 UPD,同时父母的核型正常,则再生一个子女是患者的风险相对较低。印记中心微缺失在普拉德-威利综合征和天使综合征中相对少见,但可能存在于未受累的父母中,随之可导致 50%的复发风险。在配子形成的过程中,会干扰正常的亲本印记基因(图 16.9)。尤其是在一定情况下,抑制某些等位基因的正常激活会阻断重编程过程。因此,以上可能导致普拉德-威利综合征(父源的 15 号染色体上具有母源印记基因,导致普拉德-威利综合征相关基因失活),或者导致天使综合征(母源的 15 号染色体上具有父源印记基因,导致天使综合征相关基因失活)。在天使综合征中,如果存在遗传性 *UBE3A* 基因突变或在父源易位易感位点存在父源 UDP,或者出现遗传性细胞遗传学异常,则具有更高的复发风险。

5. 答案:A,C,D,E。明显的平衡易位通常不会影响携带者的健康或寿命。t(11;22)(q23;q11)易位实际上是人类最常见的非罗伯逊易位,被认为是由 1 号和 22 号染色体上 Alu 重复序列之间发生重组而产生的。然而,平衡易位携带者有可能生出具有 22 号衍生染色体[der(22)]的后代,症状出现是由在减数分裂过程中按照 3∶1 的分离方式形成配子造成的。22 号衍生染色体综合征的临床特征包括智力低下、颅面部畸形和先天性心脏缺陷。

第十七章

1. 答案:A,B,D。生化指标水平受母亲体重、种族、吸烟、糖尿病状况和怀孕情况的影响。因此,在解释结果时考虑到了这些因素。有可能会检测到与正在进行的检测无关的染色体异常。这需要事先提及。

2. 答案:B,E。一个单一的升高的 IRT 结果并不能作为儿童患 CF 的可靠指标(ΔF508 突变携带者也可能产生阳性 IRT 结果)。之后通常会进行进一步的检测,如重复 IRT 检测,如果重复检测仍升高,则进行 *CFTR* 突变分析,如果在后续检测中怀疑诊断为 CF,则进行出汗测试。ΔF508 *CFTR* 突变是一个 3 bp 的缺失,会导致 CFTR 蛋白中 508 位的一个氨基酸苯丙氨酸丢失,但不会影响阅读框。苯丙氨酸在单字母氨基酸代码中缩写为 F,因为 P 代表脯氨酸。ΔF508 突变会导致翻译后蛋白质折叠受损。这反过来会导致蛋白质不能正确插入质膜,并导致蛋白质在被称为蛋白酶体的细胞内分解。

3. 答案:A,C。携带者 β-地中海贫血典型的表现为血红蛋白电泳上 HbA₂ 的比例增加。突变分析可以检测出大多数携带者的突变。这可以通过等位基因特异性 PCR(见第四章)进行,如果是阴性,则通过 DNA 测序。与 α-地中海贫血不同,基因大片段缺失在 β-地中海贫血中非常罕见。在这种情况下,大多数突变是单核苷酸的替换、缺失或插入。

4. 答案:A。死亡通常发生在 4 岁之前。不幸的是,目前还没有酶替代疗法(与高切氏病相反)。阿什肯纳兹犹太人(Ashkenazi Jews,中欧和东欧血统的犹太人)的携带者频率大约是塞法迪犹太人(Sephardic Jews,西班牙和北非血统的犹太人)和非犹太人的 10 倍。GM₂在溶酶体中的积累是导致神经细胞损伤及临床表型的主要原因。

5. 答案:C,D,E。他成为携带者的风险不是 2/3,而是 1/2,因为尽管他的身体正常,但现阶段我们不能排除他是纯合体突变的可能性(如果他是一个健康的成年人,有一个患有囊性纤维化的兄弟,那么这是可能的,见第十五章)。虽然他有 25% 的概率是纯合 C282Y 突变,考虑到不完全外显率,他是纯合突变体的概率很低。威廉的儿子将有 1/20 的概率继承两个 *HFE* 基因突变,因为他将从他的父亲那里获得一个突变,并且有 1/20 的概率从他的母亲那里获得一个突变。

第十八章

1. 答案:B,C,D,E。马蹄内翻足代表先天性变形,而不是畸形。

2. 答案：A，B。额外的 21 号染色体的出现很可能是由减数分裂期的不分离引起的，并且大约 90% 的病例是由母体起源的。复发的概率很小，考虑到她的年龄，只有 1% 左右，并且不会因为胎儿嵌合体的存在而增加。

3. 答案：D。脊柱裂通常是多因素的，但偶尔会与其他先天性畸形一起发生在 18 三体中。13、18 和 21 三体通常是由于额外继承了一条母源性染色体而发生的。

4. 答案：E。该儿童将是受累个体的二级亲属，大约有 1/7 的风险患 NTD。

5. 答案：D。丙戊酸钠是一种已知的致畸剂（而不是诱变剂），可引起不同的表型，但包括上述典型的面部外观（表 18.11）。这就是所谓的胎儿丙戊酸钠综合征。事实上已经观察到这种药物对基因表达的影响，包括改变小鼠的 *HOX* 基因表达。在这种情况下，高外显率常染色体显性遗传不太可能发生，因为母亲有丙戊酸钠用药史，除两个孩子外，任何家庭成员都没有这种情况。理论上讲，父母之一存在常染色体显性遗传性性腺嵌合体是可能的，尽管在这里可能性较小。孩子们的染色体可以经过检查以排除异常，如来自父母一方染色体平衡易位的异常，尽管这种可能性也不大。

6. 答案：B，D，E。只有 6% 的病例中父母一方会出现缺失，但父母双方都应接受检测。当父母双方都不携带缺失时，考虑到生殖嵌合，其兄弟姐妹可能会复发。

7. 答案：D。

第十九章

1. 答案：C。在 Ensembl 数据库中搜索该基因后，从基因组序列和最长的转录本可以看出，该基因本身总共有 12 个外显子（尽管第三个转录本只包含 10 个外显子）。

2. 答案：D。对 GeneCards 数据库的搜索显示，该基因编码的蛋白质含有一个 DNA 结合的叉头（Forkhead）结构域，目前被认为是所谓的 Forkhead 转录因子家族的一员，尽管其确切功能尚不清楚。

3. 答案：A。在搜索框中输入"7p15.1"后，搜索最新版本的 UCSC 基因组浏览器显示完全或部分位于该细胞遗传带内的 RefSeq 基因是 *JAZF*1 和 *CREB*5。RefSeq 基因的显示可以在网页底部激活[在控件的"Genes and Gene Prediction Tracks"（基因和基因预测轨迹）部分]。

4. 答案：位于该基因内的单个微卫星基因标记的替代名称（根据 UCSC 数据库的当前版本）分别为 AFM207XG1、D2S152、207XG1、GC378-D2S152、RH15228、RH9538 和 HS207XG1。可用于在该标记上进行 PCR 的引物序列分别为 AGCTGCTGGTATATATT ATCTTCCA 和 TAATGAATTATTTAATGCATCTCC。预测的 PCR 产物大小范围[显示为"distance"（距离）]为 269～285 bp。要查找这些信息，请按照本章第七节"（一）显示微卫星标记"部分中提供的说明进行操作。

5. 答案：AFMB297XC1。从 CEPH 基因组数据库浏览器中容易获得的每个标记的杂合度如下：AFM292WD1 为 42.86%；AFMB297XC1 为 75%；AFMA057VG9 为 64.29%。

附　　录

附录一　概率及贝叶斯定理的应用

　　某一事件发生的概率(Probabilities)是该事件在长时间连续性的实验中发生次数的比例。通常,把它表示为 0(事件从不发生)到 1(事件总是发生)范围内的分数或小数。例如,抛硬币时,正面朝上的概率是 1/2,同样,反面朝上的概率也是 1/2。在该例中,结果要么是正面朝上,要么是反面朝上(不可能同时发生),所以它们是互斥事件(Mutually Exclusive Events)。对于互斥事件,出现一个结果或另一个结果的概率是它们各自概率的总和,因为必须有一个结果,所以所有可能结果的概率之和为 1。例如,掷一次骰子,出现 5 或 6 的概率是 1/3(即 1/6 + 1/6)。

　　相反,独立事件(Independent Events)是指一个事件的结果对另一事件的结果没有任何影响。举个例子,如果抛两枚硬币,第一枚硬币的结果是正面朝上,那么第二枚的预测结果不会改变。对于两个独立事件,第一个特定结果和第二个特定结果的概率是它们各自概率的乘积。因此,同时投掷两枚硬币得到两个正面朝上的概率是 1/4(即 1/2×1/2)。

　　因此,一对夫妇,如果都是常染色体隐性遗传性状(如囊性纤维化)携带者,则生出一个隐性纯合子孩子的可能性为 1/4(图 8.8)。他们生出一个正常孩子的概率是 3/4(表示两个互斥事件的总和:1/4 的概率生一个纯合子正常孩子,加上 2/4 的概率生一个杂合子孩子)。

　　相比之下,对于没有相关家族史、非血亲的一对高加索人夫妇,他们生一个囊性纤维化孩子的概率约为 1/1600,它表示三个独立事件相乘的组合:父亲是携带者的风险(约 1/20)×母亲是携带者的风险(约 1/20)×父母将突变等位基因传递给孩子的可能性(双方均为携带者)(1/4)。

　　贝叶斯定理结合其他信息和家系数据,在遗传咨询中可用来评估个体为携带者的可能性。例如,附图 1 显示了一个杜氏肌营养不良家族的家系,在这个家庭中,Ⅰ：2 是肯定携带者,因为她有两个患病的儿子。因此,她的女儿Ⅱ：3 同是携带者的可能性是 1/2;如果女儿是携带者,那么她的儿子是患者的可能性为 1/2。女儿Ⅱ：3 有四个正常的儿子,因此她要么是幸运的携带者,要么有可能不是携带者。贝叶斯定理结合这一条件信息(正常儿子)与预测风险(1/2),从而得出最终风险(附表 1)。在表的第二行,$(1/2)^4$ 表示的是:如果Ⅱ：3 是携带者,她有四个正常儿子的可能性(即 1/2×1/2×1/2×1/2);同样,第二行的第二项,1^4 表示:如果她不是携带者,生四个正常儿子的可能性。因此,Ⅱ：3 为携带者的最终风险是 1/17,比之前的预测风险(1/2)大幅降低。

　　正常水平的肌酸激酶(Creatine Kinase,CK)也会降低Ⅱ：3 成为携带者的风险。例如,如果她的中位数 CK 是 50 IU/1,那么从图 8.12 可以看出,她为携带者的概率是 1/3(从两条曲线在这一点的相对高度来看)。利用贝叶斯定理(附表 2),再次将条件信息(CK 水平)与家系风险相结合,她为携带者的最终风险因此降为 1/49。

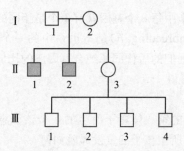

附图 1　杜氏肌营养不良家系

附表 1　贝叶斯的计算(1)

	Ⅱ：3 携带者	Ⅱ：3 非携带者
预测风险(附图 1)	1/2	1/2
条件信息(四个正常的儿子)	$(1/2)^4 = 1/16$	$1^4 = 1$
联合概率(前两项的乘积)*	1/32	$1/2 (= 16/32)$
最终风险(每个联合概率除以联合概率之和)	$(1/32)/(17/32) = 1/17$	$(16/32)/(17/32) = 16/17$

* 表示在合并项中使用了相同的分母简化最后的计算,即变为每个分子除以分子的商。

附表 2　贝叶斯的计算(2)

	Ⅱ：3 携带者	Ⅱ：3 非携带者
预测风险	1/2	1/2
条件信息(四个正常儿子和正常水平 CK)	$(1/2)^4 \times 1/3 = 1/48$	$1^4 \times 1 = 1$
联合概率	1/96	$1/2 (= 48/96)$
最终风险	1/49	48/49

附录二　亲缘系数和近交系数的计算

亲缘系数(Coefficient of Relationship, r)是世系中的两个个体具有完全相同基因的比例。亲缘系数的计算可能有助于为近亲婚配家庭的成员提供常染色体隐性性状的复发风险。

亲缘系数是根据公式计算出来的:

$$r = (1/2)^n$$

式中, n 是指两个个体通过共同祖先在家系上相隔的代数。如果他们有 1 个以上的共同祖先,那么他们的贡献将被添加到最终的 r 值中。

例如,在附图 2 中,一级姨表亲的 r 值为

$$r = (1/2)^4 + (1/2)^4 \quad 或 \quad 1/8$$

因此,平均来说,一级姨表亲中每8个基因就有1个是相同的。

近交系数(Coefficient of Inbreeding, F)是指世系中的一个个体的基因座纯合的比例。因此,如果一级姨表亲婚配,那么他们的后代同源纯合基因座的比例平均起来是亲代同源纯合基因比例的一半,或者$r/2$。因此,可得

$$F = r/2$$

在附图3中,一名男子与他的第一任妻子所生的一个孩子患有常染色体隐性遗传病。后来这名男子又与他的表姐妹结婚,所生孩子的复发风险如何?

这个男子肯定是杂合子,一级姨表亲的亲缘系数是1/8,所以他的妻子从共同祖先那里获得相同隐性等位基因的概率是1/8。对于两个杂合子,复发风险是1/4。因此,最终的风险是这些概率的乘积:

1(丈夫携带者风险)×1/8(妻子携带者风险)×1/4 = 1/32

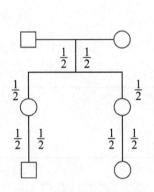

附图2　亲缘系数计算图例

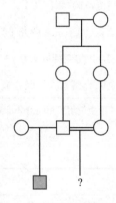

附图3　单基因遗传病的近亲家系

附录三　单基因遗传病的群体遗传学

一、基因频率的维持

在一个群体中,不同等位基因的相对频率经世代间传递趋于保持恒定。这可以从数学上得以证明,并有助于解释为什么显性性状不会以隐性性状为代价自动增加。

假设两个常染色体基因座有两种等位基因 A 和 a,如果等位基因 A 的频率是 p,等位基因 a 的频率是 q,那么这两个等位基因频率的和必定是 1 或者 100%,因此,

$$p + q = 1$$

附表3显示了各基因型在该基因座的频率。

在生育的下一代中,三种父系基因型均分别可与三种母系基因型进行婚配(附表4)。从附表5显示后代中各种婚配类型的基因型,可以看出,各婚配类型的相对频率保持不变,群体被认为处于遗传平衡状态。尽管每种基因型个体的实际数量可能增加了,但每种基因型(和等位基

因)的相对比例保持恒定(基因型频率 AA 为 p^2,Aa 为 $2pq$,aa 为 q^2),这一规律被称为哈迪-温伯格定律(Hardy-Weinberg Law)。

哈迪-温伯格定律最重要的应用是计算常染色体隐性性状中携带者的频率。

对任何常染色体隐性遗传性状,如果 q 是突变等位基因的频率,p 是正常等位基因的频率,那么隐性纯合子基因型的频率等于突变等位基因频率的平方(q^2),即疾病的频率(对于儿童期发病的疾病)。例如,对于囊性纤维化:隐性纯合子频率 $q^2 = 1/1600$。因此,$q = \sqrt{(1/1600)} = 1/40$。因此,同上,$p = 1 - q = 39/40$。杂合子(携带者基因型)的频率为 $2pq$,即 $2 \times 39/40 \times 1/40$ 或约 1/20。通常,对于罕见的常染色体隐性遗传病,携带者的频率大约是疾病频率平方根的 2 倍。

附表3　一个基因座(含 A 和 a 两个等位基因)的等位基因频率和基因型频率

母本配子	父本配子	
	A(p)	a(q)
A(p)	AA(p^2)	Aa(pq)
a(q)	Aa(pq)	aa(q^2)

附表4　不同亲本基因型生育时的频率

母本基因型	父本基因型		
	AA(p^2)	Aa($2pq$)	Aa(q^2)
AA(p^2)	AA×AA(p^4)	AA×Aa($2p^3q$)	AA×aa(p^2q^2)
Aa($2pq$)	Aa×AA($2p^3q$)	Aa×Aa($4p^2q^2$)	Aa×aa($2pq^3$)
aa(q^2)	aa×AA(p^2q^2)	aa×Aa($2pq^3$)	aa×aa(q^4)

附表5　不同类型后代的基因型频率

婚配类型	频率(附表4)	后代		
		AA	Aa	aa
AA×AA	p^4	p^4		
AA×Aa	$4p^3q$	$2p^3q$	$2p^3q$	
AA×aa	$2p^2q^2$		$2p^2q^2$	
Aa×Aa	$4p^2q^2$	p^2q^2	$2p^2q^2$	p^2q^2
Aa×aa	$4pq^3$		$2pq^3$	$2pq^3$
aa×aa	q^4			q^4

注:AA 后代 $= p^4 + 2p^3q + p^2q^2 = p^2(p^2 + 2pq + q^2) = p^2(p+q)^2 = p^2(1)^2 = p^2$;

　Aa 后代 $= 2p^3q + 4p^2q^2 + 2pq^3 = 2pq(p^2 + 2pq + q^2) = 2pq$;

　aa 后代 $= p^2q^2 + 2pq^3 + q^4 = q^2(p^2 + 2pq + q^2) = q^2$。

附录四 法律视角

一、遗传咨询

在英国,1976 年通过的适用于英格兰、威尔士和北爱尔兰的《先天性残疾(民事责任)法案》(经修订,详见延伸阅读),对违反父母意愿导致生出残疾、不正常或不健康的孩子可提出法律诉讼。在英国和美国,涉及遗传病方面的诉讼不断升级。大多数案例与医生的疏漏相关,对提供遗传咨询的医生来说,确保提供有效的、最新的信息非常重要。因此,无论是出于无知还是出于宗教上的反对,未能了解家族史或未进行适当的检测或推荐转诊,及未能提供正确的遗传咨询建议,都有可能会构成医疗事故。如果父母双方已知并接受孩子可能不正常的风险,那么索赔很可能失败。

二、产前诊断

根据 1967 年的《堕胎法案》(经修订,详见延伸阅读),产前诊断和选择性终止妊娠在英国已成为现实。该法案适用于整个英国,终止妊娠的其中一个理由是:"……一个重大风险是,如果孩子出生,他将遭受身体畸形或精神异常,乃至严重残疾。"对于其他国家的法律,则有全面禁止胎儿畸形堕胎到相对自由等不同的情况。产前诊断检测需要知情同意,父母也应该被告知,没有任何单一检测可以排除所有已知的胎儿异常,而且检测也有失败的可能。

三、近亲

几乎所有现存的人类社会都禁止一级亲属间的通婚(乱伦)。但亲缘系数低于兄弟姐妹间或父母与子女间等一级亲属的亲戚之间的近婚不是被法律完全禁止的,但是合法和非法的分界线在不同国家有所不同。因此,在美国大约一半的地区,叔叔与侄女、姑母与侄子以及表兄妹间的通婚是法律禁止的。在大多数非洲社会,近亲婚配也是不允许的。相比之下,在中东、巴基斯坦和印度的部分地区,近亲结婚却很常见,高达 20%。在英国,双重表兄妹(具有共同的祖父母)是亲缘关系最近的合法婚姻。

四、亲子鉴定

历史上,有争议的亲子鉴定(父系)是通过利用一系列多态性的血型和酶来进行的。结合上述标记,案例中至少 95% 可以排除亲子关系,但却一直无法证明。目前该领域通过利用 DNA 水平的变异尤其是 DNA 指纹,使亲子鉴定有所改进。PCR 技术目前已被商业机构用于鉴定多个(16 个或更多)大小不一的分散序列,即短串联重复序列,其产生模式具有个体特异性。由于该产物序列具有高度的可变性,所以两个不相关的个体拥有相同模式的可能性极低。一个孩子的模式应该是父母双亲模式的组合,一个假定的父亲要么被排除,要么以至少 99.999% 的可能性被确认。同卵双胞胎的 DNA 指纹完全相同,这种方法也用于解决移民纠纷中的家庭关系,以及对精液或干血斑 DNA 的法医鉴定(见第四章)。

延伸阅读

Congenital Disabilities (Civil Liability) Act 1976. The UK Statute Law Database. Office of Public Sector Information[EB/OL]. (1979-01-19)[2000-03-01]. http://www. statutelaw. gov. uk/content. aspx? active Text DocId = 1242382.

Abortion Act 1967. The UK Statute Law Database. Office of Public Sector Information [EB/OL]. (1976-01-19)[2000-03-01]. http://www. statutelaw. gov. uk/content. aspx? activeTextDocId = 1181037.

(刘晓颖　安徽医科大学)

术　语

近端着丝粒（Acrocentric）

着丝粒位置靠近染色体一端的染色体,如13号、14号、15号、21号、22号和Y染色体。

等位基因（Alleles）

在同一基因座位置上,某一个基因的不同表现形式。

可变剪接（Alternative Splicing）

通过RNA前体的差异剪接形成不同的mRNA。

羊膜穿刺术（Amniocentesis）

一种常见的创伤性产前穿刺取羊水的方法。

非整倍体（Aneuploid）

任何染色体数目的变化不是单倍体的整数倍即称为非整倍体。

遗传早现（Anticipation）

某些遗传病在世代传递过程中,发病年龄有逐渐提前且症状逐代加重的现象。

反义RNA（Antisense RNA）

与单个mRNA链互补的非功能性RNA分子。

微阵列比较基因组杂交（Array Comparative Genomic Hybridisation，aCGH）

通过荧光标记对照和目的DNA片段与已知序列的微阵列芯片竞争性杂交的方法,来检测某一DNA片段的扩增或缺失。

确认（Ascertainment）

对遗传性疾病的家系进行鉴定。

联合征（Association）

不是由胚胎发生的单一局部缺陷引起的,而是由两种或更多的结构缺陷组成的非随机组合。

选型婚配（Assortative Mating）

一种非随机的婚配方式,意指对具有特定基因型配偶的优先选择。

自由组合（Assortment）

在减数分裂过程中,非同源染色体在子代细胞中的随机分布。

常染色体（Autosome）

除了性染色体以外的其他染色体。

二价体（Bivalent）

第一次减数分裂前彼此联会的一对同源染色体。

携带者（Carrier）

一种隐性突变的杂合子。

厘摩（Centimorgan）

一个有1%遗传重组概率的DNA长度,即每100个配子中有1个交叉,100万个碱基对约1

厘摩。

着丝粒（Centromere）

在染色体中连接两个姐妹染色单体的异染色质区域。

染色体交叉（Chiasma）

在减数分裂染色体重组过程中，同源染色体上非姐妹染色单体的交叉。

嵌合体（Chimaera）

由多于 1 个合子产生的细胞所形成的个体。

绒毛膜绒毛取样[Chorionic Villus Sampling（CVS）Chromatid]

绒毛活检是产前诊断的一种方法，是在超声指导下从绒毛膜的绒毛区抽吸胎儿组织用于分析的方法。

染色单体（Chromatid）

在细胞分裂过程中，染色质经复制后形成的两条单一 DNA 双螺旋分子（姐妹染色单体）。染色体由两条染色单体在着丝粒处连接而成。

染色质（Chromatin）

在细胞核内遗传物质 DNA 及其相关蛋白组成的复合物。

染色体畸变（Chromosomal Aberration）

在显微镜下可见的染色体数目或结构异常。

克隆（Clone）

由单个二倍体细胞经过有丝分裂产生的细胞系或通过重组技术从相同亲本基因中扩增得到的相同基因序列。

共显性（Co-dominant）

一对等位基因都在杂合子中表达。

密码子（Codon）

DNA 或 RNA 分子中编码同一氨基酸的三个连续碱基。

近交系数[Coefficient of Inbreeding（F）]

血缘上任何基因座上纯合子位点所占的比例。

近亲系数[Coefficient of Relationship（r）]

血缘上两个个体中所有基因相同的比例。

互补（Complementarity）

当两个单链核酸分子在反平行方向上（相邻但相反）形成一系列完全匹配的 A∶T 和 G∶C 碱基对时，它们是互补的。

互补 DNA（Complementary DNA）

利用逆转录酶以 mRNA 为模板合成的单链 DNA 片段。

复合杂合子（Compound Heterozygote）

在某一特定基因座有两种不同突变等位基因的个体。注意：如果两个突变等位基因位于不同的位点，那么这个个体就被称为双杂合子。

一致性（Concordant）

一对孪生同胞表现出相同的表型或者性状。

先天性（Congenital）

出生时即显现出来的特征。

近亲婚配（Consanguineous）

有至少一个共同祖先的个体之间的婚配。

一致序列（Consensus Sequence）

当许多功能类似的序列相互比较时，代表每个位置最大概率出现的一段理想化的核苷酸序列。

保守序列（Conserved Sequence）

存在于一个基因家族中的多个相关成员中的 DNA 序列，可以在不同组织或物种进化过程中保持不变。

组成型基因（Constitutive Gene）

表达仅受基础启动子活性控制的基因，通常不受环境的影响且在大多数细胞中表达水平不变。

重组载体（Construct）

利用重组技术将一段特异的 DNA 序列连接到适当的载体上。

咨询者（Consultant）

指寻求遗传咨询的人。

黏粒（Cosmid）

又称柯斯质粒，一种合成的克隆载体，可容纳较大的外来 DNA 片段。

CpG 岛（CpG Island）

常被发现接近管家基因 5′端的一个 DNA 区域，具有相对丰富的 5′-CG-3′寡核苷酸序列并且 C 通常无甲基化。

交叉（Cross-over）

减数分裂过程中同源染色体间在 DNA 交换时形成的一种特异交叉结构。

变形（Deformation）

由于不寻常的机械力量而导致的器官形状改变。

变性（Denaturation）

遇碱或高温暴露时，互补的 DNA 和/或 RNA 双链彼此分离。

双着丝粒（Dicentric）

有两个着丝粒的结构异常的染色体。

二倍体（Diploid）

体细胞的染色体数目是其配子（单倍体）数目的 2 倍。

不一致性（Discordant）

指一对孪生双胞胎中只有一人具有某种特征。

单亲二倍体［Disomy，Uniparental（UPD）］

两条同源染色体均来源于双亲中的一方，而另一方的同源染色体丢失。

破损（Disruption）

由于原本正常的器官或组织损坏而引起的形态学缺陷。

远侧元件（Distal Elements）

位于参考点 3′端的核酸序列。

结构域（Domain）

具有特定结构或功能的一段蛋白质序列。

显性负效应（Dominant Negative）
一种突变导致它不仅抑制所编码蛋白质的正常功能,还抑制正常等位基因所编码蛋白质的功能(如通过二聚作用)。

显性（Dominant）
杂合子所呈现的性状。

下游（Downstream）
指参考位点的远端或 3′端序列。

经验风险（Empiric Risk）
基于经验而不是计算获得的复发风险。

增强子（Enhancer）
可结合特异基因调控蛋白的 DNA 序列,决定基因表达的水平和细胞类型。

表观遗传（Epigenetic）
指甲基化或染色质结构的变化(不改变 DNA 序列)导致基因表达水平的改变,并且它们可以从一个细胞传递到子细胞。

常染色质（Euchromatin）
大部分的细胞核 DNA 在大部分细胞周期内折叠压缩程度相对较低,因此可被转录机器利用。

外显子（Exon）
原始 RNA 转录本剪接后保留的基因片段(5′端未翻译序列、编码序列和 3′端未翻译序列)。

外显子剪接增强子（Exonic Splice Enhancer，ESE）
一段短的 DNA 序列,可作为剪接辅助蛋白的结合位点加强外显子的剪接。

表达序列标签（Expressed Sequence Tag，EST）
表达基因的部分序列,通常代表其 3′末端。

表现度（Expressivity）
遗传性状变化的严重程度。

家族性（Familial）
指受某种疾病影响的个体的亲属较一般群体更易患此种疾病。

侧翼标记（Flanking Markers）
疾病所在位点的两侧标记。

侧翼区（Flanking Region）
位于转录起始位点上游(5′端)和转录终止信号下游(3′端)的 DNA 序列。

流式核型分析（Flow Karyotype）
一种利用荧光激活细胞分选仪测量染色体 DNA 含量组方图的分析方法。

荧光原位杂交（Fluorescence in Situ Hybridisation，FISH）
利用荧光素标记的 DNA 探针与样本细胞核内的 DNA 靶序列杂交的一种技术手段。

移码突变（Frameshift Mutation）
插入或删除一些非 3 bp 整倍数的碱基,从而改变三联体密码阅读框。

功能获得（Gain of Function）
突变导致编码的蛋白质获得新的功能活性。

基因扩增（Gene Amplification）

染色体上基因的拷贝数增加（如神经母细胞瘤中的 *NMYC* 基因）。

基因转换（Gene Conversion）

在重组过程中，配对双链 DNA 分子的同源部分变得完全相同的过程。与正常重组相比，基因信息的交换是单向的。

基因表达（Gene Expression）

指基因产物的生产（通常是蛋白质，但偶尔也包括功能性 RNA，如 mRNA）。

基因池（Gene Pool）

群体中一个特定位点存在的全部基因。

基因（Gene）

能产生一条功能 RNA 分子的线性 DNA 序列。

遗传咨询（Genetic Counselling）

有关遗传性疾病的咨询和建议。

基因工程（Genetic Engineering）

通过人工构建新的遗传物质组合。

遗传流行病学（Genetic Epidemiology）

研究遗传因素及与环境因素的相互作用对疾病的发生和分布的影响。

遗传异质性（Genetic Heterogeneity）

由不同的遗传因素引起的单一表型。

遗传致死（Genetic Lethal）

导致受累个体无法生殖的一种遗传紊乱。

遗传学（Genetics）

探究变异规律和生物遗传的科学。

基因组印记（Genomic Imprinting）

亲本的基因或染色体在后代中的表达或抑制。

基因型（Genotype）

指一种物种的基因组成。

单倍体（Haploid）

配子（生殖细胞）中的染色体数目。

单倍剂量不足（Haploinsufficiency）

两个等位基因中的一个功能丧失而导致的表型效应。

单体型（Haplotype）

一组位置紧密相连的等位基因作为一个整体单位遗传给子代。

遗传（Heredity）

遗传性状向子代的传递。

可遗传性（Heritability）

遗传效应引起的可向子代传递的性状。

异染色质（Heterochromatin）

在整个细胞周期中保持紧密折叠的染色体区域。这些区域在 S 期后期复制，不含主动转录的基因。

杂合子（Heterozygote）

指一个个体的同源染色体上某一位点，两个等位基因一个正常，另一个含有突变序列。

限雄遗传（Holandric）

Y 染色体连锁遗传。

同源（Homologous）

在生物学种系发生理论中，若两个或多个结构具有相同的祖先，则称它们为同源。

纯合子（Homozygote）

在同源染色体特定位点上有一对相同等位基因的个体。

管家基因（Housekeeping Genes）

在大多数或所有细胞中稳定表达的基因，其产物是维持细胞基本生命活动所必需的。

杂交（Hybridisation）

具有互补碱基的核苷酸序列相互结合的过程。

染色体模式图（Idiogram）

染色体成分组合图。

印记（Imprinting）

一个基因的亲代起源决定了它的表达水平。

近交（Inbreeding）

具有亲密血缘关系的个体之间交配。

内含子（Intron）

基因的一段序列，起初被转录成 RNA，之后在外显子剪接过程中被切除。

等臂染色体（Isochromosome）

一种异常的染色体，染色体的一臂缺失，另一臂有两个完全相同的拷贝。

单亲同二体（Isodisomy，Uniparental）

两条同源染色体都来自同一亲本，而相应的同系物从另一个亲本上丢失。

隔离（Isolate）

基因学上分离的群体。

核型（Karyotype）

个体或细胞的染色体不同组合。

千碱基［Kilobase（kb）］

DNA 或 RNA 中 1000 个碱基长度单位。

家族（Kindred）

指整个大家庭。

文库（Library）

已插入载体分子中的 DNA 片段的集合。

连锁不平衡（Linkage Disequilibrium）

指两个等位基因呈现比预期更高的关联频率。

连锁（Linkage）

同一条染色体上相互距离在可测量范围内的位置邻近的基因。

基因座（Locus）

染色体上基因定位的精确位置。

LOD 值（Lod Score）

两个基因座在可测量距离内的可能性的概率对数值。

杂合性缺失（Loss of Heterozygosity，LOH）

在肿瘤病人组织中 DNA 杂合多态性的丢失。它通常是由染色体某个区域大片段的缺失引起的，如果出现较频繁，则表明肿瘤抑制基因可能存在于该染色体区域内。

功能缺失（Loss of Function）

引起编码蛋白活性降低的突变。

畸形（Malformation）

器官或组织在发育或形态形成中出现异常。

兆碱基（Megabase）

1×10^6 bp 的 DNA。

减数分裂（Meiosis）

配子形成过程中染色体减半的细胞分裂方式。

微小缺失（Microdeletion）

光学显微镜下观察不到的一种染色体小片段缺失（小于 5 Mb）。

微核（Micronuclei）

多余的含有染色体或染色体碎片的小核，这些小核不参与正常的有丝分裂。

微卫星（Microsatellite）

一种多态 DNA 序列，由 1～6 bp 的核苷酸组成。双核苷酸重复（如 CACACA…）已被证明是非常有用的多态标记连锁分析。

微卫星不稳定（Microsatellite Instability）

肿瘤发展过程中新产生的微卫星序列，错配时不能修复。

微小 RNA[MicroRNA（miRNA）]

长度为 21～22 bp 的短小 RNA 分子，由正常基因组编码，可调控基因表达。

错配修复（Mismatch Repair）

DNA 复制过程中发生错配的核苷酸序列正常修复的一种方式。

错义突变（Missense Mutation）

一对碱基替换导致编码氨基酸的改变。

有丝分裂（Mitosis）

体细胞的分裂过程。

单体性（Monosomy）

一对染色体中丢失一条染色体。

嵌合体（Mosaic）

由一个受精卵发育而来的个体，其细胞由两种及以上不同的基因型组成。

多因子遗传（Multifactorial）

是由不同位点的多个基因与环境因素相互作用而形成的遗传性状。

多重连接依赖性探针扩增（Multiplex Ligation-dependent Probe Amplification，MLPA）

一种检测 DNA 拷贝数变化的方法，如外显子的删除或复制。

突变（Mutation）

遗传物质的变化。

不分离（Non-disjunction）

一对同源染色体在分裂后期没有彼此分开。

无义介导的 RNA 降解（Nonsense-mediated Decay，NMD）

降解含有提前终止密码子的 mRNA 分子的过程，该终止密码子位于最后一个剪接接点上游至少 50 nt 处。

无义突变（Nonsense Mutation）

碱基对替换导致氨基酸密码子提前被终止密码子取代（UGA、UAA 或 UAG）。

Northern 印迹杂交（Northern Blotting）

通过凝胶电泳 RNA 分子按大小分离后再转移到膜上。

核苷酸（Nucleotide）

一类由嘌呤碱或嘧啶碱连接五碳糖及磷酸形成的化合物。

寡核苷酸（Oligonucleotide）

一条短的单链 DNA（如 20 nt），常用作 PCR 引物。

癌基因（Oncogene）

能引起细胞转化和肿瘤发生的基因序列。

开放阅读框（Open Reading Frame）

在 DNA 序列中不包含任何终止密码子或无义密码子的三联体密码子连续序列。

回文结构（Palindrome）

双链 DNA 中含有一段序列相同但方向相反的序列。

假常染色体区（Pseudoautosomal Region，PAR）

位于 X 和 Y 染色体两端的区域，包含同源基因。这些区域发生 X/Y 重组导致等位基因存在明显的常染色体遗传机制。

外显率（Penetrance）

某一基因型表现出相应表型的百分率。

药物遗传学（Pharmacogenetics）

从遗传学角度研究药物反应差异的学科。

拟表型（Phenocopy）

一种环境诱导类似某种遗传病的表型。

表型（Phenotype）

个体外现的性状特征。

质粒（Plasmid）

细菌染色体以外的闭合环状 DNA 分子。

多基因性（Polygenic）

来自不同位点的多个基因的累积效应，每个基因都起到相对微效的作用，但可累加。

聚合酶链式反应（Polymerase Chain Reaction，PCR）

一种对 DNA 目标片段进行指数扩增的技术。

多态性（Polymorphism）

在至少 1% 的群体中存在的或已知的非致病性的序列变异。

多倍体（Polyploid）

染色体数目超过二倍体数目并正好是单倍体数目的倍数的异常染色体。

概率（Probability）

特定事件发生的次数与可能事件总数的比率。

先证者（Proband）

一个家系中最先被发现的遗传病患者。

探针（Probe）

通过分子杂交鉴定其互补序列存在的标记 DNA 或 RNA 序列。

原核生物（Prokaryote）

缺乏核膜的单细胞生物。

启动子（Promoter）

决定 RNA 聚合酶结合并启动转录的基因序列。

假显性（Pseudodominance）

基因频繁、近亲繁殖频繁或者携带者频率高而出现隐性性状的世代相传。

假基因（Pseudogene）

一个功能基因的无功能产物。

定量 PCR（Quantitative PCR，qPCR）

一种精确定量模板 DNA 数量的方法（通常涉及 PCR 产物积累的实时测量）或在 qRT-PCR（定量逆转录酶 PCR）中，以 mRNA 作为模板检测基因表达的方法。

种族（Race）

共享一个基因库、有历史关联的一个群体。

随机交配（Random Mating）

不考虑基因型而选择配偶。

隐性性状（Recessive）

只在纯合子中表现出的性状。

重组体（Recombinant）

在连锁分析中亲本减数分裂时标记物和疾病位点发生重新自由组合的个体。

重组（Recombination）

两个同源双链 DNA 分子通过交叉来交换信息的过程。

限制性内切酶（Restriction Enzyme）

在序列的特异位点（识别位点）切割 DNA 的酶。

限制性片段长度多态性（Restriction Fragment Length Polymorphism，RFLP）

不同的 DNA 分子经过限制性内切酶切割后显示出的片段大小差异。

逆转录酶（Reverse Transcriptase）

一种可以从信使 RNA 合成互补 DNA 的酶。

逆转录酶聚合酶链式反应（Reverse Transcriptase Polymerase Chain Reaction，RT-PCR）

一种常用来研究 mRNA 水平的方法。在 PCR 之前，RNA 被逆转录酶转化为 cDNA。

RNA 编辑（RNA Editing）

在 mRNA 加工过程中序列发生改变，不再与原来的 DNA 模板互补（如从同一基因产生两种载脂蛋白：apoB48 和 apoB100）。

卫星 DNA（Satellite DNA）

含有高度重复核苷酸序列的 DNA（通常重复长度小于 10 bp），常在异染色质中发现，可通过密度梯度离心从大多数 DNA 中分离出来。

二级结构（Secondary Structure）

基于氨基酸序列（一级结构）形成的蛋白质结构域。

分离（Segregation）

减数分裂时等位基因的分离。

序列征（Sequence）

与原发性畸形有因果关系的一系列异常。

限性遗传（Sex-limited）

只在一种性别中表现出来的特征。

伴性遗传（Sex-linked）

性染色体上携带的基因所控制性状的遗传方式。

兄弟姐妹（Sibling）

兄弟或姐妹。

同胞关系（Sibship）

一个家族中所有兄弟或姐妹的关系。

沉默突变（Silent Mutation）

由于遗传密码的简并性，碱基对替换改变密码子但不会导致氨基酸的改变（如 GGA 和 GGU 双甘氨酸代码）。

单拷贝 DNA（Single-copy DNA）

在每一组单倍体染色体中存在一个拷贝的 DNA（约占总数的 45%）。

姐妹染色单体交换（Sister Chromatid Exchange）

姐妹染色单体 DNA 交换。

定点诱变（Site-directed Mutagenesis）

在 DNA 序列中产生特异的突变。

单核苷酸多态性（Single-nucleotide Polymorphism，SNP）

在人群中普遍存在的基因组上同一位置表现为两个（有时是三个）不一样的碱基。

Southern 印迹杂交（Southern Blotting）

凝胶电泳按片段大小分离 DNA 后转移到膜上。

物种（Species）

能杂交并可育后代的一群个体。

散发性（Sporadic）

在一个家庭中仅出现一个个体患病的现象。

联会（Synapsis）

减数分裂前期同源染色体配对的现象。

综合征（Syndrome）

指一组非随机组合的临床症状。

同线性（Synteny）

位于同一条染色体上关联或非关联的基因座。

致畸物（Teratogen）

任何导致先天畸形的因素。

三级结构（Tertiary Structure）

指蛋白质的三维结构。

特征（Trait）

任何由基因决定的特征。

反式（Trans）

一对染色体上相对应的两个基因的位置。

转录因子（Transcription Factors）

RNA 聚合酶启动 RNA 合成所需的 DNA 结合蛋白。

转录（Transcription）

以 DNA 为模板合成 mRNA 的过程。

转基因（Transgenic）

为了改变动物的基因型，人工合成的外源性 DNA 被导入动物的基因组中。

翻译（Translation）

由 mRNA 序列合成蛋白质的过程。

染色体易位（Translocation）

染色体间的物质转移。

三倍体（Triploid）

染色体数目是单倍体 3 倍的细胞。

三体性（Trisomy）

每个细胞都有任一染色体的 3 个拷贝。

截短突变（Truncating Mutation）

引起蛋白质缩短的突变，如移码或无义突变。

肿瘤抑制基因（Tumor Suppressor Gene）

一种发生失活突变后能够影响两个等位基因并导致肿瘤发生的基因。

非翻译区（Untranslated Region）

基因外显子上被转录成信使核糖核酸而没有被翻译成蛋白质的区域。

上游序列（Upstream）

指与转录方向相反的序列。

载体（Vector）

可以插入外源 DNA 片段进行克隆的质粒、噬菌体或黏粒。

蛋白免疫印迹（Western Blotting）

凝胶电泳检测蛋白大小的方法。

酵母菌人工染色体（Yeast Artificial Chromosome，YAC）

酵母菌人工染色体用于克隆 DNA 的大片段。

合子（Zygote）

受精的卵子。

（曹玉珠、鲍坚强　中国科学技术大学）

致　　谢

我们要感谢所有为这本书作出过贡献的人。其中包括我们在格拉斯哥医学遗传学研究所和剑桥大学医学遗传学中心的同事和学生。我们还要感谢卡罗琳·布朗（Carolyn Brown）教授（加拿大温哥华生命科学中心）、马克·乔布林（Mark Jobling）教授（英国莱斯特大学）和佐菲·埃斯登-坦普斯卡（Zofia Esden-Tempska）博士（波兰格但斯克医科大学）所作的宝贵贡献。感谢 Wiley-Blackwell 出版社的编辑和制作团队，包括马丁·苏格登（Martin Sugden）、海莉·索尔特（Hayley Salter）、劳拉·墨菲（Laura Murphy）、伊丽莎白·毕晓普（Elizabeth Bishop）和伊丽莎白·约翰斯顿（Elizabeth Johnston），以及自由项目经理安妮·巴塞特（Anne Bassett）。

爱德华·S.托比亚斯非常感谢他的妻子、家人和朋友在他撰写书稿的过程中给予的支持和帮助。

我们非常感谢书中提及案例的患者及其家属，并感谢以下人员允许我们使用图片：

图 4.2：亚历山大·弗莱彻（Alexander Fletcher）；

图 4.4：若昂·拉维尼亚（Joan Lavinha）；

图 4.5、图 4.8 和图 4.9：吉莉安·史蒂文（Gillian Stevens）；

图 4.6 和图 4.7：玛丽亚·杰克逊（Maria Jackson）和利亚·马克斯（Leah Marks）；

图 4.10：吉姆·凯利（Jim Kelly）；

图 4.11 和图 7.22：杰恩·邓肯（Jayne Duncan）；

图 4.12、图 13.5 和图 16.2：亚历山大·库克（Alexander Cooke）；

图 4.14：茱莉娅·赛义德·慕斯塔法（Julia El-Sayed Moustafa）；

图 4.15：保罗·德本汉姆（Paul Debenham）；

图 5.2～图 5.5，图 6.17(b)、图 7.6、图 7.8 和图 9.2：伊丽莎白·博伊德（Elizabeth Boyd）；

图 5.8：奈杰尔·卡特（Nigel Carter）；

图 5.13：《出生缺陷原创文章系列》（*Birth Defects Original Article Series*）的编辑；

图 5.14：《遗传学年鉴》（*Annales de Genetique*）的编辑；

图 5.15：彼得·皮尔森（Peter Pearson）；

图 6.2、图 6.3、图 6.9 和图 7.9：《医学文摘》（*Excerpta Medica*）的编辑；

图 6.8 和图 7.4(d)：安妮·钱德利（Anne Chandley）；

图 6.16：约翰·托尔米（John Tolmie）；

图 6.18(c)：莱昂内尔·威拉特（Lionel Willatt）；

图 7.4(b) 和图 7.4(c)：《医学遗传学杂志》（*Journal of Medical Genetics*）的编辑；

图 7.15：马吉·赫尔滕（Maj Hulten）和萨拉达（N.Saadallah）；

图 7.16 和图 7.17：《细胞发生学和细胞遗传学》（*Cytogenetics and Cell Genetics*）的

编辑；

图 8.6：布伦达·吉布森（Brenda Gibson）；

图 8.12 和图 18.4：道格拉斯·威尔科克斯（Douglas Wilcox）；

图 7.2、图 7.21 和图 7.32：凯瑟琳·麦康奈尔（Catherine McConnell）；

图 7.19：阿斯帕西娅·迪瓦内（Aspasia Divane）；

图 7.20：戴安娜·约翰逊（Diana Johnson）和英国医学期刊出版集团（BMJ Publishing Group Ltd.）；

图 7.30：伊芙琳·施昌克（Evelyn Schröck）和托马斯·里德（Thomas Ried）；

图 11.4 和图 11.5：加里·斯蒂克斯（Gary Stix）和自然出版集团（Nature Publishing Group）；

图 12.4、图 15.5 和图 18.20：玛戈·怀特福德（Margo Whiteford）；

图 12.8 和图 7.23～图 7.26：诺玛·莫里森（Norma Morrison）；

图 13.7 和图 13.8：珍妮特·斯图尔特（Janet Stewart）；

图 13.10：斯普林格出版社（Springer）和海德堡公司（Heidelberg）；

图 14.1 和图 14.2：因加·普罗科彭科（Inga Prokopenko）和爱思唯尔（Elsevier）；

图 14.3：巴特·德莫特（Bart Dermaut）和爱思唯尔；

图 15.7：彼得·卡克特（Peter Cackett）和自然出版集团；

图 16.5：伯恩哈德·霍斯特姆克（Bernhard Horsthemke）、约瑟夫·瓦格斯塔夫（Joseph Wagstaff）和美国《医学遗传学杂志》；

图 17.1～图 17.4：珍妮·克罗斯利（Jenny Crossley）和大卫·艾特肯（David Aitken）；

图 17.5：琼·麦肯齐（Joan Mackenzie）和阿琳·布朗（Arlene Brown）；

图 18.16：蒂迪曼（W. E. Tidyman）、劳思（K. A. Rauen）和剑桥期刊（Cambridge Journals）；

图 18.22：玛丽-法兰西·波特诺伊（Marie-France Portnoi）和爱思唯尔；

图 19.45～图 19.48：迈克尔·巴莱瑟（Michael Baraitser）。

笔者还要感谢以下网站允许我们使用截图：美国国家生物技术信息中心（NCBI）、Ensembl［维康基金桑格研究所（Wellcome Trust Sanger Institute）］、GeneCards［魏茨曼科学研究所（Weizmann Institute of Science）］、加利福尼亚大学圣克鲁兹分校（UCSC）基因组浏览器、英国基因检测网络（UKGTN）、欧洲 DNA 诊断实验室目录（EDDNAL）、Primer3Plus、RCSB 蛋白质数据库（PDB）和基因检索工具 Phenomizer。

笔者和出版社已竭尽全力获得书中所有版权所有者的许可，以使用有版权的材料。如果有疏漏之处，我们将很乐意尽早进行必要的修改。